Besser **laufen**
durch **Yoga**

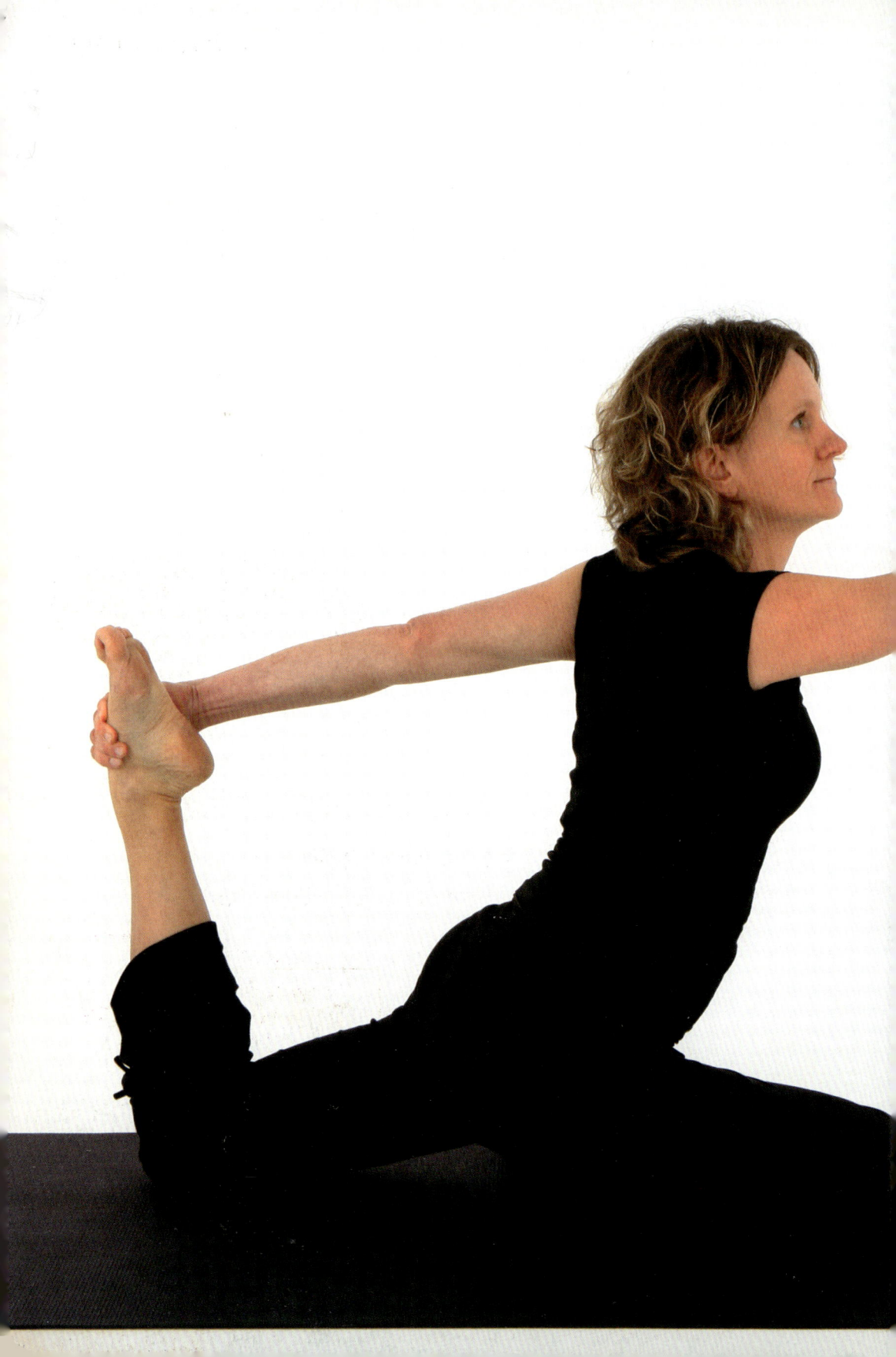

Kirsten Hüster

Besser laufen

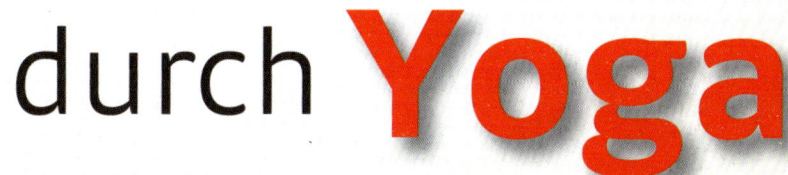

durch Yoga

- Tipps für Warm up und Cool down
- Spezielle Yogaübungen
- Komplette Trainingseinheiten

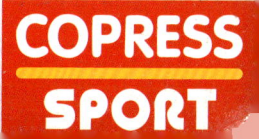

COPRESS SPORT

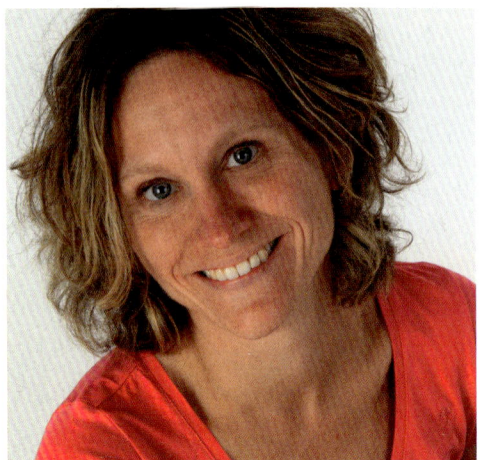

Kirsten Hüster, Jahrgang 1975, ist Sportlehrerin, und ausgebildete Yogalehrerin. Seit 2002 ist sie Übungsleiterin für Aquafitness, Krafttraining, Herzsport, Yoga und Aquayoga. Kirsten Hüster ist verheiratet und hat zwei Kinder.

Ebenfalls lieferbar:

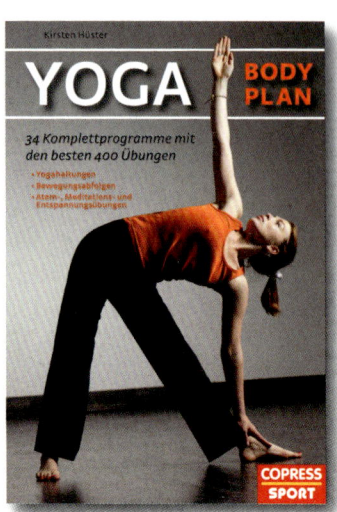

Kirsten Hüster

Yoga Body Plan

2. Neuauflage 2011

320 Seiten, ca. 950 Abb.
Format 16,5 x 24,2 cm
€ 19,90 [D] · € 20,50 [A]
ISBN 978-3-7679-1036-2

Impressum

Produktion:
VerlagsService Dr. Helmut Neuberger
& Karl Schaumann GmbH, Heimstetten

Umschlaggestaltung:
Stiebner Verlag

Fotografie:
Laura Boucsein
Fabian Stratenschulte
Britta Lieder

Bibliografische Information der
Deutschen Nationalbibliothek
Die Deutsche Nationalbibliothek verzeichnet diese
Publikation in der Deutschen Nationalbibliografie;
detaillierte bibliografische Daten sind im Internet
über http://dnb.d-nb.de abrufbar.

Die Ratschläge in diesem Werk sind von den Autoren
sorgfältig erwogen und geprüft worden. Für die Rich-
tigkeit der Angaben kann jedoch keine Haftung vom
Autor bzw. Verlag und deren Beauftragten übernom-
men werden.

1. Auflage 2011

© 2011 Copress Verlag
in der Stiebner Verlag GmbH, München
Alle Rechte vorbehalten.
Wiedergabe, auch auszugsweise,
nur mit ausdrücklicher Genehmigung des Verlags.
Gesamtherstellung:
Stiebner, München
Printed in Germany
ISBN 978-3-7679-1063-8
www.copress.de

Inhalt

Vorwort

Sport begleitet mein Leben, so weit ich zurückdenken kann. Als Kleinkind lernte ich sehr früh schwimmen, woraus sich später das Leistungsschwimmen entwickelte. Als Trainingsalternative wählte ich das Laufen, so konnte ich auch meine Ausdauerleistungen verbessern. Dazu kam der Vorteil, dass das Laufen herrlich unkompliziert war. Vielleicht war dies auch der Grund, warum ich im Jugendalter meinen Schwerpunkt mehr auf das Laufen verlagerte. Ohne großen Aufwand konnte ich jederzeit und an jedem Ort loslaufen. Zusätzlich zu den positiven körperlichen Wirkungen konnte ich feststellen, dass das Laufen wesentlich zu meiner Zufriedenheit beitrug. Während des Laufens hatte ich einen klaren Kopf und fühlte mich stark, nach dem Lauf war ich angenehm entspannt und ausgeglichen.

Ich lief zwei- bis dreimal in der Woche rund sieben Kilometer, bis ich vor einigen Jahren eine interessante Entdeckung machte: Während meiner Ausbildung zur Yogalehrerin ging ich dazu über, jeden Tag meine Yogaübungen zu machen, integrierte sowohl Körper-, als auch Atem- und Entspannungsübungen. Nach kurzer Zeit schon konnte ich feststellen, dass die absolvierten Yogaprogramme positive Auswirkungen auf meine Laufleistungen hatten. Ich fühlte mich während des Laufens viel leichter und vor allem lockerer. Die Lauftechnik gewann an Qualität und – ich konnte sowohl länger, als auch schneller laufen! Hinzu kam die Tatsache, dass sich die Regenerationszeit verkürzte, was Einfluss auf die Trainingshäufigkeit hatte.

Zurzeit laufe ich mehrmals in der Woche, variiere Trainingsart, -ort und -zeit nach eigenem Empfinden und nehme ab und zu an Wettkämpfen teil. Das Wichtigste ist jedoch, dass mir die Freude am Laufen bis heute geblieben ist. Das vorliegende Buch gibt meine Erfahrungen, sowohl im Bereich des Laufens als auch im Yoga, wieder. Ich wünsche allen Lesern sehr viel Freude damit.

Kirsten Hüster, im Frühjahr 2011

Zu diesem Buch

Die Begeisterung für das Laufen hält sich seit jeher. Weitestgehend wetterunabhängig begegnet man Läufern in Wald, Park und auf den Straßen. Wer selbst dieser Gruppe angehört weiß, dass das Laufen zusätzlich zu den vielfachen positiven körperlichen Wirkungen auch Auswirkungen auf das seelische Gleichgewicht mit sich bringt.

Laufen ist somit der ideale Fitnesssport. Doch wer ausschließlich läuft und weitere Trainingsformen für überflüssig hält, begibt sich in Gefahr, sich einseitig zu belasten. Es gibt wichtige Muskelgruppen, die beim Laufen unterfordert und kaum belastet werden während andere Körperbereiche stark beansprucht werden. Dieses kann neben einem eingeschränktem Körpergefühl und einer Stagnation der Laufleistung zu einer muskulären Dysbalance und damit verbunden zu Verletzungen führen. Von daher sollte das Laufen durch sinnvolle Trainingsinhalte ergänzt werden, die geeignet sind, Verletzungen vorzubeugen sowie die Laufleistungen und die Laufqualität zu verbessern.

Hierzu eignet sich insbesondere Yoga. Ebenso wie das Laufen hat Yoga eine lange Tradition, die bis in die heutige Zeit reicht. Yoga wird zunehmend in den Alltag integriert, seine ganzheitlichen Wirkungen resultieren aus der Ausführung von Körper- und Atemübungen und durch die Anwendung meditativer Einheiten und Entspannungstechniken.

Im vorliegenden Buch wird Yoga im praktischen Teil auf zweierlei Weise mit dem Laufen kombiniert: Zum einen kann zwischen Yoga-Kleinprogrammen ausgewählt werden, die als Warm-up direkt vor und als Cool Down nach dem Lauftraining eingesetzt werden können. Zum anderen werden längere Yogaeinheiten vorgestellt, die der zielgerichteten Trainingsergänzung dienen. Hier kann der Übende ein Programm auswählen, welches seinem momentanen Leistungsstand entspricht.

Zusätzlich zu den reinen Körperübungen vervollständigen Atem- und Entspannungsübungen die jeweiligen Yogaprogramme. Darüber hinaus werden exemplarisch spezielle Yogaübungen vorgestellt, die bei lauftypischen Verletzungen und Beschwerden eingesetzt werden können. Mit dem Angebot spezieller Trainingspläne, die sich an den Bedürfnissen der Läufer (Anfänger/10-km-Läufer/Halbmarathon/Marathon) orientieren, wird der Praxisteil komplettiert.

Neben der Gruppe der Trainer, die mit Hilfe der Übungen des Praxisteils ihre Trainingseinheiten ergänzen können, richtet sich das vorliegende Buch insbesondere an Läufer, der ihre Laufeinheiten mit Yoga abrunden möchten und durch das Integrieren der Yogaprogramme ihre Laufleistung verbessern und darüber hinaus ganzheitlich auf ihr Wohlbefinden Einfluss nehmen möchten.

Laufen als idealer Fitnesssport

Die Begeisterung für das Laufen ist ungebrochen, denn es ist zusammen mit dem Gehen die natürlichste Art der Fortbewegung und kann mit wenig Aufwand jederzeit und überall praktiziert werden. Wer selbst bereits regelmäßig läuft weiß, dass das Laufen viele gesundheitsbezogene Wirkungen in sich birgt.

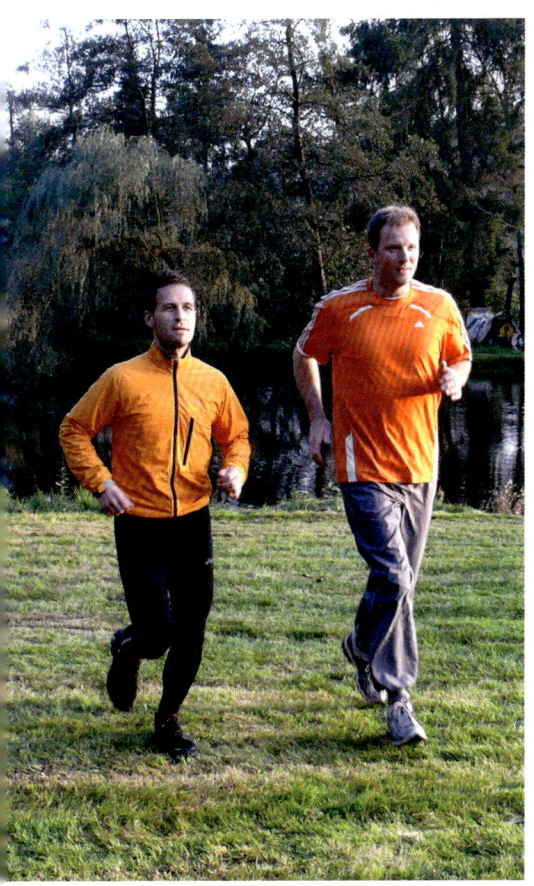

Die positiven Wirkungen des Laufens

Der Grund dafür, dass das Laufen schon seit jeher als idealer Sport gesehen wird, liegt in den zahlreichen und auf mehreren Ebenen festzustellenden Wirkungen. Die positiven Auswirkungen sind sowohl auf der körperlichen, wie auch auf der geistig-psychischen Ebene festzustellen.

■ Herz-Kreislauf-System

Regelmäßiges Laufen stärkt das Herz-Kreislauf-System. Dies resultiert aus der Zunahme des Herzvolumens, dem Sinken des Ruhepulses und der Reduktion des Blutdrucks. So kann der Läufer durch das gesundheitsbewusste Laufen von einem gesunden Herzen profitieren und Herz-Kreislauf-Erkrankungen vorbeugen. Im Falle bereits bestehender Erkrankungen kann das Laufen nach Absprache mit einem Arzt und unter kontrollierten Bedingungen Beschwerden mildern.

■ Muskulatur

Muskeln lassen sich trainieren. Der Muskel passt sich an eine wiederholte Belastung an, er nimmt an Größe zu und kann dadurch effizienter arbeiten. Beim Laufen baut sich insbesondere die Beinmuskulatur durch regelmäßiges Training auf. Der Durchmesser der »langsam zuckenden« Muskelfasern, die für Ausdauerleistungen zuständig sind, nimmt zu.

Außerdem nimmt die Anzahl der Muskelfasern zu. So kann durch eine regelmäßige Belastung die Effizienz und die Leistungsfähigkeit des Läufers bis hin zum Absolvieren eines Marathons gesteigert werden. Aber auch in der trainingsfreien Zeit profitiert der Läufer von einer guten Muskulatur bei vielfältigen Bewegungen und Belastungen im Alltag.

▋ Fettverbrennung und Fettstoffwechsel
Durch regelmäßiges Ausdauertraining steigt die Fettverbrennung und der Fettstoffwechsel wird optimiert. Der Anteil der Fettverbrennung ist bei einem langsamen Lauf als höher einzuschätzen als bei sehr schnellem Lauftempo, bei dem eher Kohlenhydrate verbrannt werden. So kann das Gewicht optimal mit Hilfe des Laufens kontrolliert oder angepasst werden. Ebenso können Erkrankungen des Stoffwechsels, wie z. B. Diabetes mellitus, mit Hilfe eines gezielten Lauftrainings positiv beeinflusst werden.

▋ Atmungssystem
Passt sich die Atmung optimal der Laufleistung an, wird bei einem regelmäßigen Training im sinnvollen Trainingstempo die Lunge leistungsfähiger. Das Lungenvolumen wird erhöht, in der Lunge findet ein höherer und effektiverer Sauerstoffaustausch statt. So kommt der Läufer im auch Alltag nicht mehr so schnell »aus der Puste« und kann zusätzlich seine Lunge vor Erkrankungen schützen.

▋ Immunsystem
Die Stärkung des Immunsystems und damit verbunden der Schutz vor Erkältungen und Infektionskrankheiten ist ein weiterer Nebeneffekt des regelmäßigen Laufens. Bei einem gesunden Maß an Training in Verbindung mit einer guten Ernährung und dem Einhalten der Regenerationszeiten wird die Immunabwehr auf Grund eines intakten Stoffwechsels gestärkt.

▋ Schlaf
Laufen sorgt für den nötigen Ausgleich und bringt eine gewisse Entspannung. So lösen sich durch das Laufen körperliche Verspannungen, die durch einseitige, starre Körperhaltungen im Alltag entstanden sind. Hektische Bewegungen, wie sie in stressigen Situationen häufig anzutreffen sind, werden im Lauf aufgehoben und in eine rhythmische, gezielte Bewegung kanalisiert. Nach dem Lauf fühlt der Sportler eine als angenehm empfundene Erschöpfung, so dass er am Abend gut in den Schlaf findet.

▋ Konzentration
Das Gehirn wird beim Laufen vermehrt durchblutet und mit Sauerstoff versorgt. Dadurch erhöht sich die Konzentration, so dass viele Läufer während des Laufens gute Ideen haben und Lösungen für Probleme finden. Die gesteigerte Konzentrationsfähigkeit hält auch nach dem Training an, da durch das Laufen sowohl körperliche Verspannungen als auch innere Unruhezustände gelöst werden. So kann der Läufer auch nach dem Training auf der geistigen Ebene vom Lauf profitieren.

▋ Seelisches Gleichgewicht
Während des Laufens fühlt man sich trotz der Belastung oft wie berauscht. Das Laufen wird begleitet von dem Gefühl der Stärke und der Leichtigkeit. Dieses Hochgefühl wird auch mit »Runner's High« beschrieben. Für diesen Laufrausch sind Endorphine und der Anstieg des körpereigenen Serotonins verantwortlich, die beim Laufen freigesetzt werden. Aber nicht nur während des Laufens, auch im Alltag hat das Laufen positiven Einfluss auf das seelische Gleichgewicht. Durch ein gutes Körpergefühl steigert sich die Lebensfreude und Lebensqualität. Auch Menschen mit seelischen Erkrankungen wie Depressionen oder Burn-out-Syndrom können unter günstigen Umständen durch ein regelmäßiges Lauftraining ihre Beschwerden in Verbindung mit weiteren Maßnahmen mildern.

Gesundheitsorientiertes Laufen 2

Kontraindikationen

Bevor mit dem Laufen begonnen wird, sollte eine ärztliche Untersuchung erfolgen, insbesondere bei Neu- oder Wiedereinsteiger im Alter von über 35 Jahren. Ärztliche Begleitung benötigen insbesondere Menschen mit:

- nicht eingestelltem hohen Blutdruck
- Rhythmusstörungen
- einem Zustand nach Herzinfarkt
- einer Erweiterung der großen Hauptschlagader (Aneurysmen)

- einem Herzfehler, z. B. Herzklappenfehler
- einem Zustand nach akutem Schlaganfall
- einer unbehandelten Schilddrüsenüberfunktion
- akuten und chronischen Infekten (Fieber, Gliederschmerzen)
- speziellen orthopädischen Erkrankungen, z. B. akute Entzündungen, Hüftendoprothese
- starkem Übergewicht (BMI > 30)

Gesundheitsorientierte Lauftipps

Nicht alle Läufer haben die gleichen Ambitionen hinsichtlich ihrer gewählten Sportart. Die Vielzahl der zuvor beschriebenen positiven Wirkungen begründet die große Anzahl der Läufer und damit auch die unterschiedlichen Zielsetzungen. Während eine Gruppe den Stressabbau als vordergründig sieht, gibt es Andere, die das Laufen eher auf Grund der körperlichen Wirkungen als Sportart wählen. Nicht zu vergessen sind die sehr leistungsorientierten Läufer, die regelmäßig an Wettkämpfen teilnehmen und zusätzlich zu den beschriebenen Wirkungen auch die eigenen Grenzen kennen lernen und ausreizen möchten. Des Weiteren gibt es natürlich auch eine Vielzahl von Läufern, bei denen mehrere Zielsetzungen zusammenspielen. In Abhängigkeit der individuellen Vorstellungen der einzelnen Läufertypen gestaltet sich demnach das Lauftraining und reicht von dem einmal wöchentlichen Dauerlauf bis hin zu dem Laufen nach individuellem Trainingsplan. Trotzdem sollten bei jedem Läufertyp gesundheitsorientierte Prinzipien mit berücksichtigt werden:

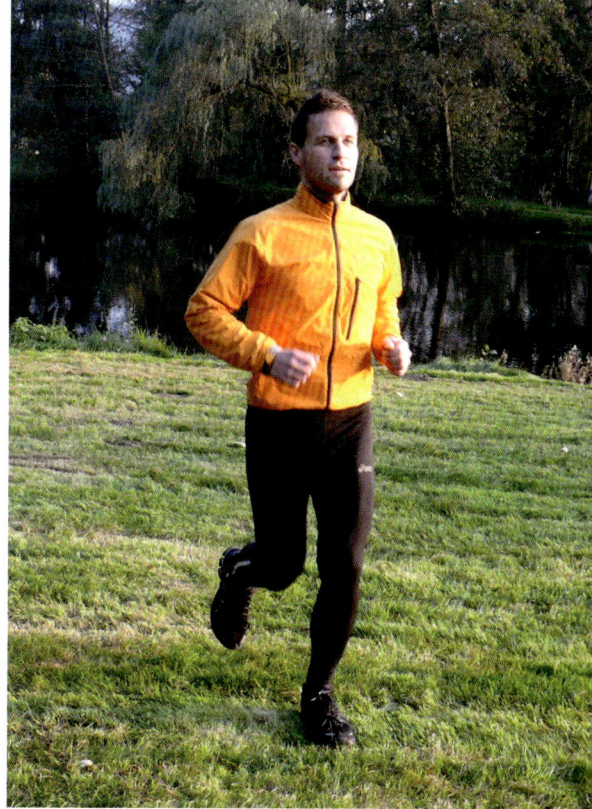

Unter Berücksichtigung gesundheitsorientierter Lauftipps wird das Erfahren der positiven Wirkungen optimiert.

▪ Richtige Dosierung

Wenn jedes Training zum Wettkampf wird, wird genau das Gegenteil der erwünschten Wirkungen erreicht und der Läufer wird schwächer und verletzungsanfälliger. Den überwiegenden Teil des leistungsfördernden Trainings sollten Läufe im aeroben Bereich ausmachen. So ist Sauerstoffaufnahme und -verbrauch im Gleichgewicht und die Fettverbrennung effizient. Optimal für ein Ausdauertraining sind Läufe, bei denen der Puls nicht mehr als 75 Prozent der maximalen Herzfrequenz beträgt. Die Atmung ist ruhig bis leicht beschleunigt, aber keineswegs angestrengt. Die Energie wird hauptsächlich aus Fettsäuren und etwas Glucose gewonnen. Hierbei ist es durchaus möglich, das Training sensibel zu variieren, ohne den Körper zu schwächen. Einen guten Trainingseffekt erzielt man, wenn im aeroben Bereich zwischen niedriger und etwas höherer Belastung gewählt wird, wie es z. B. durch Veränderung des Tempos, der Streckenlänge und der Wegbeschaffenheit zu realisieren ist.

Für das sehr leistungsorientierte Laufen sind Tempoläufe, Intervalltraining, Bergläufe, Fahrtenspiel sehr effektive Trainingsformen. Sie dienen der Verbesserung der anaeroben Toleranz und dem Erreichen höherer Wettkampfgeschwindigkeiten. Aber auch in diesem Bereich sollte das Training an der anaeroben Schwelle nicht zum Dauerzustand werden. Die Betreuung durch einen Übungsleiter und Trainer kann hier hilfreich sein, damit das Training effizient gestaltet werden kann.

▪ Regeneration

Auf Belastung sollte immer Regeneration folgen. In der Ruhephase, deren Dauer abhängig ist vom Trainingszustand und der Belastungsintensität, erfolgt die Erholung der Muskulatur, es kommt es zu einem Abtransport der Stoffwechselschlacken und zu einem Wiederaufbau der Energiedepots. Wird der Regenerationszeit regelmäßig genügend Aufmerksamkeit geschenkt, kommt es langfristig zu einer Leistungssteigerung und damit verbunden auch zur Möglichkeit einer Verkürzung der Regenerationszeit.

Die Regeneration beginnt mit dem Cool Down direkt nach dem Lauf im Freien, es folgt die Behandlung mit Wärme und dem

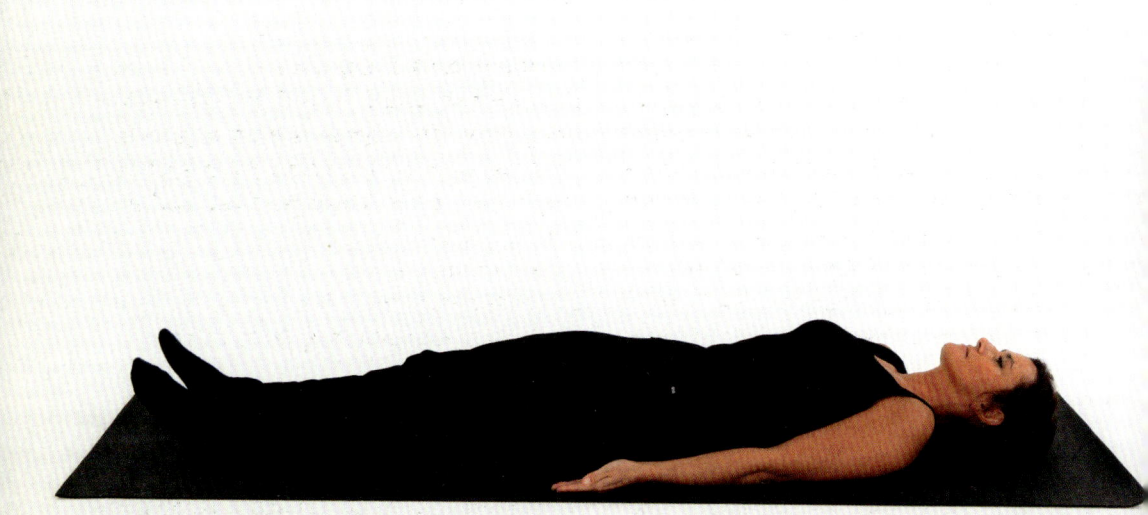

Ausführung von Entspannungstechniken als Regeneratiosnmaßnahme

Einhalten einer sinnvollen Laufpause. Während dieser Pause gibt es mehrere Möglichkeiten, die Regenerationszeit mit besonderen Maßnahmen optimal auszufüllen. Hierzu eignen sich z. B. Entspannungstechniken, das Nutzen spezieller Dehnprogramme oder das Lockern der Muskulatur durch Massagen.

■ Ausgleichstraining

Nicht nur aus motivatorischen Gründen und dem Wunsch nach Abwechslung ist ein Ausgleichstraining von Nutzen. Es gibt alternative Trainingsformen, wie z. B. diverse Aqua-Sportarten oder Yoga, durch deren Ausführung zusätzlich zur Verletzungsprävention die Laufleistungen und die Laufqualität verbessert werden. Es werden Muskelgruppen angesprochen, die beim Laufen vernachlässigt werden, aber durchaus für das Laufen von Nutzen sein können. Zudem werden die Muskelgruppen, die beim Lauftraining besonders beansprucht werden, gedehnt, so dass die Muskulatur langfristig locker und flexibel bleibt.

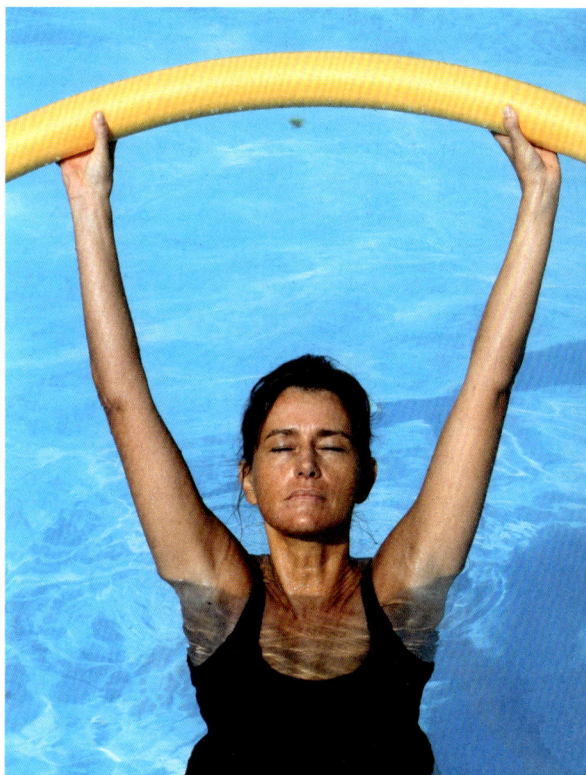

Aquasports als eine Möglichkeit des Ausgleichstrainings

■ Ernährung

Läufer sollten auf eine gesunde, ausgewogene Ernährung achten. Grundsätzlich wird die Muskelenergie aus Kohlenhydraten, Proteinen und Fetten gewonnen. Der wichtigste Energielieferant für Ausdauersportler sind dabei die Kohlenhydrate, die rund 55 bis 60 Prozent des gesamten Energiebedarfs (der bei Aktiven zwischen 3000 und 4000 Kalorien pro Tag liegt) abdecken sollten. Gefolgt von Fetten, die zwischen 25 und 30 Prozent der Energie liefern sollten – und schließlich den Proteinen (Eiweiße) mit 10 bis 15 Prozent. Um den erhöhten Bedarf an Kohlenhydraten zu decken, werden als Sportnahrung vor allem Vollkornprodukte, Gemüse, Getreideflocken, Reis, Hartweizennudeln, frisches Obst und Hülsenfrüchte empfohlen. Diese werden langsam verdaut und sorgen für einen gleichmäßigen Blutzuckerspiegel und somit für einen konstanten Leistungslevel.

■ Optimiertes Training

Das Lauftraining ist sehr individuell und abhängig von der eigenen Zielsetzung, dem Leistungsstand und den eigenen Interessen. Die Phasen einer Trainingseinheit sind jedoch identisch:
1. Warm Up
2. Leistungsphase
3. Regeneration mit integriertem Cool Down

Trainingsumfang und Trainingsmethode sind auf Grund des Leistungsstands und Zielsetzung unterschiedlich. Folgende Trainingsplanung dient grob zur Orientierung:

Trainingszustand	Einheiten pro Woche	Umfang pro Woche in Stunden	Trainings-möglichkeiten
Anfänger	2	max. 1, 5	Dauerlauf 1) in Verbindung mit Walken
Fortgeschrittener	2–3	ca. 2–3	Dauerlauf/ Tempodauerlauf 2)
Fortgeschrittener/ Leistungsorientiert	4–5	ca. 4–7	Dauerlauf/ Tempodauerlauf/ Intervalltraining 3)/ Fahrtspiel 4)
Höherer Leistungsbereich	4–7	ca. 5–10	s. Fortgeschrittener/ Leistungsorientiert Zusätzlich: Crescendo 5)/ Hügel- und Bergläufe 6)
Hochleistungsbereich	Über 7	Über 10	s. höherer Leistungs-bereich

1) Dauerlauf:
Bei der ruhigen Form des Dauerlaufs wird so gelaufen, dass der Puls nicht über 75 Prozent des Maximalpulses liegt. Während Anfänger mit dem regenerativen bzw. lockeren Dauerlauf beginnen und einen Lauf über 30 Minuten anstreben, nutzen die leistungsorientierten Sportler den ruhigen Dauerlauf auch zusätzlich zum Warm-up und zum Cool Down.

2) Tempodauerlauf:
Aerobe Tempodauerläufe liegen bei etwa 85 Prozent des Maximalpulses. Die Läufe sind in Abhängigkeit des Leistungsstands zwischen fünf und 20 Kilometer lang. Ein Tempodauerlauf im Bereich der anaeroben Schwelle sollte als locker und unverkrampft empfunden werden, eine Gefahr des Überziehens und damit verbunden einer Übersäuerung und einer nötigen Verlängerung der Regenerationszeit ist als sehr groß einzuschätzen.

3) Intervalltraining:
Beim Intervalltraining werden im Wettkampftempo mehrere Teilabschnitte gelaufen, die durch zwischengeschaltete Trabpausen unterbrochen werden. Durch das hohe Tempo soll die Laktattoleranz und die Tempohärte verbessert werden. Die

Intensität lässt sich hierbei nicht nur durch die Geschwindigkeit, sondern auch durch die Anzahl der Wiederholungen, der Pausenlänge und der Pausengestaltung, variieren.

4) Fahrtspiel:
Das Fahrtspiel ist eine spielerische Form der Belastung und Entlastung. Der Läufer gestaltet seinen Lauf nach eigenem Empfinden, variiert Tempo, Lauftechnik und Wegbeschaffenheit. Die planvollere Möglichkeit des Fahrtspiels ist die Form des Pyramidentrainings, bei dem die Belastungen, durch Trabpausen unterbrochen, schrittweise durch länger werdende Tempolaufzeiten zunächst gesteigert und im weiteren Verlauf wieder heruntergefahren werden.

5) Crescendo:
Beim Crescendo wird die Laufgeschwindigkeit schrittweise gesteigert, zunächst vom lockeren Dauerlauf bis schließlich hin zur Wettkampfgeschwindigkeit.

6) Hügel- und Bergläufe:
Das Laufen im hügeligen Gelände bringt zusätzlich zu dem Training der Ausdauer einer Steigerung der Kraft. Intervallartige Sprints am Berg verbessern so die Lauftechnik und die Laufqualität.

Über das Yoga

Ebenso wie das Laufen hat auch das Praktizieren von Yoga eine lange Tradition, die bis in die heutige Zeit hineinreicht. Das Hauptprinzip des Yoga liegt in dem Anliegen, den Menschen auf allen Ebenen anzusprechen. Mit Hilfe des Wissens der geschichtlichen und philosophischen Grundlagen lässt sich die Ganzheitlichkeit des Yoga besser erfassen.

Grundlagen

Ursprünglich ist Yoga ein rein spiritueller Weg, bei dem es vor allem um die Erleuchtung durch Meditation geht. Bereits in älteren Schriften, den so genannten Upanishaden (ca. 700 v. Chr.), werden Atemübungen und Meditationstechniken beschrieben. Die vielen Körperübungen entstanden erst im

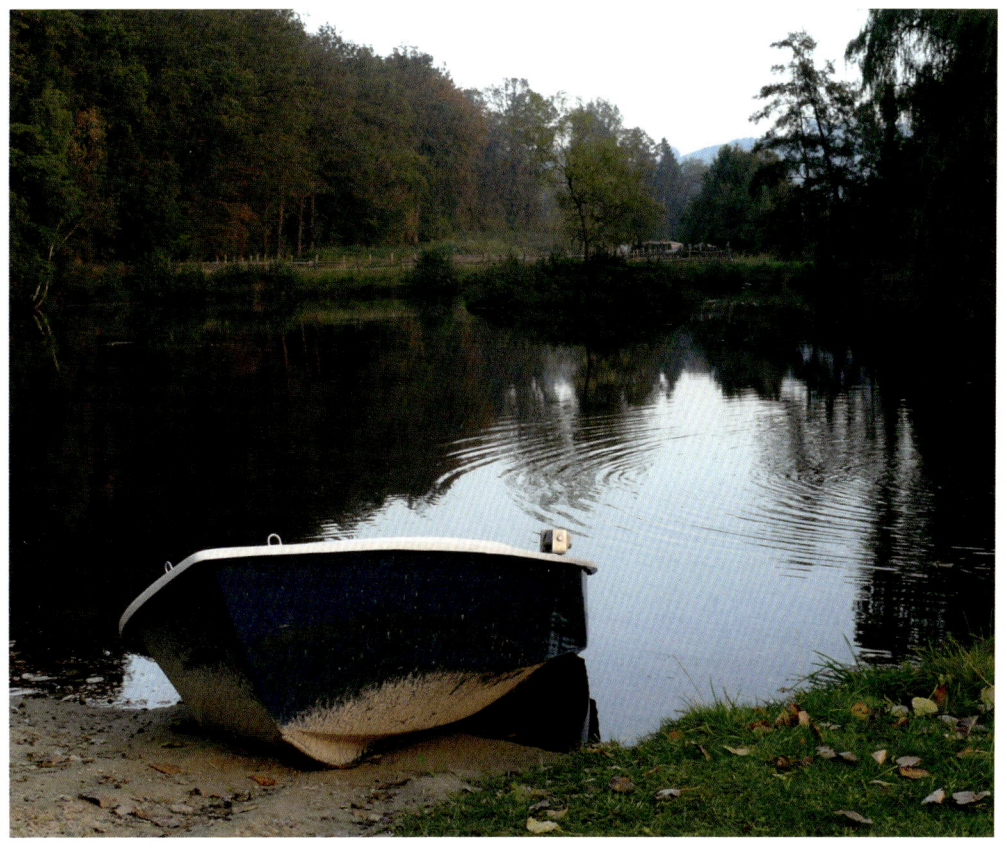

Laufe der Zeit. Das Ziel dieser Körperübungen lag in erster Linie in einer Kräftigung und Dehnung des Körpers, so dass dieser möglichst beschwerdefrei über einen längeren Zeitraum im Lotussitz verweilen konnte.

Erst nach einiger Zeit erkannte man die positiven Wirkungen der Übungen über die körperlichen Wirkungen hinaus, weshalb die so genannten Asanas weiterentwickelt wurden. Einen ersten Schwerpunkt findet diese Entwicklung in der Entstehung des Hatha Yoga. Die »Hatha Yoga Pradipika«, ein Text aus dem 15. Jahrhundert, beschreibt Praktiken, bei denen der Körper so geschult und eingesetzt wird, dass es dem Menschen gelingt, Körper, Geist und Seele in Einklang zu bringen.

Philosophische Aspekte des Yoga finden sich in zahlreichen Schriften aus ganz unterschiedlichen Zeiten. Besonders herauszuheben ist hierbei die Bhagavad-Gita (5. bis 2. Jhd. vor Chr.), eine der zentralen Schriften des Hinduismus, bei der in Gedichtsform (700 Strophen, die auf 18 Gesänge bzw. Kapitel verteilt sind) verschiedene Wege aufgezeigt werden, die Persönlichkeit weiter zu entwickeln.

Ebenfalls von großer Bedeutung für die Verbreitung philosophischer Aspekte sind die Leitfäden (Sutras) von Patanjali (Zeitpunkt der Niederschrift nicht ganz geklärt, 200 v. Chr. bis 200 n. Chr.). Sein Werk besteht aus 194 kurzen, auf vier Bücher verteilte Merksprüche, in denen Möglichkeiten aufgezeigt werden, dem Ziel des Yoga, der Verbindung des Menschen mit der Einheit, seinem wahrem Selbst, näher zu kommen. Bei der persönlichen Entwicklung hierzu stößt der Mensch immer wieder auf Hindernisse (z. B. negative Gefühle, Schmerz ...). Patanjali bietet einen achtstufigen Pfad an, diesem »Leid« entgegenzutreten (z. B. durch Körperübungen, Meditation ...). Fundament dieses Weges bilden Verhaltensweisen (ähnlich wie die Zehn Gebote im Christentum), die sich sowohl auf das Verhalten nach außen (Gewaltlosigkeit, Ehrlichkeit ...) aber auch auf die innere Einstellung beziehen (Zufriedenheit, Selbststudium ...).

Strukturelemente des Yoga

Während Yoga in der damaligen Zeit in erster Linie als eine spirituelle Lebensführung bezeichnet werden konnte, wird Yoga heute, gerade auch in der westlichen Welt, als ganzheitlicher Ansatz gesehen. Dieses bedeutet, dass Yoga gleichermaßen auf den Körper, den Geist und die Seele Einfluss nehmen will. Hierzu hat sich ein Konzept mit unterschiedlichen Strukturelementen herauskristallisiert, dessen Ausführung den Einklang von Körper, Geist und Seele anstreben will.

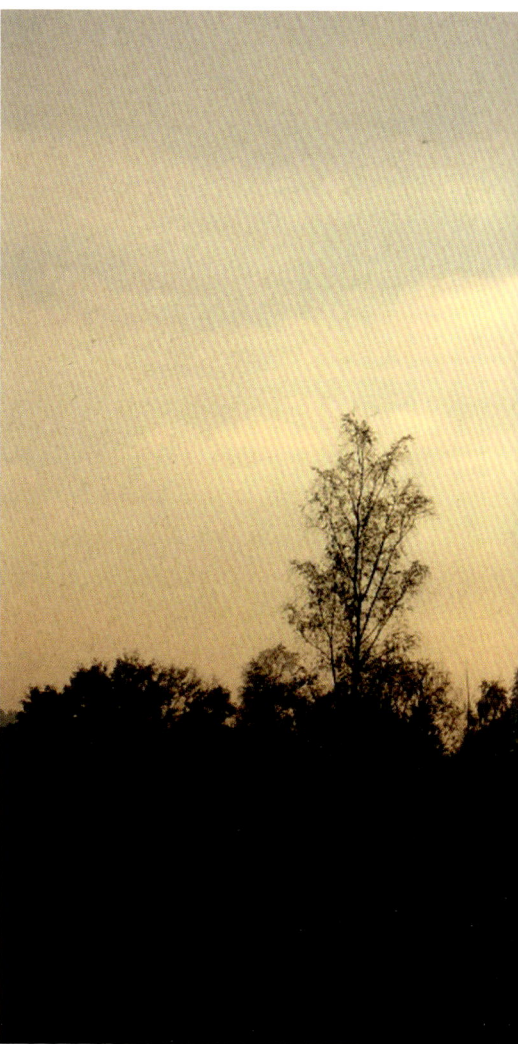

◼ Meditation

In Meditationseinheiten, meist ausgeführt in sitzender, aufrechter Haltung, geht es darum, die Gedankenfülle durch verstärkte Konzentration zu bündeln und zu kontrollieren. Beim Yoga gibt es verschiedene Übungen, die dabei helfen, die Gedanken mit Hilfe eines Konzentrationsobjektes auf einen Punkt zu lenken. Je leichter es fällt, die alltäglichen Gedanken loszulassen und auf diese gelassen zu reagieren, desto abstrakter kann das Konzentrationsobjekt werden. Insofern gelingt durch Meditation eine Zentrierung des Geistes. Darüber hinaus wird durch die geschärfte Aufmerksamkeit die Möglichkeit geschaffen, sich selbst besser zu erkennen. Man wird sich seiner Gefühle bewusst, erkennt Zusammenhänge besser und kann das eigene Verhalten besser reflektieren und modifizieren.

◼ Körperhaltungen/Bewegungsabfolgen

Die Körperhaltungen (Asanas) und Bewegungsabfolgen (Karanas) stellen den Kern der Yogapraxis dar.

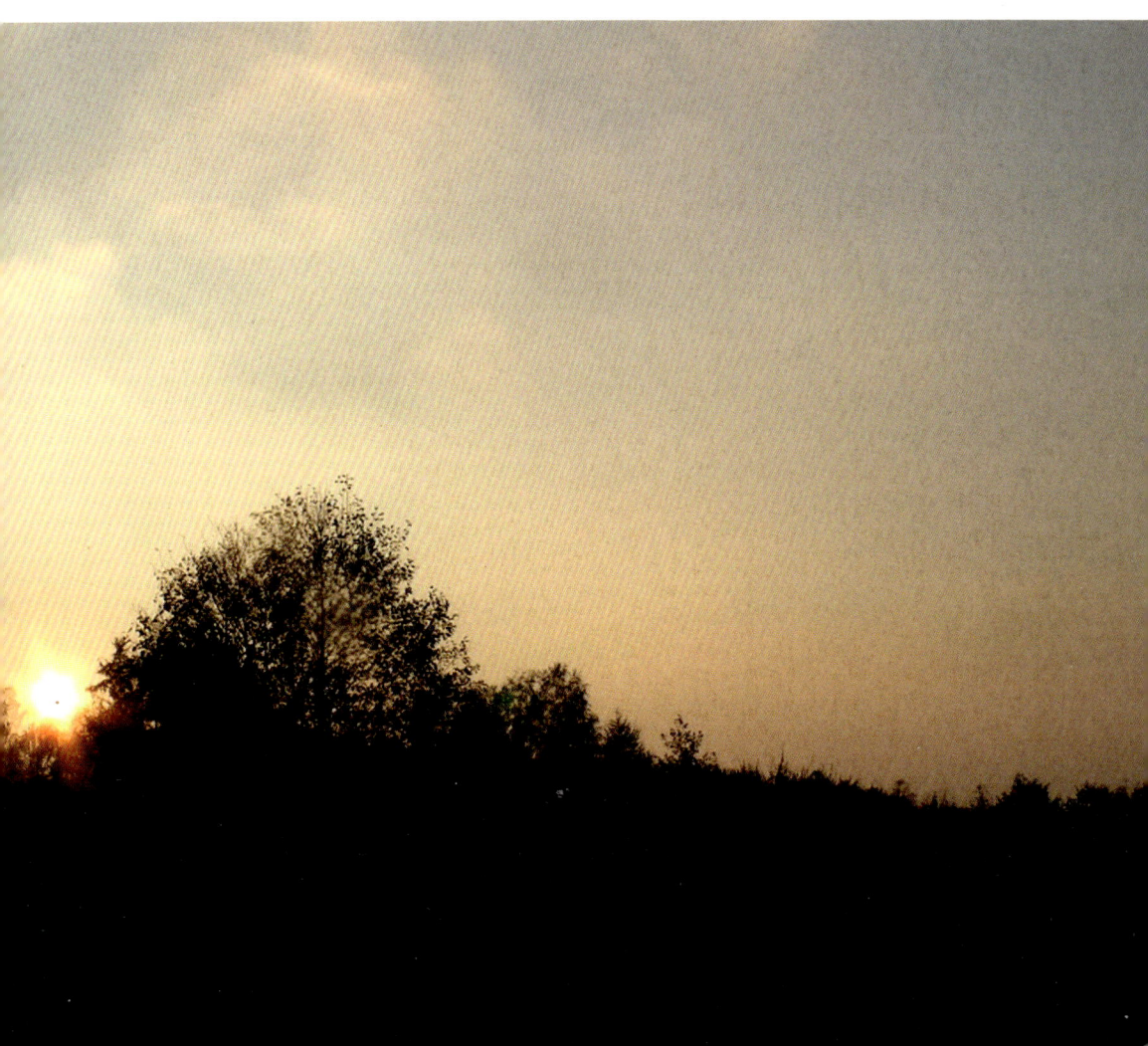

In den Körperhaltungen wird der Körper langsam in eine Position gebracht, die über eine selbst bestimmte Dauer gehalten wird. Die Auflösung der Haltung erfolgt langsam und bewusst, meist in umgekehrter Reihenfolge des Entstehens. In der Haltung unterliegt der Körper mehreren Einflüssen. Durch Kräftigungen und Dehnungen der Muskulatur, aber auch durch Druck auf verschiedene Körperbereiche wird Einfluss auf den gesamten Organismus genommen. Zusätzlich haben die Umkehrhaltungen infolge der veränderten Schwerkraftverhältnisse besondere Wirkung auf das Herz-Kreislaufsystem. Auf Grund der Komplexität vieler Haltungen benötigt der Übende weiterhin eine verstärkte Konzentration, so dass über die körperlichen Wirkungen hinaus der Geist zentriert wird.

In den Bewegungsreihen gehen Körperhaltungen unter Berücksichtigung der Atemphasen fließend ineinander über. So wird zusätzlich zu den körperlichen Wirkungen der einzelnen Haltungen die Koordination, insbesondere im Bereich der Kopplungsfähigkeit, verbessert, da der Übende mehrere Übungsteile miteinander kombinieren muss. Die besondere Berücksichtigung des Atems gibt dem Geist darüber hinaus die Möglichkeit eines Ankers, so dass die Gedanken nicht abschweifen können. Der Übende ist so ganz auf sich konzentriert.

◼ Atemübungen

Die Atemübungen, die beim Yoga in ein Programm integriert oder aber auch gesondert ausgeführt werden können, haben unterschiedliche Schwerpunkte. So gibt es Übungen, die die Wahrnehmung der unterschiedlichen Atemphasen als Schwerpunkt haben, während andere dem Übenden die verschiedenen Atemräume bewusst werden lassen. Die umfangreichsten Wirkungen sind jedoch in der Anwendung besonderer Atemtechniken auszumachen, da Energien im Körper geweckt, Blockierungen gelöst und Energien heilend eingesetzt werden können.

Speziell durchgeführte Atemübungen wirken darüber hinaus entweder beruhigend oder aber erfrischend auf den Geist.

◼ Entspannung

Zum Yoga gehören längere Entspannungsphasen, die entweder nach den Körperübungen oder gesondert ausgeführt werden. Hierfür kommen mehrere Methoden in Frage. Alle Entspannungsverfahren machen sich zu eigen, dass im Zustand tiefer Entspannung das Wohlbefinden von Körper, Geist und Seele im Vordergrund steht. Das Erfahren eines inneren Friedens und die Erholung des Körpers übertragen sich auf das Alltagserleben, so dass bei regelmäßiger Ausführung von Entspannungstechniken das Leben energievoller gestaltet werden kann. Zusätzlich zu dieser regenerativen Wirkung können in der Ruhe die Selbstheilungskräfte des Körpers aktiviert werden, wodurch Einfluss auf die Gesundheit genommen wird.

Zusätzlich gibt es beim Yoga kurze Entspannungsphasen. So wird nach einer intensiven Körperübung regelmäßig eine entspannte Haltung eingenommen. Hier wird über die Entspannung des Körpers hinaus dem Einfluss der Körperübung nachgespürt. Dieses Spüren erfolgt auf zwei Ebenen. Die körperlichen Prozesse werden wahrgenommen, häufig spürt man eine durchströmende Wärme oder ein Kribbeln, aber auch die emotionalen Prozesse, die die körperlichen Wirkungen begleiten, spiegeln sich in Form von Gefühlen wider.

Yoga und Laufen

Durch den zuvor beschriebenen positiven Einfluss des Yoga auf den gesamten Organismus wird deutlich, dass es Sinn macht, das Lauftraining mit Yogaübungen zu kombinieren. Diese können direkt vor und nach dem Lauftraining in Form von Warm-up- sowie Cool-Down-Programmen eingesetzt werden und insbesondere als längere Einheiten in der lauffreien Zeit zur Trainingsergänzung von Nutzen sein.

Kleinprogramme vor und nach dem Laufen

Die im Praxisteil (siehe Seite 27–50) dargestellten Yoga-Kleinprogramme sind Übungen aus dem Bereich des Yoga, die kurz vor und nach dem Laufen direkt an Ihrer Strecke zum Einsatz kommen.

Warm-up

■ Wirkungen
Für Läufer ist vor einer Trainingseinheit mit höherer Belastungsintensität die Erwärmung unerlässlich. Das Aufwärmen bewirkt, dass neben einer optimierten Sauerstoffaufnahme die gesamte Muskulatur besser durchblutet wird, wodurch die Muskulatur erwärmt und so die Gefahr von Verletzungen reduziert wird. Gerade in der kalten Jahreszeit ist die Erwärmung (Warm-up) von großer Bedeutung. Hinzu kommt, dass bei ruhigen Belastungen Aktivitätshormone ausgeschüttet werden, welche die Beweglichkeit und Koordination erleichtern und verbessern.

Die Durchführung erwärmender Übungen hat neben den körperlichen Wirkungen aber auch Auswirkungen auf die innere Einstellung. Die Warm-up-Phase kann als eine Art mentale Einstimmung auf den Lauf gesehen werden. Die Aufmerksamkeit wird zentriert, die Übungen werden begleitet von der Vorfreude auf den Lauf, so dass die gesamte Motivation positiv beeinflusst wird.

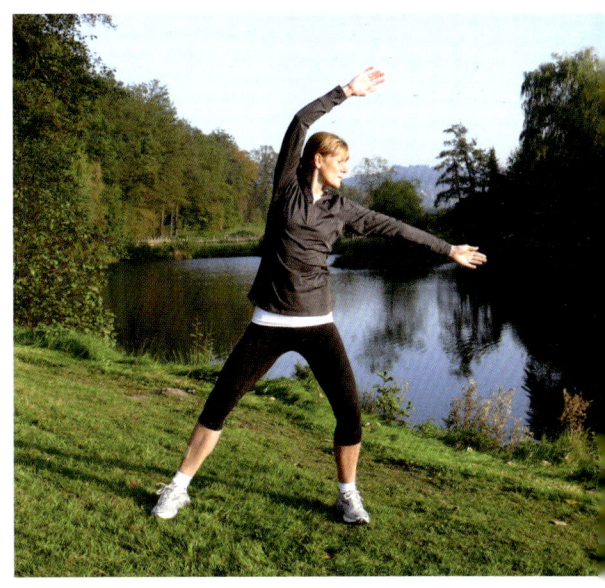

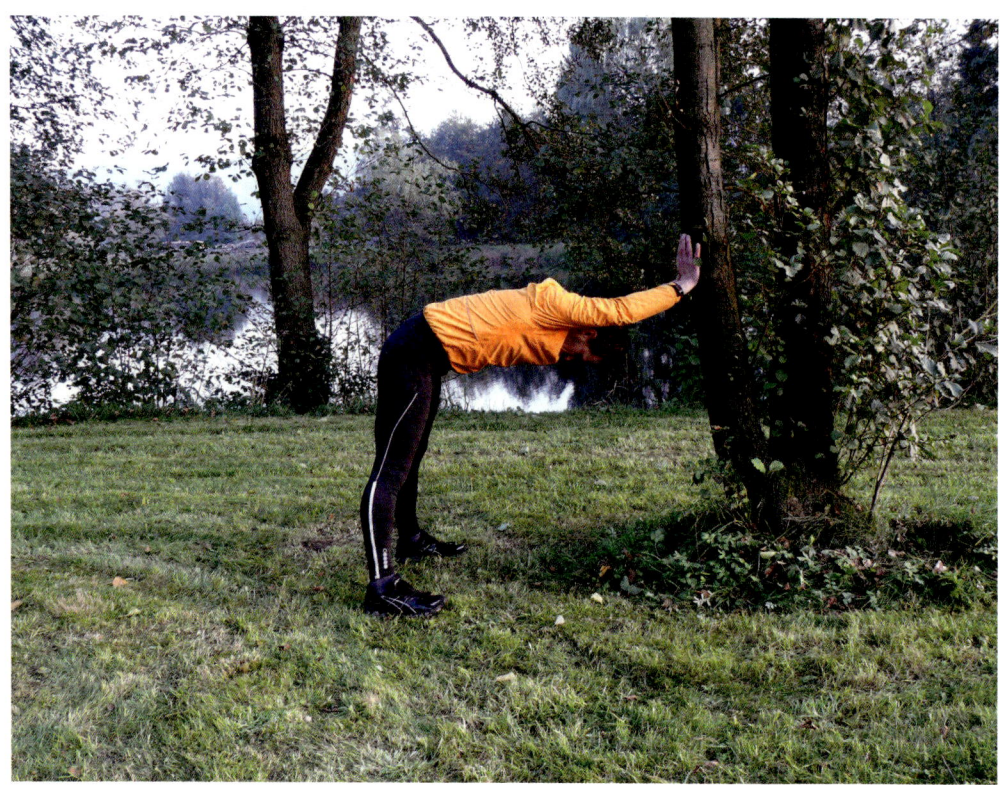

▌ Allgemeine Hinweise für den Einsatz eines Warm-up-Programms

Für Läufer ist allgemein ein Zehn-Minuten-Warm-Up bei 60 Prozent der maximalen Herzfrequenz zu empfehlen.

Vor kürzeren Wettkampfdistanzen (z. B. drei, fünf oder zehn Kilometer) ist die Aufwärmphase zu intensivieren, da bei diesen Streckenlängen von Beginn an recht hohes Tempo gegangen wird. Hier kann die Warm-up-Phase neben dem Einlaufen mit integrierten Steigerungen gut auf 15 Minuten erweitert werden.

▌ Warm-up mit Yoga

Schwungübungen aus dem Bereich des Kundalini-Yoga schaffen eine gute Erwärmung der Muskulatur bei gleichzeitiger Koordinationsschulung.

Des Weiteren eignet sich die Ausführung von Bewegungsreihen, bei denen einzelne Yoga-Haltungen, der Atmung angepasst, fließend ineinander übergehen. Durch die angepasste, vertiefte Atmung wird zusätzlich zur Erwärmung die Sauerstoffaufnahme gezielt optimiert. Beim Warm-up vor einem Trainingslauf sollten die Haltungen so ausgewählt werden, dass sie die für den Lauf benötigte Muskulatur keinesfalls dehnen, sondern vielmehr leicht vorkräftigen.

Die im Praxisteil (siehe Seite 27–40) dargestellten Kleinprogramme zum Warm-up können nach eigenem Wunsch ausgewählt und nach Anweisung ausgeführt werden.

Cool Down

▌ Wirkungen

Trainingsfortschritte können nur dann erzielt werden, wenn nach dem Training die Phase der Regeneration berücksichtigt wird. Durch Nichtbeachtung der Erholungsphase und dem damit verbundenen Übertraining sinkt das Leistungsniveau, da der Organismus mit der Anpassung nicht folgen kann. Neben der Anwendung von Wärme durch ein warme Dusche, der Lockerung der Muskulatur durch Massagen, dem Auffüllen der Energiespeicher durch eine angemessene Ernährung und der Anwendung von Entspannungsmaßnahmen gehört das Cool-Down-Programm direkt nach dem Lauf bereits zur Phase der Regeneration. Hier werden durch das Auslaufen und durch die Anwendung von Dehnübungen, bei denen die zuvor durch das Training angesprochenen ermüdeten und verspannten Muskeln gelockert und der Abbau von Stoffwechselendprodukten beschleunigt werden. Blutdruck, Temperatur, Atem- und Herzfrequenz pendeln sich wieder auf Normalwerte ein und der Laktatgehalt in der Muskualtur normalisiert sich allmählich. Bezogen auf das Nervensystem kehren Sympathikus und Parasymphathikus wieder ins Gleichgewicht zurück, und der Organismus beruhigt sich.

■ Cool Down mit Yoga

Nach dem Auslaufen eignet sich für die Cool-Down-Phase die Ausführung von Yoga-Haltungen, bei denen die Muskelgruppen gedehnt werden, die beim Lauf besonders beansprucht wurden. Die im Praxisteil dargestellten Kleinprogramme (siehe Seite 41–50) können nach eigenem Wunsch ausgewählt und nach Anweisung ausgeführt werden. Bei den Cool-Down-Übungen ist zu empfehlen, mehrere Programme miteinander zu kombinieren, um so einen größeren Wirkungsgrad zu erzielen.

Yogaprogramme zur Trainingsergänzung

Beim Laufen werden in erster Linie das Herz-Kreislauf-System trainiert, der Stoffwechsel angeregt und gewisse Muskelgruppen trainiert. Um einseitigen Belastungen vorzubeugen, sollte man ergänzende Trainingsinhalte sinnvoll einsetzen. Als mögliche Form des Ausgleichs eignen sich Yogaprogramme, bei deren Ausführung Läufer von mehreren Wirkungen profitieren können, die nachfolgend im einzelnen beschrieben werden.

Wirkungen

■ Geschmeidige Muskulatur

Das Laufen erhöht die Muskelspannung. Werden die Muskelgruppen, die beim Laufen

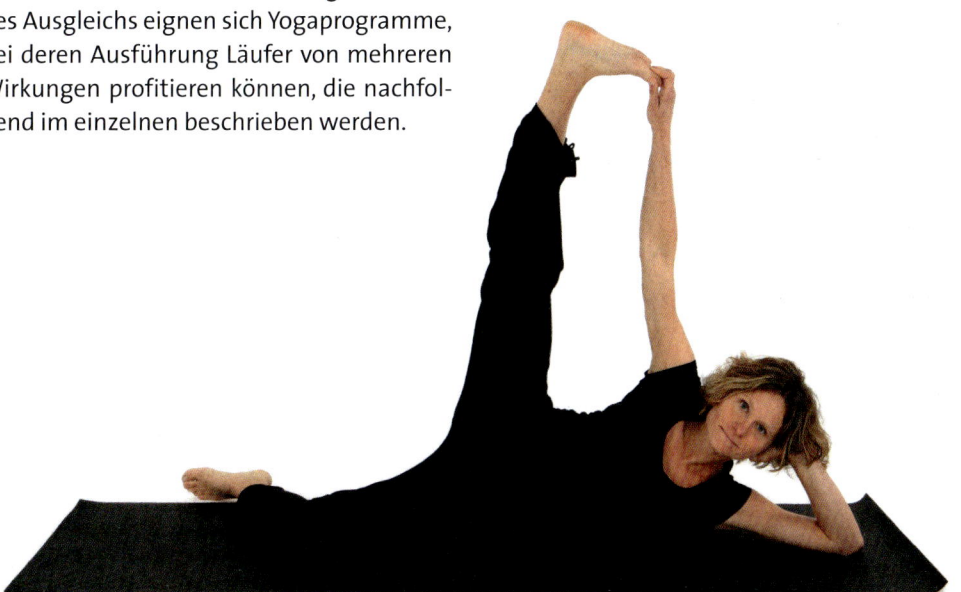

besonders beansprucht werden, nicht gedehnt, d.h. in ihren Ursprungstonus zurückgeführt, kann es zu Überlastungsbeschwerden kommen. Achillessehnenprobleme, Schienbeinreizungen, Kniebeschwerden, Fußschmerzen, Wadenprobleme, Oberschenkel-, Gesäß- und Rückenbeschwerden kann durch geeignetes Dehnen vorgebeugt werden. Hinzu kommt, dass durch gezielte Dehnprogramme die Muskulatur besser durchblutet und der Körper insgesamt beweglicher wird. Dieses führt zu einer leistungs- und strapazierfähigeren Muskulatur.

Folgende Muskeln sollten durch Dehnübungen insbesondere angesprochen werden:

- Wadenmuskulatur
- Beinbeuger (rückseitige Oberschenkelmuskulatur)
- Beinstrecker (vordere Oberschenkelmuskulatur)
- Adduktoren (innere Oberschenkelmuskulatur)
- Hüftbeuger

Mit Hilfe der im Praxisteil dargestellten Yogahaltungen (siehe Seite 87–192) werden die zuvor genannten, beanspruchten Muskelgruppen durch entsprechende, statische Dehnungen, bei denen der Körper über mehrere Atemzüge in einer bestimmten Position gehalten wird, angesprochen.

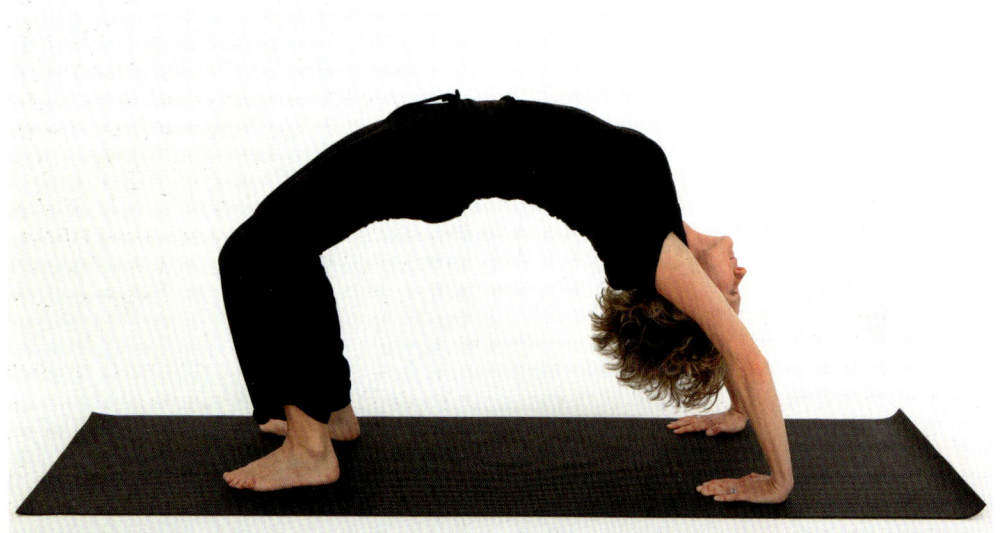

■ Kräftige Muskulatur

Beim Laufen gibt es Muskelgruppen, die vernachlässigt werden und so zur Abschwächung neigen.

Eine zu schwache Oberkörpermuskulatur, insbesondere die obere Rücken- und Bauchmuskulatur bewirken, dass die Wirbelsäule nicht ausreichend muskulär geschützt ist. Geht man davon aus, dass beim Laufen Kräfte aufgenommen werden müssen, die einem Mehrfachen des Körpergewichts entsprechen, wird deutlich, welcher Belastung der Stütz- und Bewegungsapparat, insbesondere die Wirbelsäule ausgesetzt ist. Jeder Schritt löst eine Stoßwelle aus, die sich über die Wirbelsäule ausbreitet. Eine gut entwickelte Muskulatur kann die Bandscheiben und die Wirbelgelenke vor Überlastung schützen. Demzufolge ist ein entsprechendes Kräftigungsprogramm für Läufer unerlässlich. Dabei ist es wichtig, auch die tiefliegende Muskulatur, die für die

Stabilisation der Wirbelsäule verantwortlich ist, zu erreichen.

Ein weiterer positiver Effekt einer kräftigen Rumpfmuskulatur liegt in der Verbesserung der sportlichen Leistung. Diese resultiert aus einer stabilen Laufhaltung, die einen ökonomischen Laufstil ermöglicht. Durch einen kräftigen Oberkörper kann der Rumpf stabil über der Abstützfläche gehalten werden.

In den dargestellten Körperübungsprogrammen (siehe Seite 87–192) gibt es ausgewählte Haltungen, die insbesondere die Muskeln des Oberkörpers ansprechen. Es finden sich dort Übungen zur Kräftigung der Bauch- und Rückenmuskulatur. Zusätzlich werden kraftbetonte Haltungen vorgestellt, bei denen die Ganzkörperspannung im Vordergrund steht.

■ Entspannung

Es ist für jeden Läufer von Bedeutung, den Körper nach den Trainingseinheiten wieder zu erfrischen und mit neuen Energien aufzuladen. An dieser Stelle kommt der Nutzen von Entspannungsübungen zum Tragen. Zusätzlich zur mentalen Erholung regeneriert und erholt sich der Körper von der Belastung. Hinzu kommt, dass in der Ruhe die Selbstheilungskräfte des Körpers aktiviert werden und so Verletzungen vorgebeugt wird.

Die dargestellten Übungen (siehe Seite 75–79) stellen eine Auswahl aus dem großen Pool diverser Entspannungstechniken dar. Sie wurden nach dem Kriterium des Nutzens für die Zielgruppe der Läufer ausgewählt. Es sind einfache, selbst auszuführende Übungen, die dem Sportler einen fließenden Übergang in eine tiefe Entspannung ermöglichen. Wer sich gerne fordert, hat oftmals Probleme, loszulassen und zu entspannen. In den beschriebenen Übungen hat der Ausführende zunächst noch eine gewisse körperliche und/oder geistige Kontrolle, die er dann nach und nach abgeben kann, um schließlich zur vollständigen Entspannung zu gelangen.

■ Training der Atemmuskeln

Die effektivste Atmung beim Laufen ist die Bauchatmung. Im Gegensatz zu der Brustatmung, bei der die Atmung flacher verläuft und nur die oberen Teile der Lunge genutzt werden, gelangt die Luft bei der Bauchatmung auch in die unteren Teile der Lungenflügel. So kann die Lunge effektiv arbeiten und den Körper und insbesondere die Muskulatur optimal mit Sauerstoff versorgen. Diese Bauchatmung, bei der das Zwerchfell aktiv tätig ist, kann durch die im Praxisteil dargestellten Atemübungen trainiert werden.

Hinzu kommt, dass durch die Ausführung der Atemübungen der Brustkorb langfristig beweglich bleibt und somit alterungsbedingte Flexibilitätseinbußen, die mit einer eingeschränkten Atemtätigkeit einhergehen, vorgebeugt wird. Darüber hi-

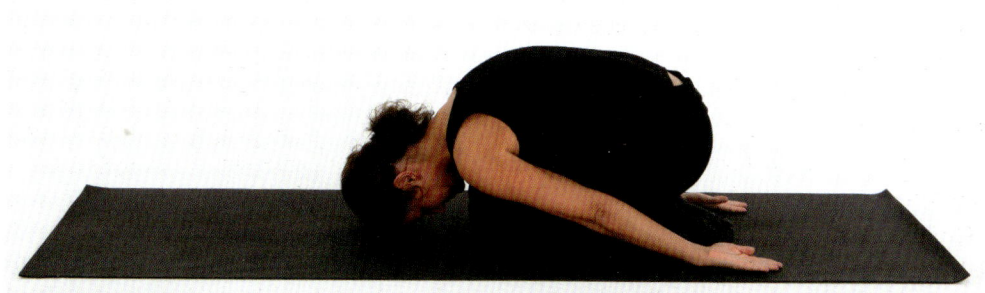

naus können die angebotenen Atemübungen, eingesetzt nach einem Trainingslauf, die Regeneration durch die Ausleitung von Stoffwechselprodukten beschleunigen.

Die im Praxisteil (siehe Seite 66–74) dargestellten Übungen, im Yoga auch Pranayama genannt, stellen eine Auswahl aus einer Vielzahl verschiedener Atemübungen und Techniken dar. Die Übungen wurden nach dem Kriterium des Nutzens speziell für Läufer ausgewählt und können entweder ge-sondert nach eigenem Bedarf oder aber auch in das Yoga-Trainingsprogramm integriert werden.

Hinweise zur Nutzung der Yogaprogramme

Bei der Ausführung der Yoga-Programme zur Trainingsergänzung sollten nachfolgende Hinweise beachtet werden, durch die das Üben problemlos und effizient gestaltet werden kann.

■ Kontraindikationen

Yoga sollte nicht praktiziert werden,
- wenn eine akute Krankheit wie z. B. eine Grippe, Erkältung oder Entzündung vorliegt. Auch nach einer langen, schweren Erkrankung sollte genügend Zeit zur Schonung vergehen, bevor wieder mit dem Üben begonnen wird.
- wenn akute Erkrankungen in Verbindung mit starken Schmerzen im Bewegungsapparat, wie bei Hexenschuss, Bandscheibenproblemen, vorliegen. Wenn die Beschwerden zurückliegen oder Abnutzungserscheinungen immer mal wieder Beschwerden verursachen, sollte unter der Anleitung eines erfahrenden Übungsleiters oder Therapeuten geübt werden. Die Übungen sollten dann im Weiteren mit einem Arzt besprochen werden.
- wenn erhöhter Blutdruck nicht medikamentös eingestellt ist und schwere Herz-Kreislauf-Erkrankungen vorliegen.
- wenn offene Wunden vorliegen.

Man sollte vorsichtig sein, evtl. einen Arzt hinzuziehen und/oder unter fachkundlicher Betreuung üben:
- wenn eine Hauterkrankung vorliegt.
- wenn starke, psychische Störungen diagnostiziert worden sind.
- wenn Anfallsleiden vorliegt.
- wenn Schwangerschaft besteht.
- wenn Atemwegserkrankungen vorliegen.

■ Auswahl eines geeigneten Yoga-Körperübungsprogramms

Während die vorgestellten Atem- und Entspannungsübungen nach eigenen Vorlieben und gemäß der gewünschten Wirkung ausgewählt werden können, richtet sich die Auswahl eines geeigneten Körperübungsprogramms nach den körperlichen Voraussetzungen des Übenden. Die Programme sind hinsichtlich des Schwierigkeitsgrads in drei Gruppen gegliedert. Während die ersten drei Programme gut von Läufern mit wenig Yoga-erfahrung ausgeführt werden können, werden die Übungen der zweiten Gruppe bereits komplexer und einige Yoga-Kenntnisse vorausgesetzt. Die letzten drei Programme sind anspruchsvoll und nur dann auszuführen, wenn die muskulären und koordinativen Voraussetzungen dafür gegeben sind.

■ Ausführung der Körperübungsprogramme

Alle Programme berücksichtigen die nötige Dehnung der beim Laufen beanspruchten

Muskulatur und die Kräftigung der beim Lauftraining zumeist vernachlässigten Körperbereiche, so dass einer muskulären Dysbalance vorgebeugt und das Laufen erfolgreicher und effektiver gestaltet werden kann. Die zu erzielenden Wirkungen werden bei der jeweiligen Übungsbeschreibung erwähnt, so dass der Sportler zunehmend ein Gefühl für die jeweils angesprochene Muskulatur bekommt und zusätzlich eine gewisse Selbstkontrolle hinsichtlich der Ausführungsqualität erhält. Besonders betont wird durch eine hervorgehobene Kennzeichnung der muskuläre Wirkungsschwerpunkt der Übung.

Die Intensität der einzelnen Übungen wird durch die Angabe der Atemzüge, in denen die Position gehalten wird, gesteuert. Zur Steigerung des Übungsumfangs ist es des Weiteren möglich, zusätzliche Variationen der dargestellten Übungen mit in das Programm aufzunehmen.

Im Übungsablauf sind die Haltungen gemäß ihrer einzunehmenden Eingangsposition zusammengestellt und geordnet. Aus Erfahrung eignet sich grob folgende Einteilung:

1. Haltungen im Stand (Bodenkontakt mit den Fußsohlen)
2. Haltungen im Sitz (Bodenkontakt mit dem Becken) oder im Kniestand (Bodenkontakt mit den Knien)
3. Haltungen in der Rückenlage (Bodenkontakt mit der Körperrückseite) und/oder in der Bauchlage (Bodenkontakt mit der Körpervorderseite)
4. Haltungen im Sitz oder im Kniestand
5. Haltungen im Stand

Durch das Einhalten einer geordneten Reihenfolge vermeidet der Übende zu häufige Positionswechsel und muss sich nicht ständig neu orientieren. Er kann sich zunehmend besser auf die einzelnen Übungen konzentrieren und seine Aufmerksamkeit auf die richtige Übungsausführung lenken.

Überdies sind methodische Grundsätze berücksichtigt: So werden die auf Grund der benötigten muskulären und koordinativen Voraussetzungen komplexeren Haltungen erst zum Ende des Programms eingesetzt, damit eine Überforderung ausgeschlossen werden kann.

Eine komplexe Haltung erfordert zudem eine anschließende Ausgleichshaltung. Deshalb folgen anspruchsvollen Übungen stets Ausgleichshaltungen, die die vorangegangenen Positionen wieder ein Stück weit umkehren. Dies bedeutet, dass in der Ausgleichshaltung der Körperbereich, der besonders intensiv angesprochen wurde, in eine umkehrende Haltung gebracht wird.

■ Ausführung der Erwärmungs-, Atem- und Entspannungsübungen
Zusätzlich zu den Körperübungen sind, wie bereits erwähnt, Erwärmungs-, Atem- und Entspannungsübungen zu empfehlen. Während die Wahl einer geeigneten Erwärmung dem Leistungsstand entsprechen sollte, kann der Einsatz einer Atem- und Entspannungsübung nach individueller Zielsetzung erfolgen. Hier hat der Übende die Möglichkeit, sich den Text vor dem Üben durchzulesen. In der beschriebenen Körperposition kann er dann in Ruhe »durch seinen Körper gehen« und sich einstimmen. Er geht in Gedanken die gelesenen Worte durch, die in seiner Erinnerung haften geblieben sind und führt die Übung an Hand der Beschreibung eigenständig aus.

■ Optimale Einsatzhäufigkeit der Yogaprogramme
Die Häufigkeit der Ausführung der Yogaprogramme sollte nach eigenem Interesse erfolgen. Um die beschriebenen Wirkungen bestmöglich zu erfahren, empfiehlt sich jedoch eine mindestens zweimalige Anwendung pro Woche; es ist jedoch auch ein tägliches Üben denkbar. Besonders wirkungsvoll ist der Einsatz nach einer Trainingseinheit nach einer warmen Dusche, da zu diesem Zeitpunkt die Regeneration besonders positiv beeinflusst werden kann.

■ Reihenfolge der Strukturelemente

Ein Yogaprogramm für Läufer besteht aus vier wesentlichen Strukturelementen. Ein Programm beginnt mit der Erwärmung, es folgen die Körperübungen, abschließend wird die Übungseinheit mittels einer kleinen Entspannung abgerundet.

Während die Entspannung zum Schluss kommen sollte, kann der Einsatz einer Atemübung flexibler gehandhabt werden. Einige beginnen gerne mit der Atemübung, andere wiederum bauen diese lieber vor der Entspannung ein. Die Entscheidung sollte unter Berücksichtigung der Vorlieben und der inneren Verfassung des Übenden individuell getroffen werden.

■ Dauer der Strukturelemente

Die Gewichtung und die Auswahl der einzelnen Strukturelemente sind abhängig von der Bedürfnislage des Übenden. Ausgehend von einer 60-minütigen Einheit sollten die Elemente grob folgenden zeitlichen Rahmen einnehmen:

Strukturelement	Ungefährer zeitlicher Rahmen
Erwärmung	10 Minuten
Körperübungen	35 Minuten
Atemübung	5 Minuten
Entspannung	10 Minuten

■ Hilfsmittel

Zum Praktizieren von Yoga können Hilfsmittel zum Einsatz kommen, die das Üben erleichtern und bequemer machen:

- So benötigt der Übende in der Regel eine Matte. Im Handel gibt es Matten aus unterschiedlichsten Materialien (Bezugsquellen siehe Anhang). Es sollte beim Kauf darauf geachtet werden, dass die Matte auf glattem Untergrund nicht rutscht, aber auch die Oberfläche dem Körper einen guten Halt bietet. Gerade bei den weiten Standhaltungen benötigt der Übende einen rutschfesten Untergrund.
- Für Körper- und Atemübungen im Sitzen eignen sich Sitzhilfen, die individuell ausgewählt werden sollten. Benutzt werden kann hier z. B. ein Meditationshocker, eine längliche Polsterrolle oder ein Sitzkissen. Polsterrollen eignen sich des Weiteren zur Lagerung des Nackens oder der Knie in der entspannten Rückenlage.
- Für Übungen im Kniestand kann bei Bedarf eine zusammengerollte Decke die Knie schonen. Zusätzlich kann die Decke den Körper während längerer Entspannungsphasen wärmen.

Yoga-Kleinprogramme

Warm-up

1. Programm: Atem schöpfen

Wirkungen (zusätzlich zu der allgemeinen Funktion des Aufwärmens):
- Zentrierung und Steigerung der Konzentration
- Lockerung der Rumpfmuskulatur
- leichte Vorkräftigung der Beinmuskulatur
- durch die bewusste Atmung Optimierung der Sauerstoffaufnahme

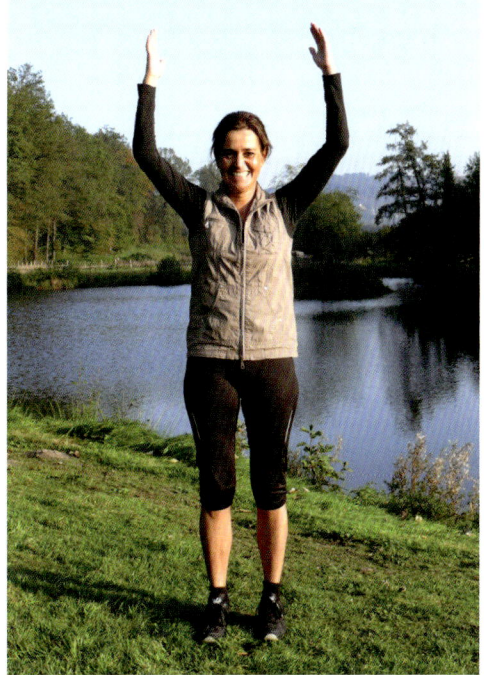
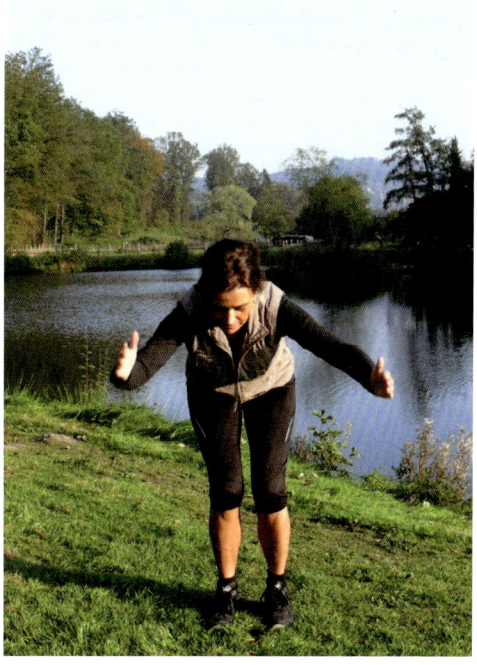

»Ha-Atmung« (8 Atemzyklen)
1) *Im aufrechten Stand werden die Arme nach oben geführt (Einatmen). Es wird eine Atempause von drei Zähleinheiten gesetzt.*

2) *Der Rumpf wird kräftig, begleitet von dem intonierten Laut »Ha«, nach vorne geschwungen, wobei die Beine gebeugt werden (Ausatmen).*

Serie: »Schöpfen« (6 Wiederholungen)

1) Im Grätschstand werden die Knie etwas gebeugt, die Finger werden verschränkt und
   die Hände vor dem Bauchraum gehalten
   (Ausatmen).

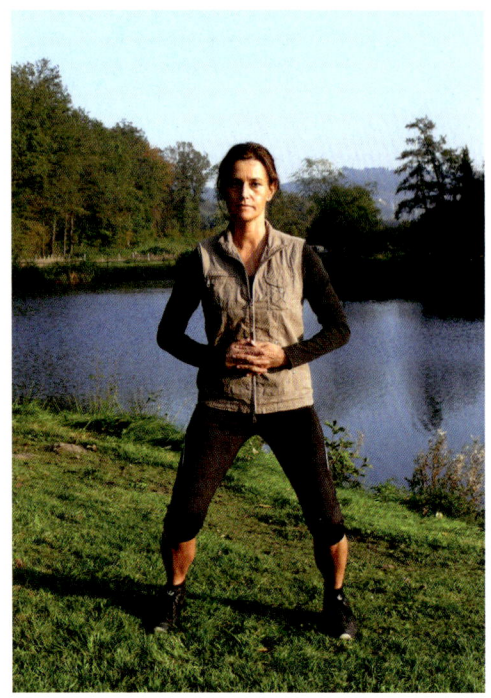

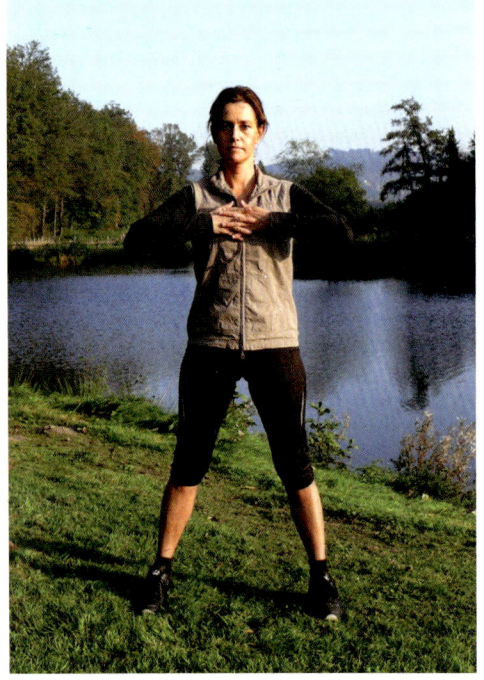

2) Unter Streckung der Beine werden die Arme
   bis auf Brusthöhe angehoben (Einatmen).

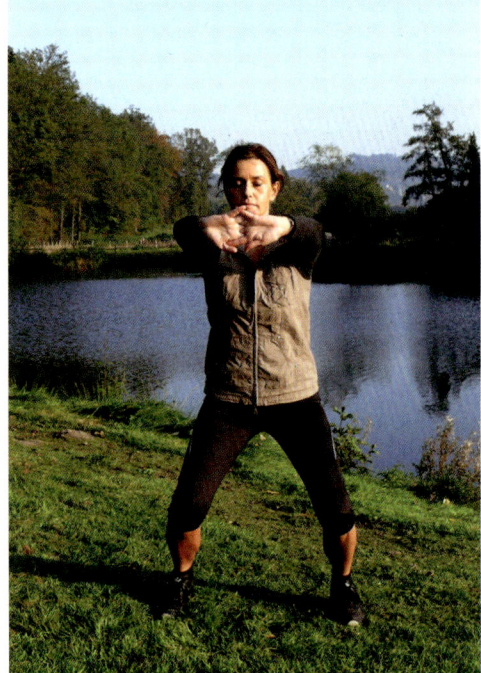

3) Unter Beugung der Knie werden die Arme
   nach vorne gestreckt, wobei die Hände so
   gedreht werden, dass die Handinnenseiten
   nach vorne gebracht werden (Ausatmen).

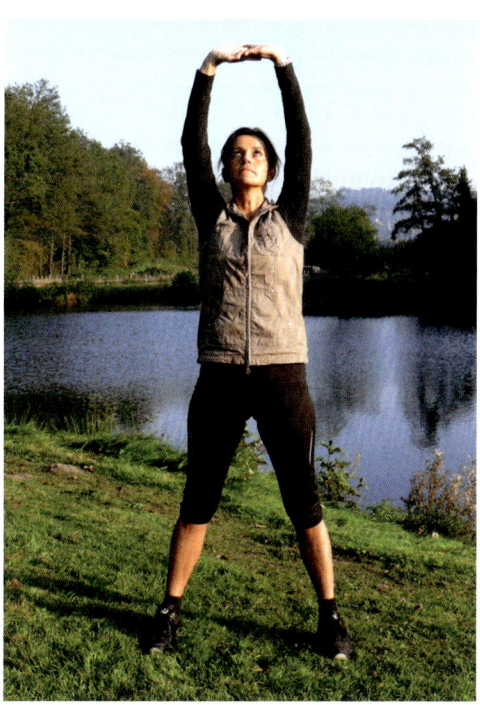

4) Unter erneuter Streckung der Beine werden die Arme nach oben gebracht (Einatmen).

5) Der Körper wird in die Ausgangshaltung gebracht, indem die Arme halbkreisförmig über die Seite geführt werden (Ausatmen).

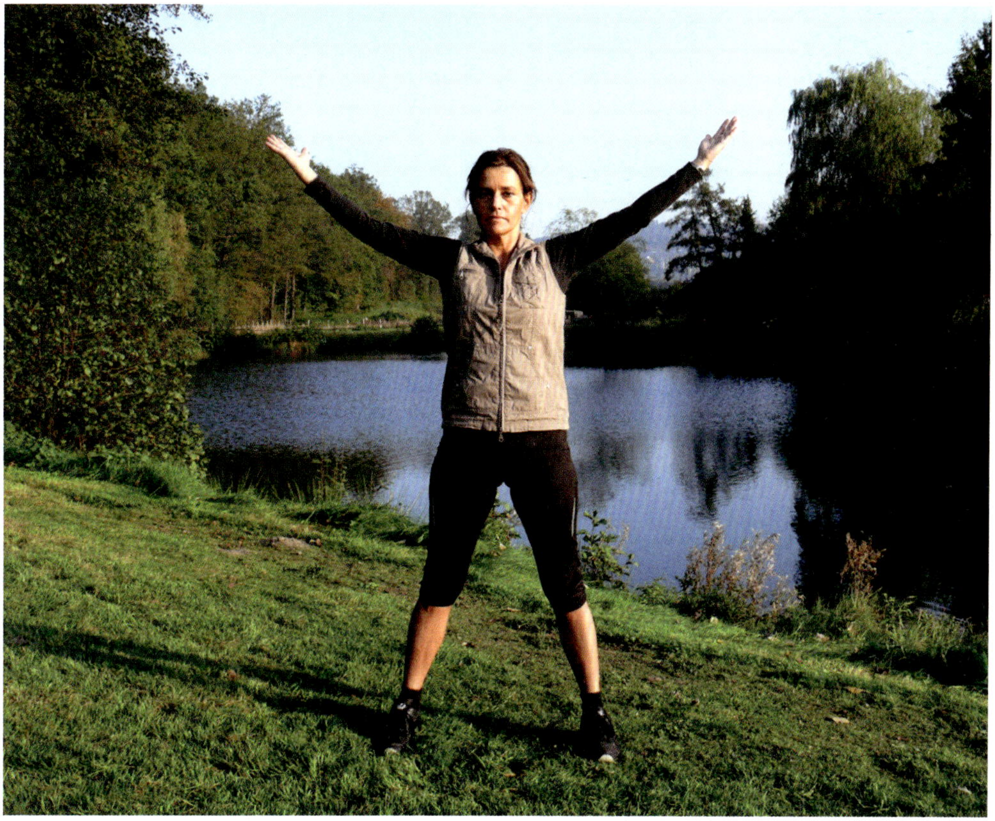

2. Programm: Energieaufladende Erwärmung

Bei diesem Programm wird ein wesentlicher Schwerpunkt auf die Atmung gelegt. Es hat eine erfrischende und belebende Wirkung, von der der Läufer besonders vor Laufeinheiten in den frühen Morgenstunden profitiert.

Wirkungen (zusätzlich zu der allgemeinen Funktion des Aufwärmens):

- Belebung des Organismus
- leichte Vorkräftigung der Beinmuskulatur
- Optimierung der Sauerstoffaufnahme durch bewusste Atmung
- Verbesserung der Koordination (Kopplungsfähigkeit)

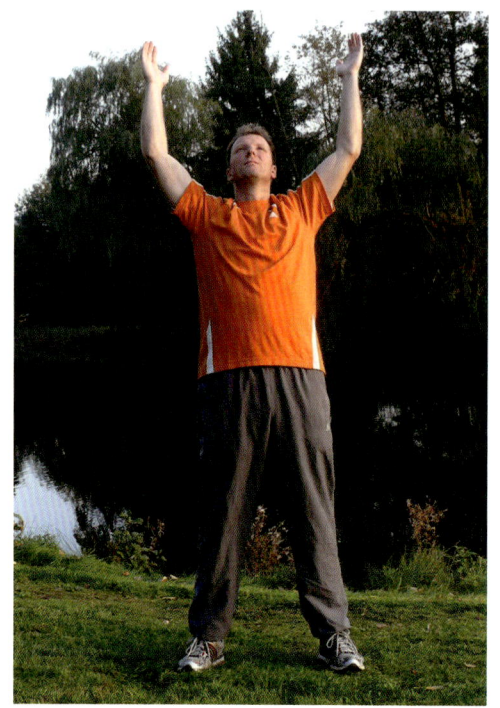

»Ha-Atmung« (8 Atemzyklen)

1) *Im aufrechten Stand werden die Arme nach oben geführt. Der Körper kommt in eine leichte Rückneige (Einatmen). Es wird eine Atempause von drei Zähleinheiten gesetzt.*

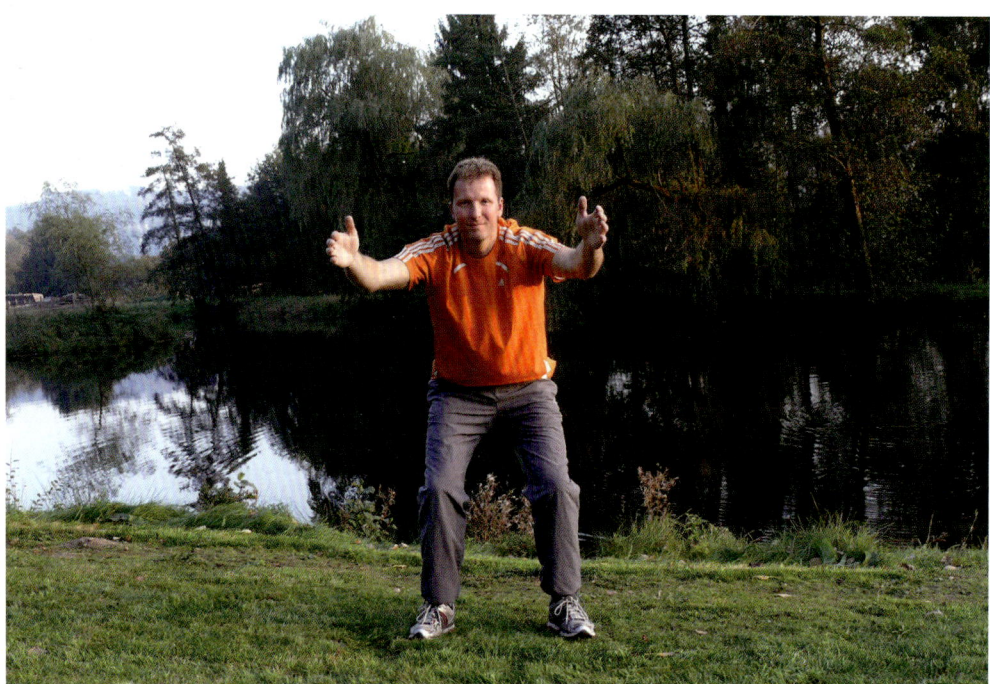

2) *Der Rumpf wird kräftig, begleitet von dem intonierten Laut »Ha«, nach vorne ge-* *schwungen, wobei die Beine gebeugt werden (Ausatmen). ...*

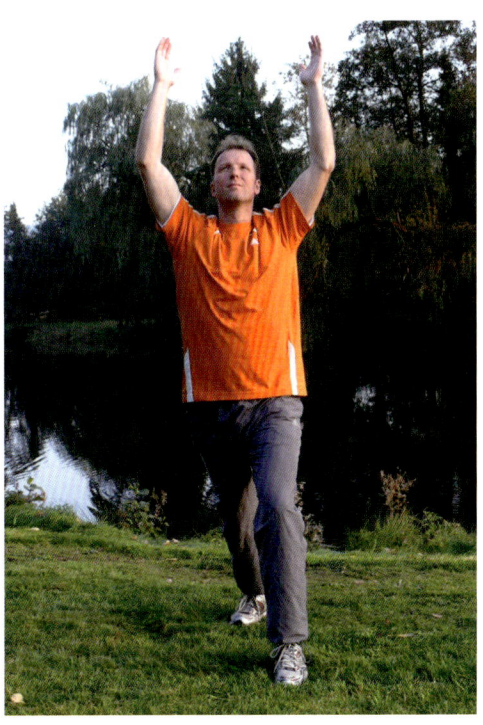

Serie: »Öffnen« (jeweils 3 Wiederholungen)
Hinweis: Die Übung wird noch effektiver, wenn
nach der Einatmung eine Atempause von drei
Zähleinheiten gesetzt wird.
1) Ausgehend vom aufrechten Stand macht
das linke Bein einen Schritt nach vorne,
gleichzeitig werden die Arme nach oben geführt (Einatmen).

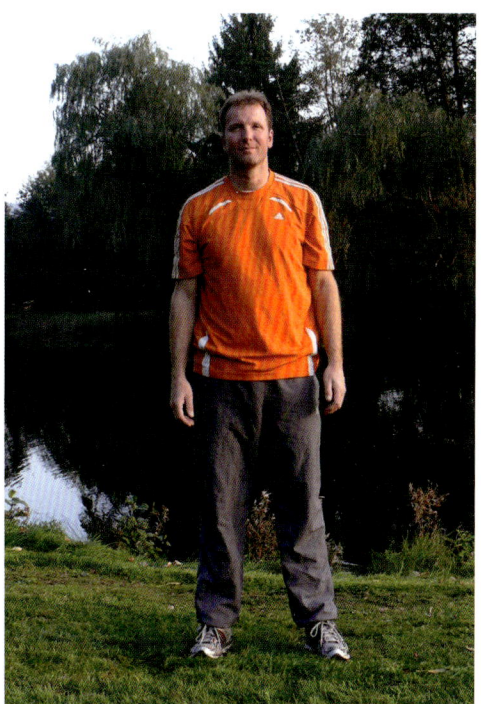

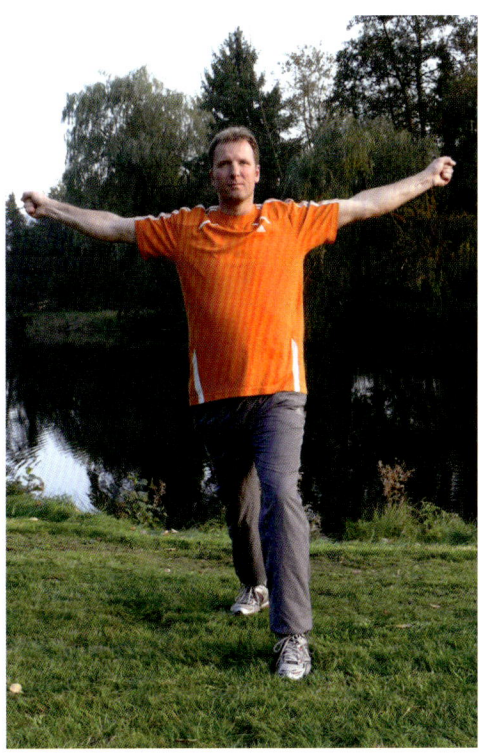

2) Das linke Bein setzt zurück und die Arme
werden wieder nach unten geführt (Ausatmen).

3) Das linke Bein macht einen Schritt nach vorne, gleichzeitig kommen die Arme in die
Seithalte und die Hände werden zu Fäusten
geballt (Einatmen).

4) Das linke Bein setzt zurück und die Arme werden wieder nach unten geführt (Ausatmen).

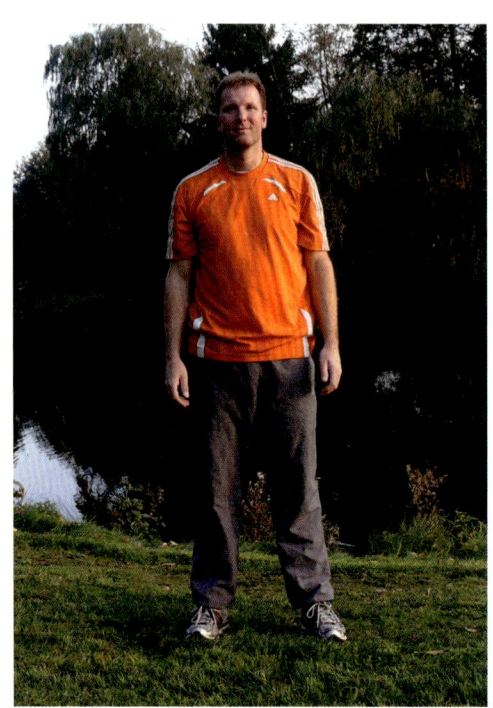

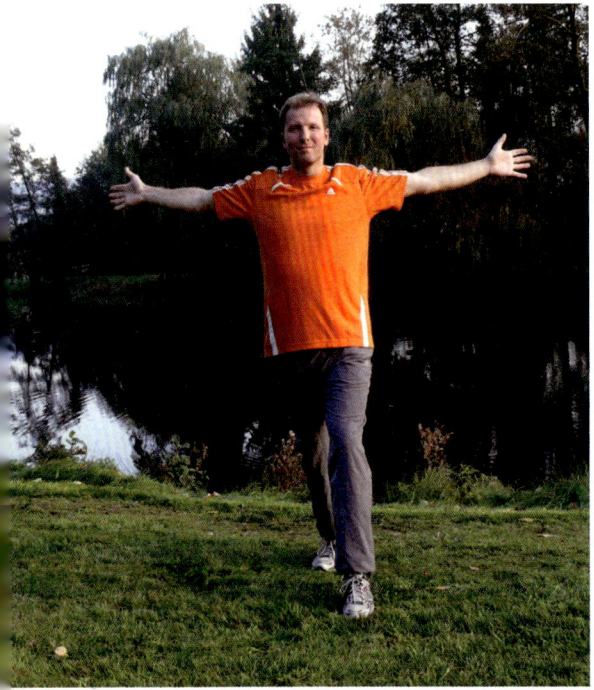

5) Das linke Bein macht einen Schritt nach vorne. Gleichzeitig kommen die Arme in die Seithalte und werden noch weiter nach hinten geführt (Einatmen).

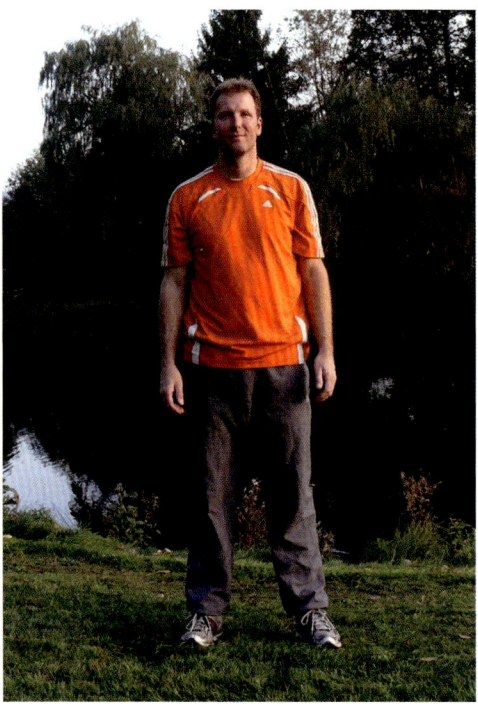

6) Das linke Bein setzt zurück und die Arme werden wieder nach unten geführt (Ausatmen). Die Übung wird für die anderen Körperseite wiederholt.

3. Programm: Schwingen

Die Übungen sind dem Kundalini-Yoga entnommen und werden sehr dynamisch ausgeführt. Dieses Programms eignet sich insbesondere zum Aufwärmen in der kalten Jahreszeit.

Wirkungen (zusätzlich zu der allgemeinen Funktion des Aufwärmens):

- intensive Anregung des Herz-Kreislauf-Systems
- Lockerung der Muskulatur
- Verbesserung der Koordination (Kopplungsfähigkeit, Gleichgewichtsvermögen)

Seitschwünge im Grätschstand
(jeweils 8 Wiederholungen)
Hinweis: Während der Schwungphase werden die Beine gebeugt. In Abhängigkeit der Bewegungsrichtung wird das Gewicht auf das entsprechende Bein verlagert.

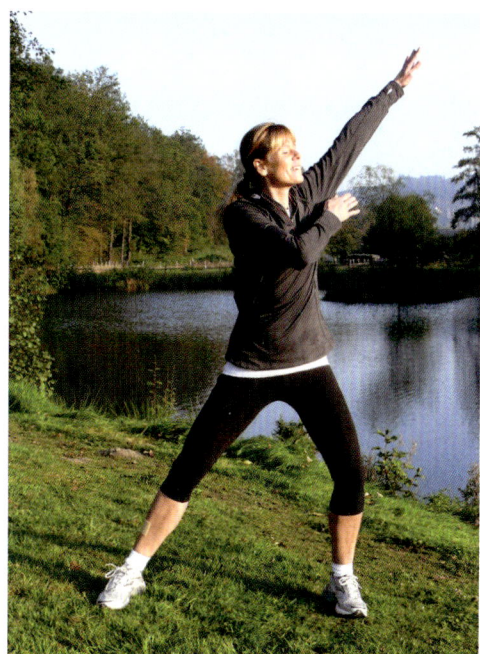

1) *Die Arme werden tief von der einen zur anderen Seite hoch geschwungen.*

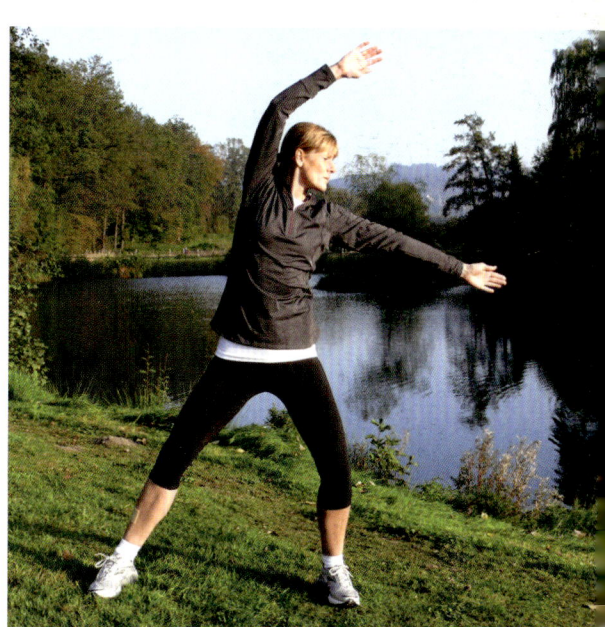

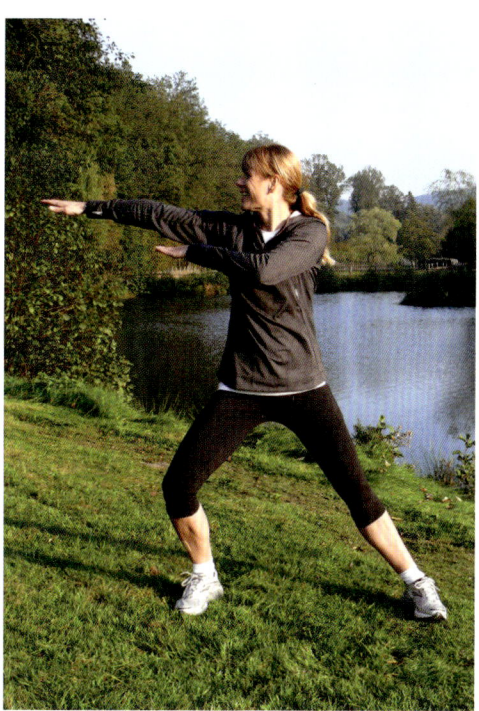

2) *Die Arme werden in Schulterhöhe geschwungen.*

3) *Die Arme werden über Kopf geführt.*

Überkreuzschwünge (jeweils 8 Wiederholungen)

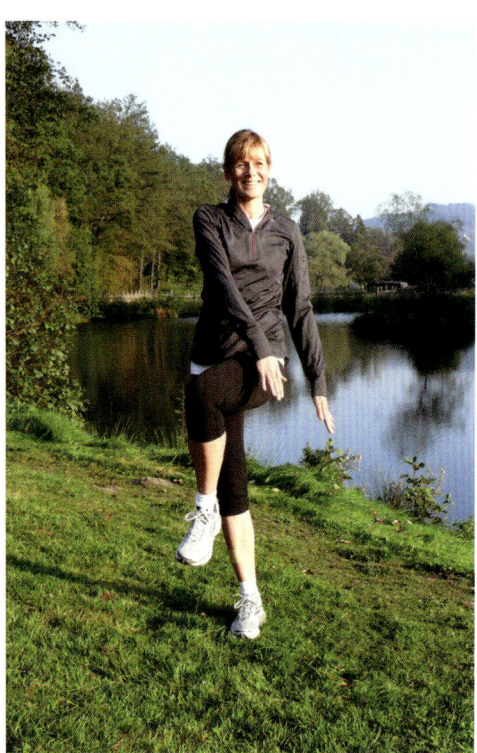

1) Das linke Bein wird kräftig nach rechts-oben gezogen, während die Arme gleichzeitig nach links-unten geschwungen werden (Ausatmen).

2) Das Bein stellt sich in die Schrittstellung nach hinten, gleichzeitig schwingen die Arme nach rechts-oben (Einatmen), danach Seitenwechsel.

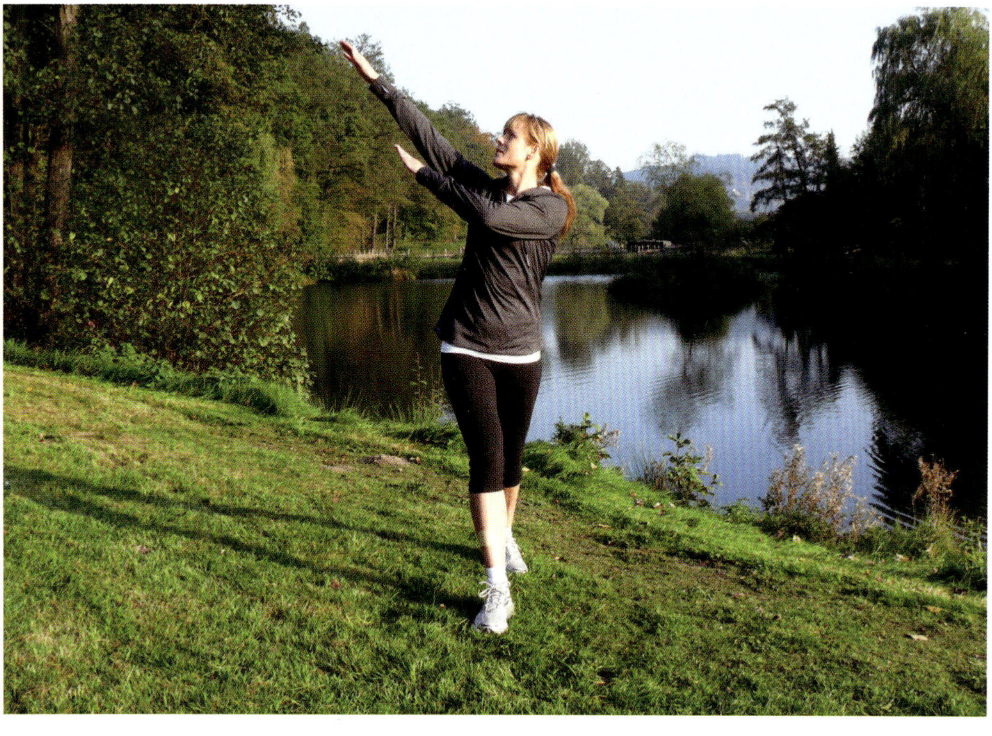

4. Programm: »Der Baum«

In dem vorgestellten Programm ist eine Variation der bekannten »Baum«-Yogahaltung enthalten. Die Haltung wurde so variiert, dass sie auch gut im Freien ausgeführt werden kann.

Wirkungen (zusätzlich zu der allgemeinen Funktion des Aufwärmens):

- Sensibilisierung der Fußmuskulatur
- leichte Vorkräftigung der Beinmuskulatur
- Lockerung der Rumpfmuskulatur
- Mobilisation der Wirbelsäule
- Verbesserung der Koordination (Gleichgewicht)
- Optimierung der Sauerstoffaufnahme durch die erweiterten Atemräume
- Zentrierung und Steigerung der Konzentration

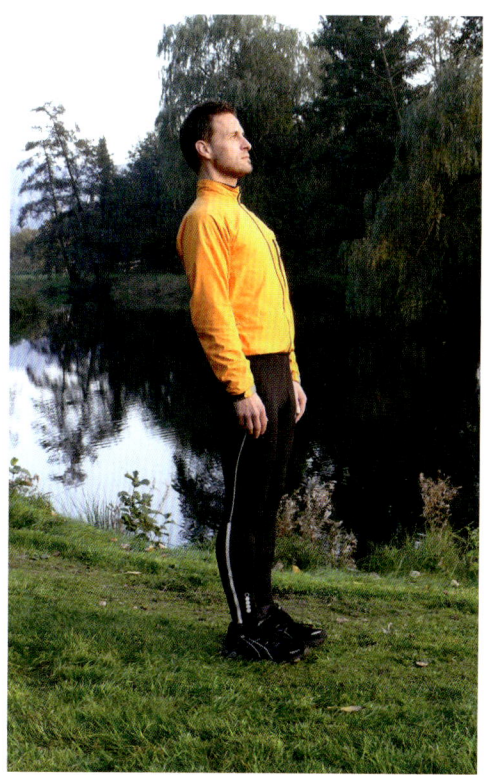

Fußsensibilisierung (jeweils 10 Atemzüge)
1) *Im aufrechten Stand wird das Gewicht vor- und zurückverlagert.*

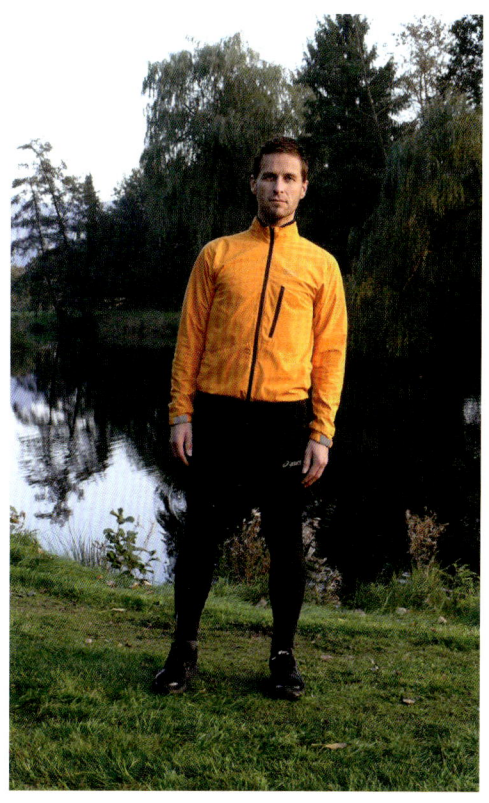

2) *Das Gewicht wird im Wechsel von dem einen auf das andere Bein verlagert.*

Serie: »Der Baum« (jeweils 4 Wiederholungen)
Ausgangshaltung: Die Beine werden so über-kreuzt, dass das rechte Fußgelenk vor das linke gesetzt wird. Die Schultern und Arme sind entspannt.

1) *Die Arme werden nach oben geführt, wobei die Handflächen so aneinander gelegt werden, dass das rechte Handgelenk vor dem linken zu sehen ist (Einatmen).*

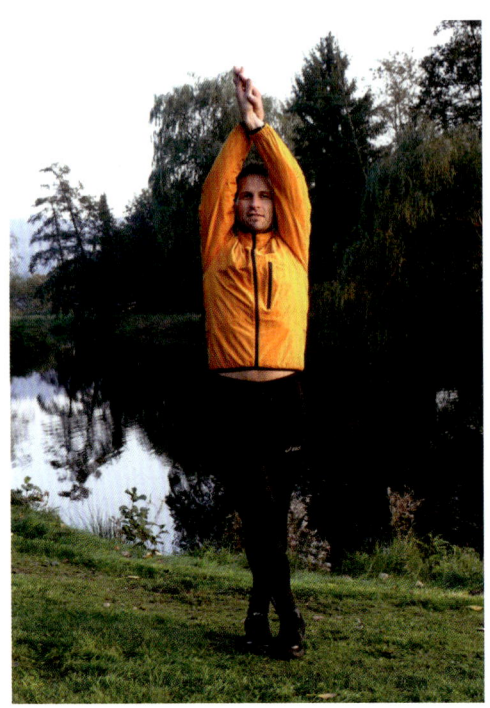

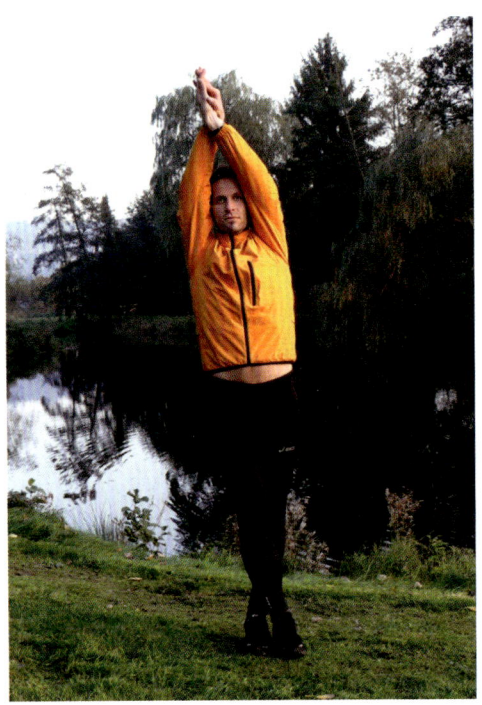

2) *Der Oberkörper neigt sich zur rechten Seite (Ausatmen).*

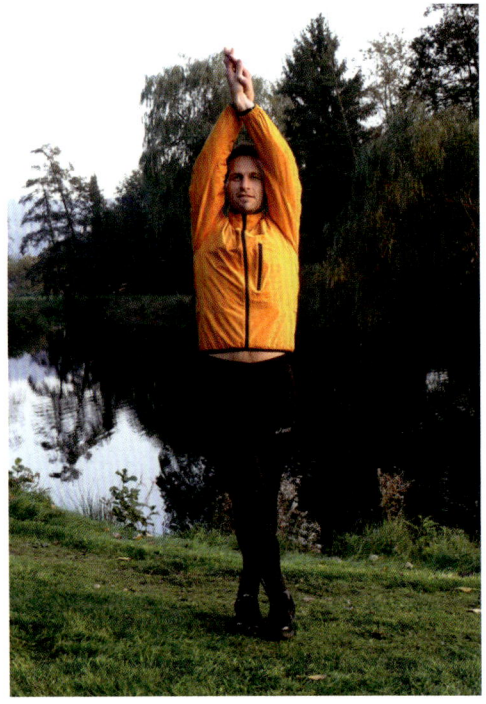

3) *Der Oberkörper kommt zurück zur Mitte (Einatmen).*

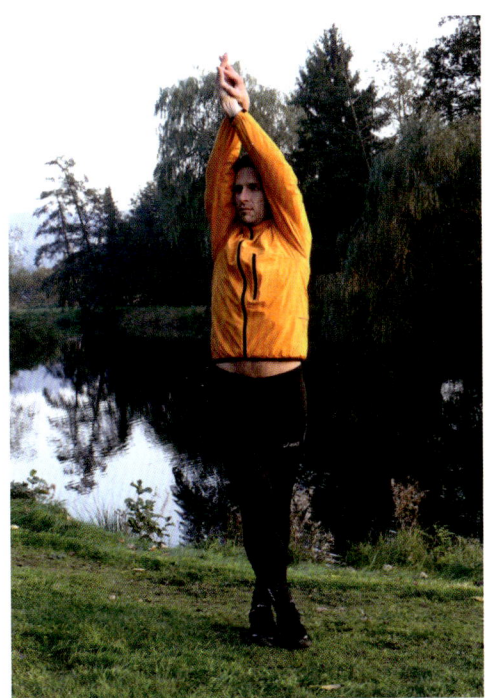

4) Der Oberkörper dreht sich nach rechts (Ausatmen).

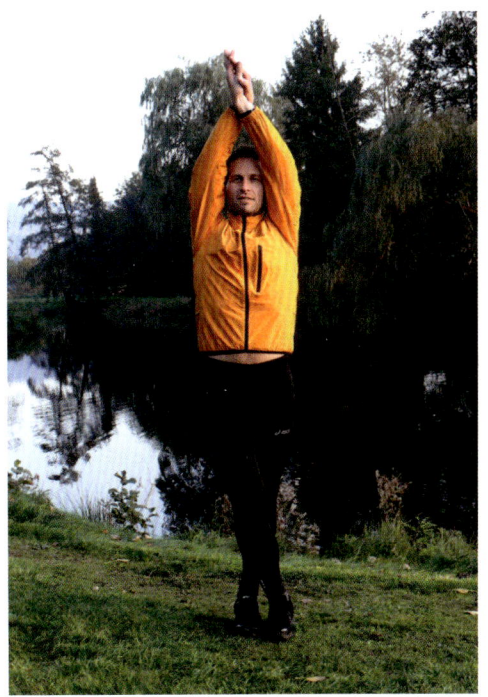

5) Der Oberkörper kommt zurück zur Mitte (Einatmen).

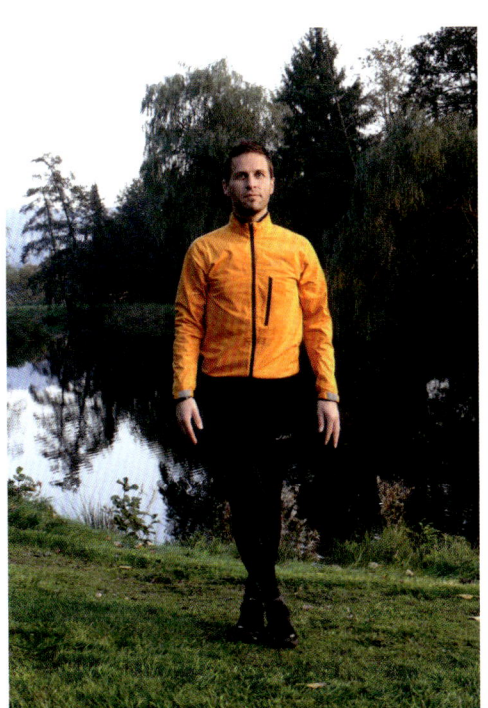

6) Die Arme werden über die Seite im Halbkreis zurück nach unten geführt (Ausatmen). Die Übung wird zu Gunsten der anderen Körperseite wiederholt.

5. Programm: »Der Adler«

Das vorgestellte Programm enthält die bekannte »Adler«-Yogahaltung. Zusätzlich wird die Haltung durch eine Drehung des Rumpfes variiert, um so einen besonderen Einfluss auf die Rumpfmuskulatur zu bekommen.

Wirkungen: (zusätzlich zu der allgemeinen Funktion des Aufwärmens)

- leichte Vorkräftigung der Beinmuskulatur
- positiver Einfluss auf die Rumpfmuskulatur
- Mobilisation der Wirbelsäule
- Optimierung der Sauerstoffaufnahme durch die angeregte Flankenatmung

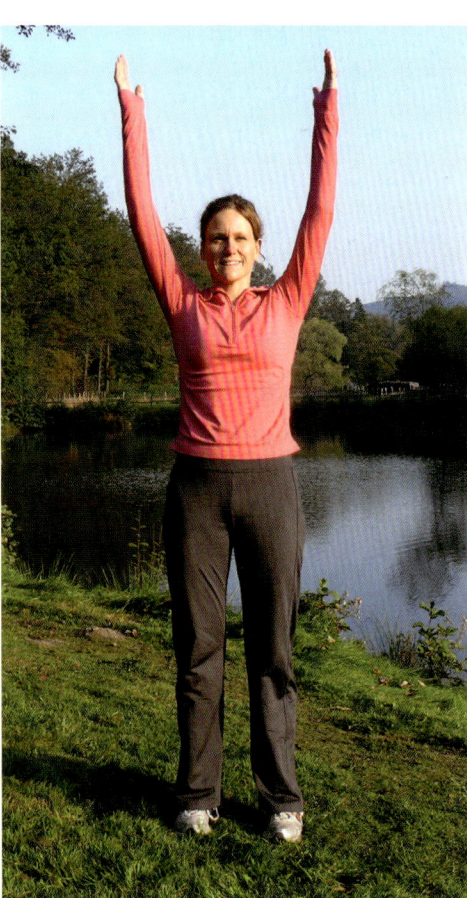

Kraftvolle Haltung (6 Wiederholungen)
1) *Im aufrechten Stand streben die Arme nach oben (Einatmen).*

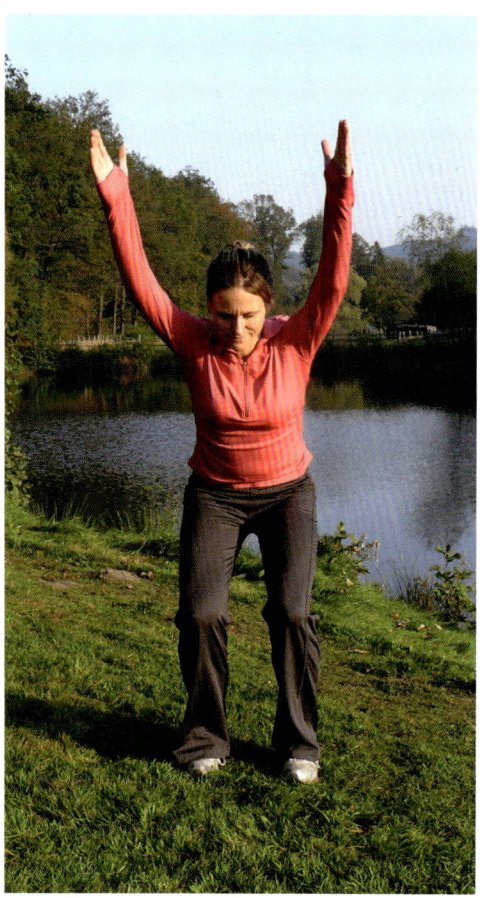

2) *Die Beine werden gebeugt und das Gesäß strebt nach hinten-unten. Der Oberkörper wird hierbei leicht in der Vorneige gehalten und zieht nach oben (Ausatmen).*

Serie: »Der Adler« (6 Wiederholungen)

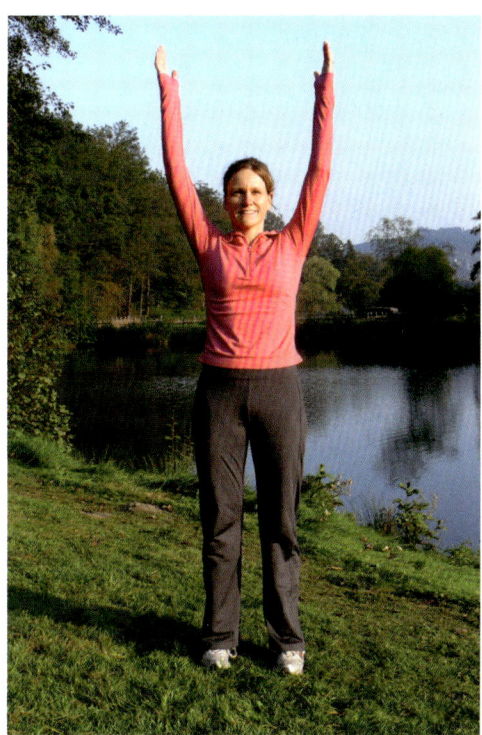

1) Im aufrechten Stand streben die Arme gestreckt nach oben (Einatmen).

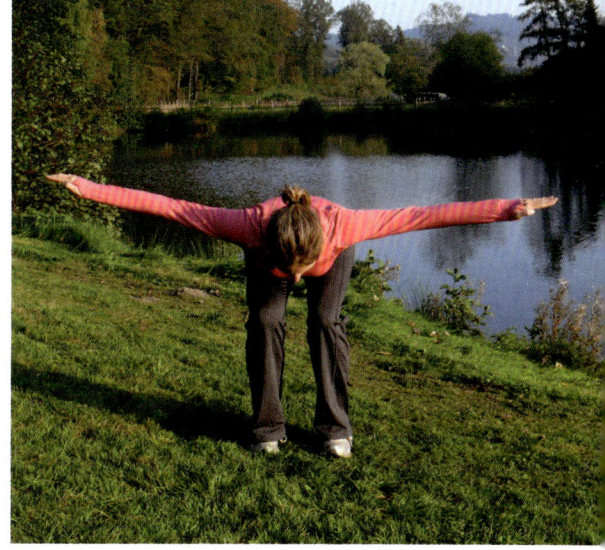

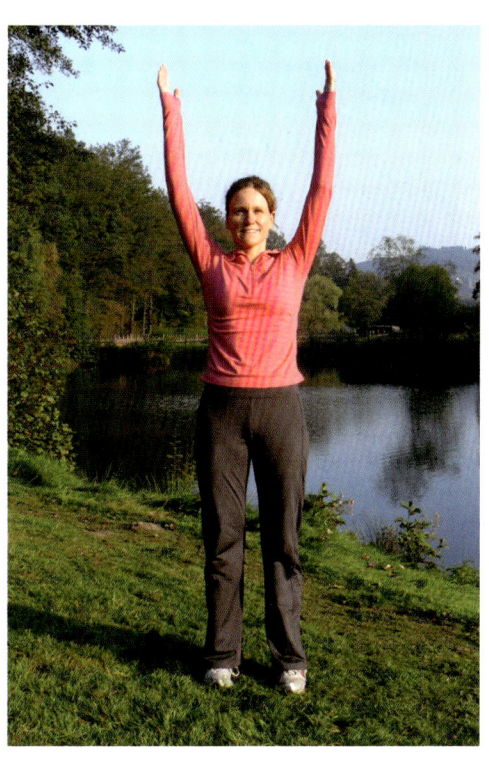

2) Die Beine werden gebeugt und das Gesäß
   strebt nach hinten-unten. Der Oberkörper
   kommt in die Vorneige und die Arme breiten
   sich seitlich aus (Ausatmen).

3) Der Körper wird wieder nach oben ausgerichtet (Einatmen).

4) *Die Beine werden gebeugt und das Gesäß strebt nach hinten-unten. Der Oberkörper kommt in die Vorneige. Der Rumpf kommt in eine Drehung nach links, wobei die Handflächen aneinander gelegt werden. Der rechte Ellbogen stützt sich am linken Oberschenkel ab (Ausatmen).*

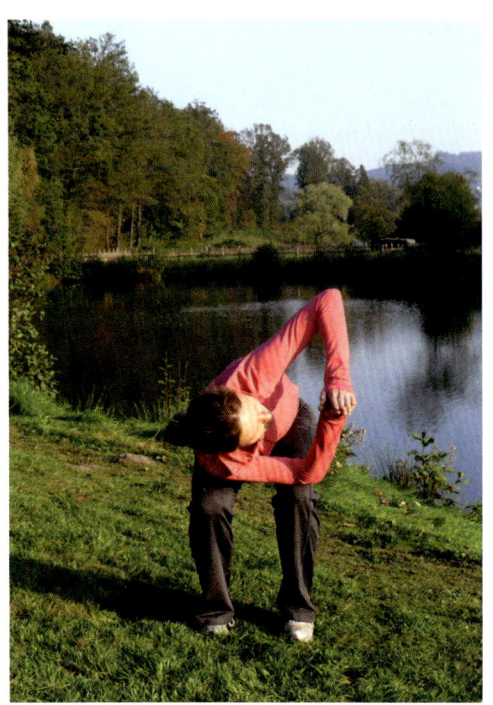

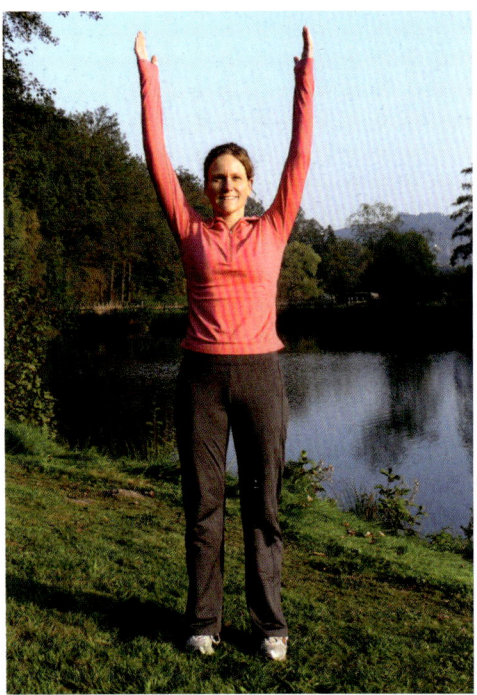

5) *Der Körper wird wieder nach oben ausgerichtet (Einatmen).*

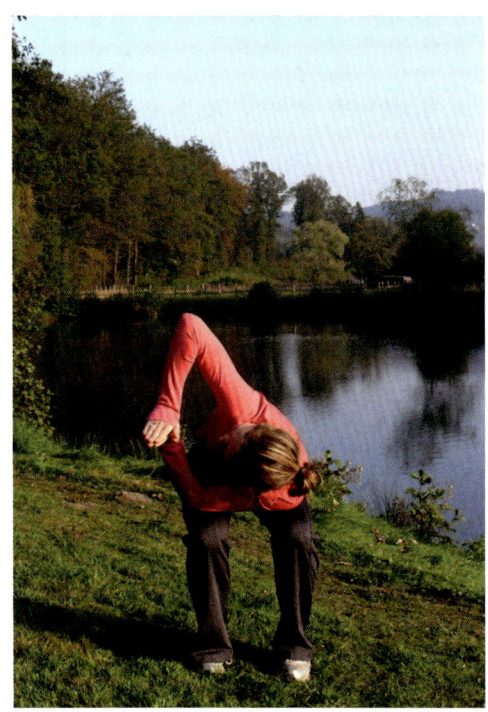

6) *wie 4) nur zu Gunsten der anderen Seite (Ausatmen).*

Cool Down

1. Programm: »Entspannungsatmung beim Gehen«

In diesem Programm wird die Atmung dem Rhythmus der Gehbewegung angepasst. Hierbei werden zusätzlich zu der Ein- und Ausatmung Atempausen gesetzt.

Wirkungen (zusätzlich zur allgemeinen Funktion des Cool Downs):
- Wahrnehmung der Atemphasen
- schrittweises Herabsenken der Herzfrequenz

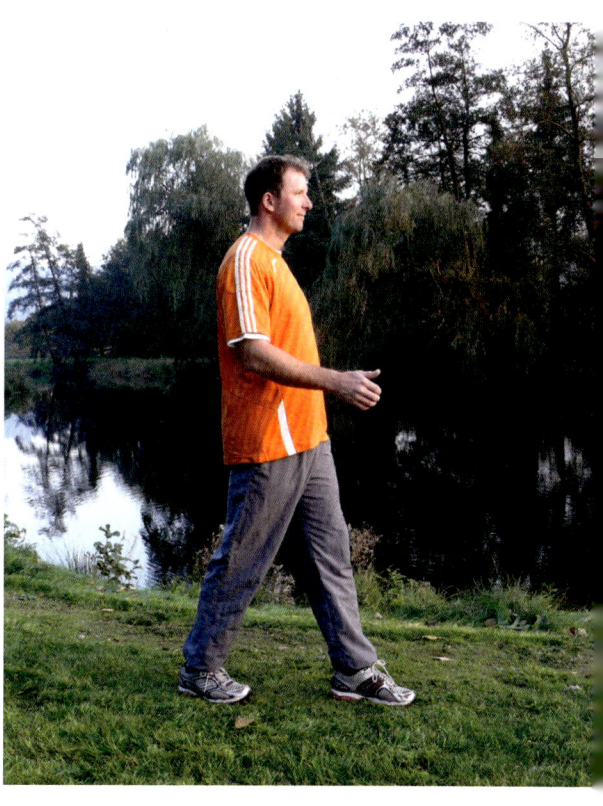

Übungsbeschreibung:
In der ruhigen Gehbewegung wird den Atmungsphasen eine zuvor festgelegte Anzahl von Schritten zugeordnet. Mit etwas mehr Übung kann die Anzahl der Schritte beliebig variiert werden. Folgende Einteilung könnte hierbei grob zur Orientierung dienen:

Nr.	Anzahl der Schritte beim Einatmen	Anzahl der Schritte beim Ausatmen	Anzahl der Schritte bei der Atempause nach dem Einatmen	Anzahl der Schritte bei der Atempause nach dem Ausatmen
Für Anfänger				
1	2 Schritte	2 Schritte		
2	4 Schritte	4 Schritte		
3	6 Schritte	4 Schritte	1 Schritt	
4	6 Schritte	4 Schritte	1 Schritt	1 Schritt
Für Fortgeschrittene				
1	6 Schritte	4 Schritte	2 Schritte	2 Schritte
2	6 Schritte	4 Schritte	3 Schritte	3 Schritte

2.–5. Programm: Bei den hier vorgestellten Programmen geht es in erster Linie um die Dehnung der Muskulatur, die beim Laufen besonders beansprucht wurde. Es handelt sich hierbei um Beinstrecker, Beinbeuger, Wadenmuskulatur, Adduktoren und Hüftbeuger.

2. Programm: »Held I und Giraffe«

Giraffe
Vorbereitung: *In der Grätschstellung streben die Arme nach oben und die Hände greifen in die Ellbogen.*

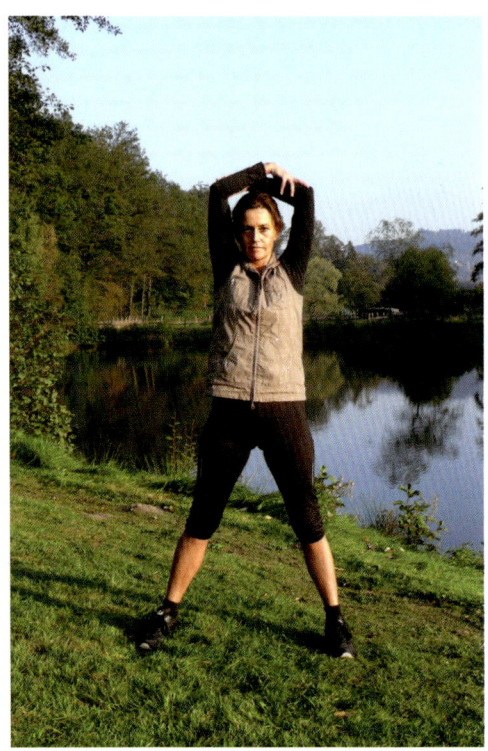

Ausführung (8 Atemzüge): *Der Oberkörper kommt in eine tiefe Vorneige.*

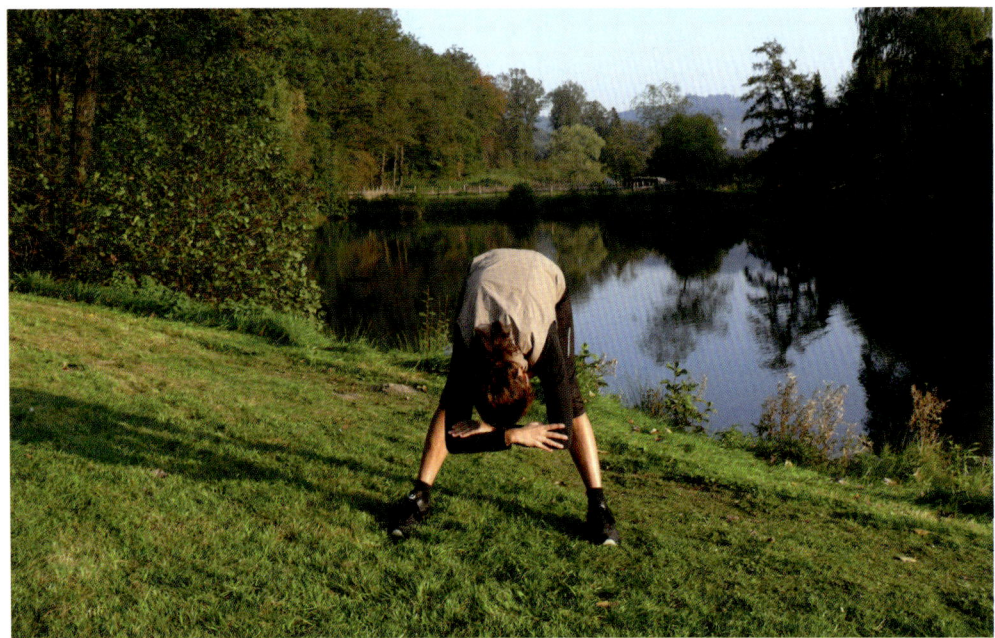

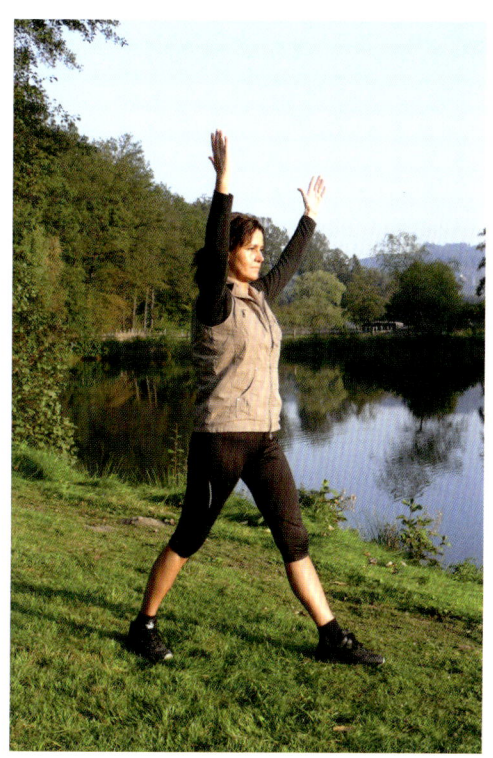

Held I
Vorbereitung: *In der Schrittstellung streben die Arme nach oben.*

Ausführung (jeweils 8 Atemzüge): *Das vordere Bein wird gebeugt, wobei die hintere Ferse in den Boden drückt, danach Seitenwechsel.*

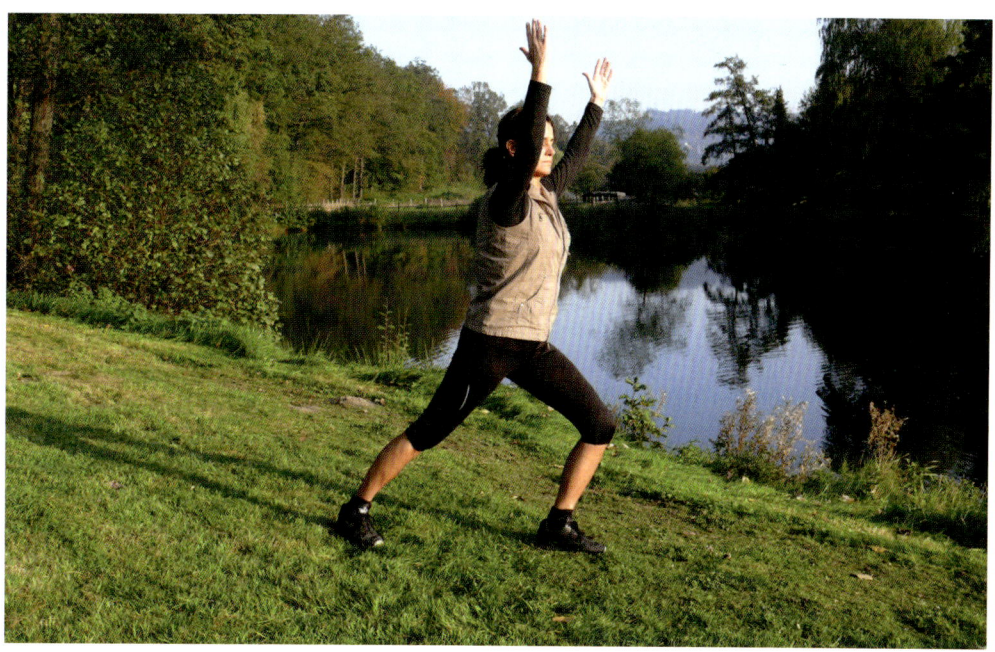

3. Programm: »Tänzer und Vorneige aus der Schrittstellung«

Tänzer
Vorbereitung: *Im aufrechten Stand umfasst die rechte Hand den rechten Fußrücken, wobei die Knie möglichst auf einer Höhe gehalten werden sollten. Der linke Arm ist entspannt.*

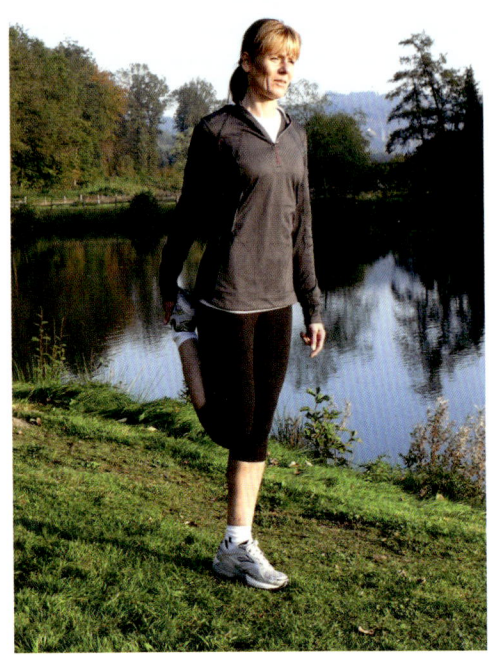

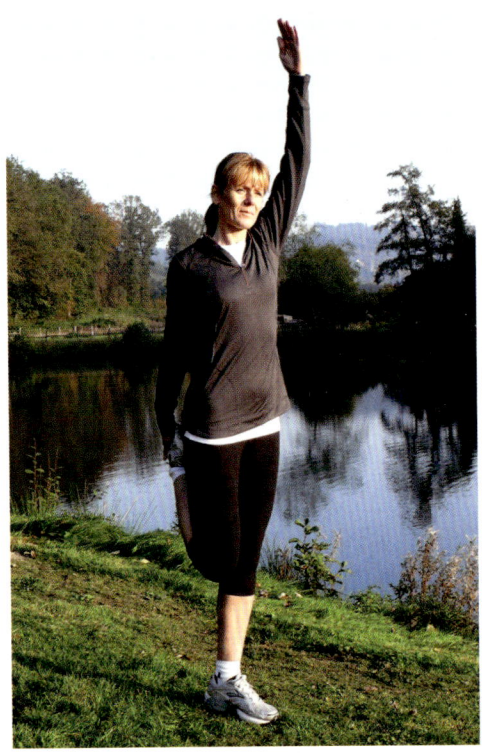

Ausführung:
1) *Der linke Arm strebt nach oben (4 Atemzüge).*

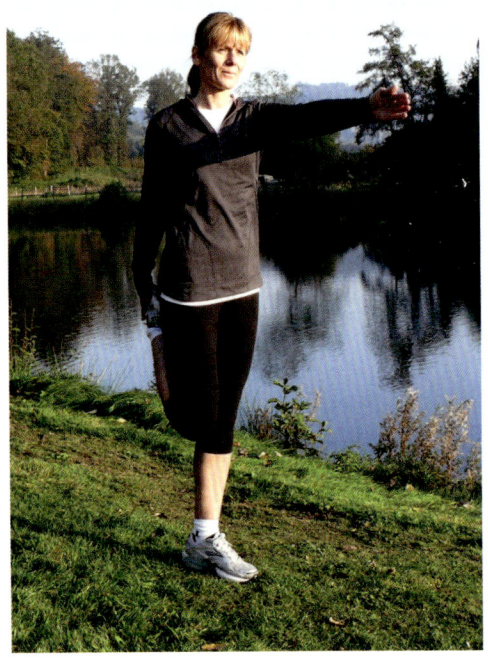

2) *Der linke Arm zieht nach vorne (4 Atemzüge), danach Seitenwechsel.*

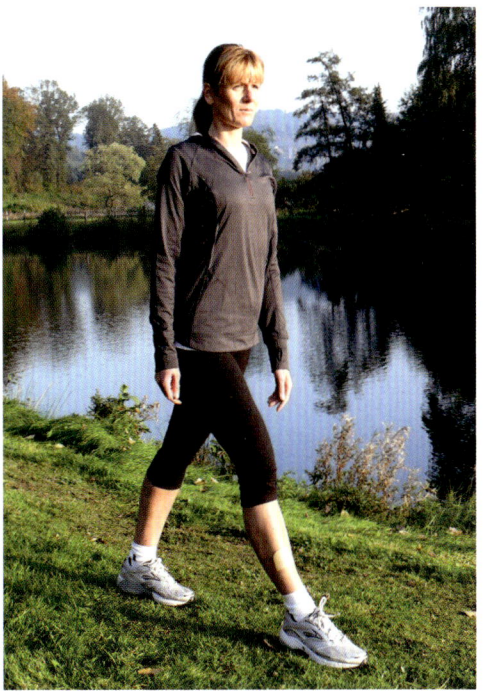

Vorneige aus der Schrittstellung
Vorbereitung: *Die Schrittstellung wird einge-nommen.*

Ausführung (jeweils 10 Atemzüge): *Der Ober-körper neigt sich bei gerader Beckenhaltung nach vorn, wobei die Hände sich am vorderen Oberschenkel abstützen können, danach Seiten-wechsel.*

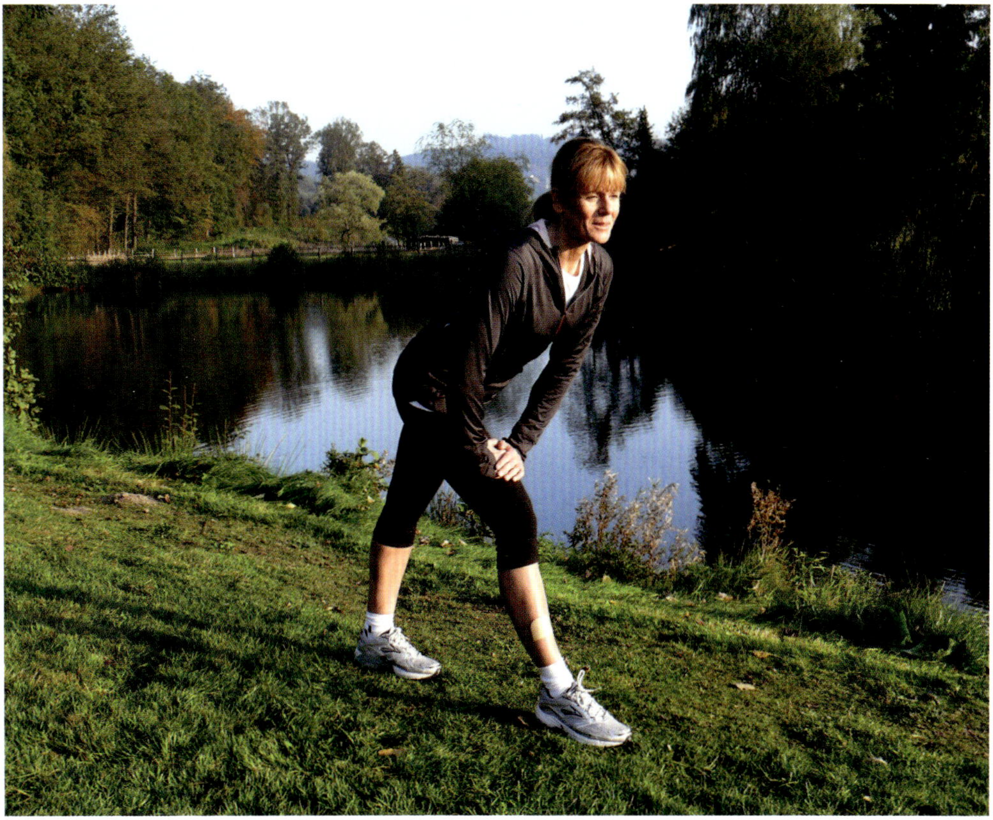

4. Programm: »Held I und Held III«

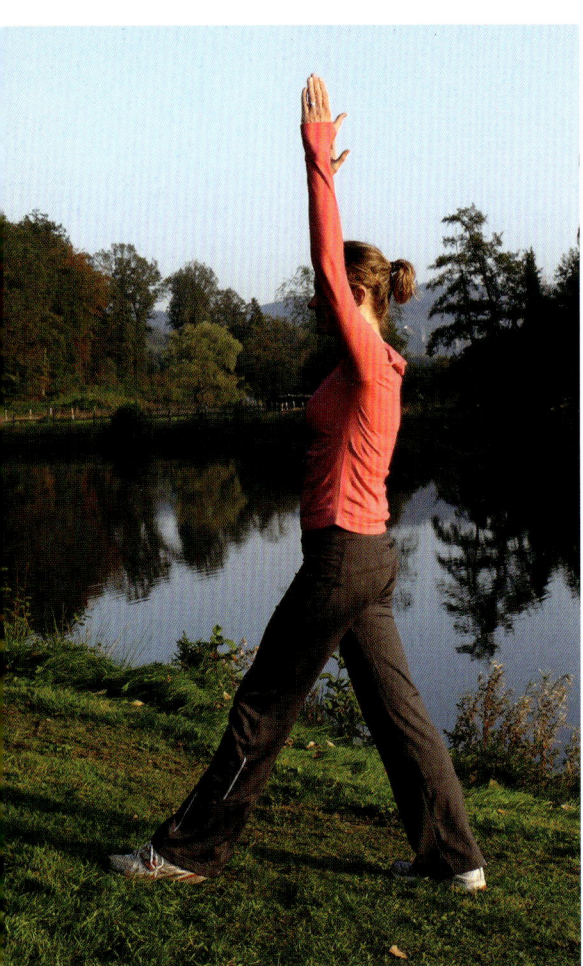

Held I
Vorbereitung: *Das linke Bein macht einen Schritt nach vorne, gleichzeitig streben die Arme nach oben.*

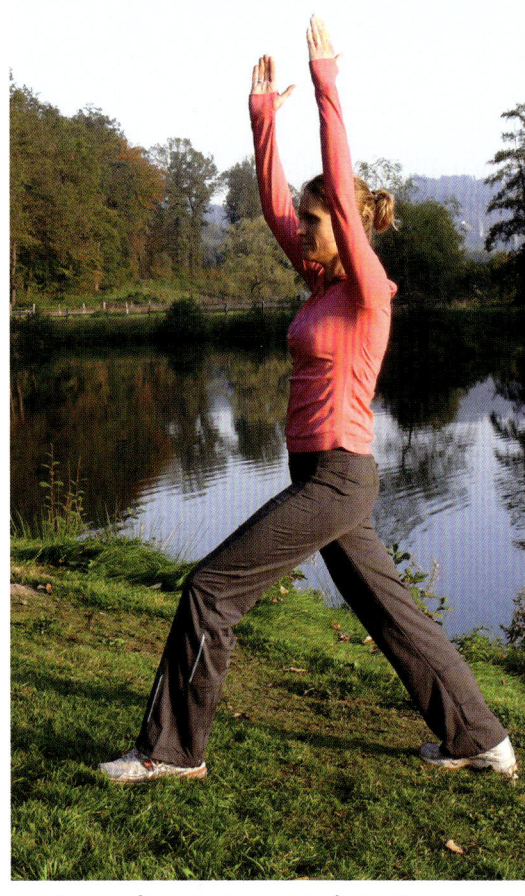

Ausführung (jeweils 8 Atemzüge): *Das linke Bein wird gebeugt, während die hintere Ferse in den Boden drückt, danach Seitenwechsel.*

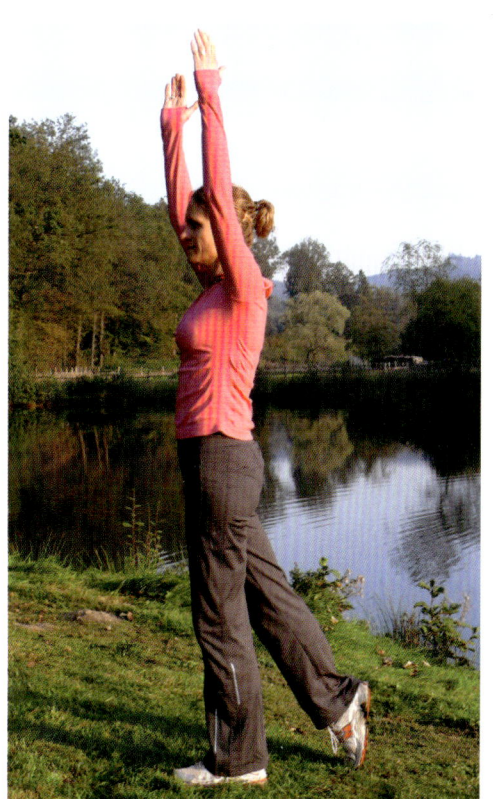

Held III
Vorbereitung: *Das linke Bein macht einen Schritt nach vorne, gleichzeitig streben die Arme nach oben. Das Gewicht wird komplett auf das linke Bein übertragen.*

Ausführung (jeweils 8 Atemzüge): *Der Oberkörper neigt sich vor, gleichzeitig wird das hintere Bein angehoben. Eine gerade Linie zwischen Bein, Rumpf und Kopf sollte hierbei angestrebt werden, danach Seitenwechsel.*

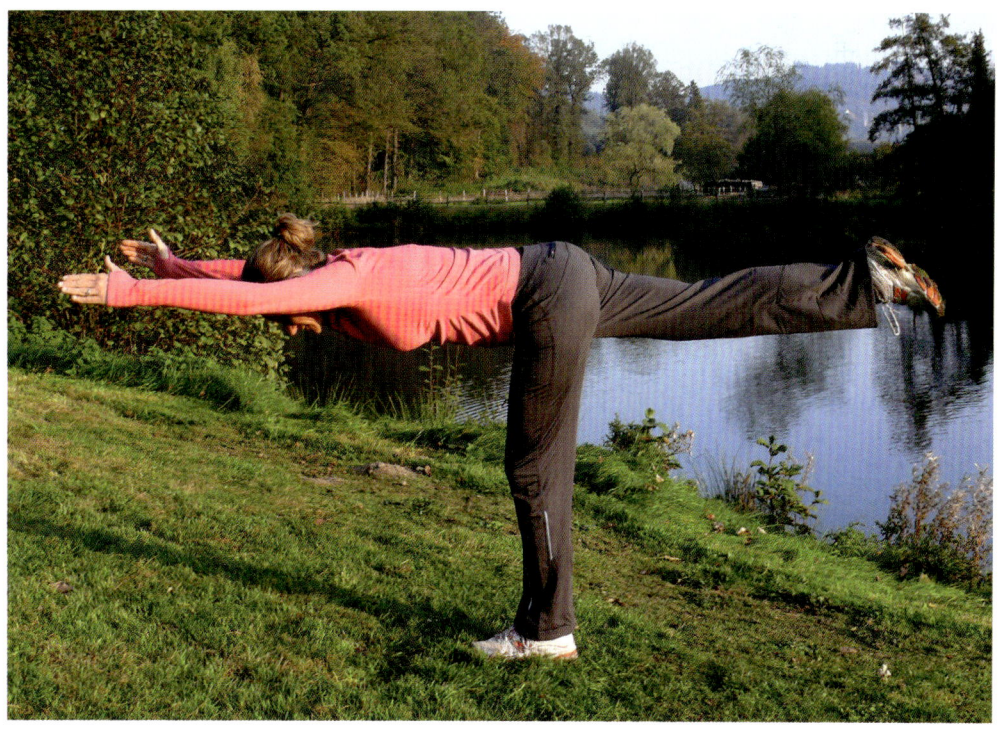

5. Programm: »Vorneige, Held I, Beinbeuger, Halbmond« mit natürlichen Hilfsmitteln

Vorneige 1 (8 Atemzüge):

Im aufrechten Stand berühren die Finger in Brusthöhe einen Baum (o. ä.). Die Füße werden um eine Fußlänge weiter hinten aufgesetzt. Der Oberkörper kommt in die Vorneige, wobei das Gesäß nach hinten-oben zieht und die Füße Bodenkontakt halten.

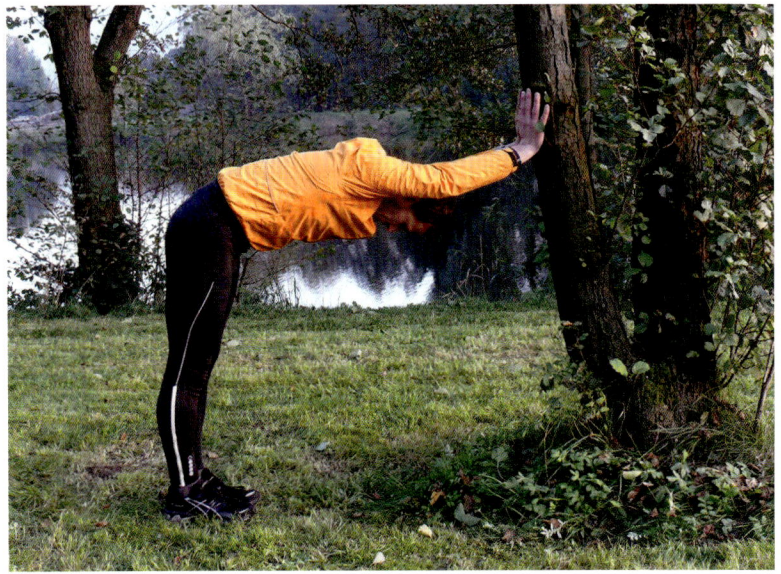

Vorneige 2 (8 Atemzüge):

Diese Haltung wird wie die Vorneige 1 ausgeführt mit dem Unterschied, dass sich die Beine in der Grätschstellung befinden.

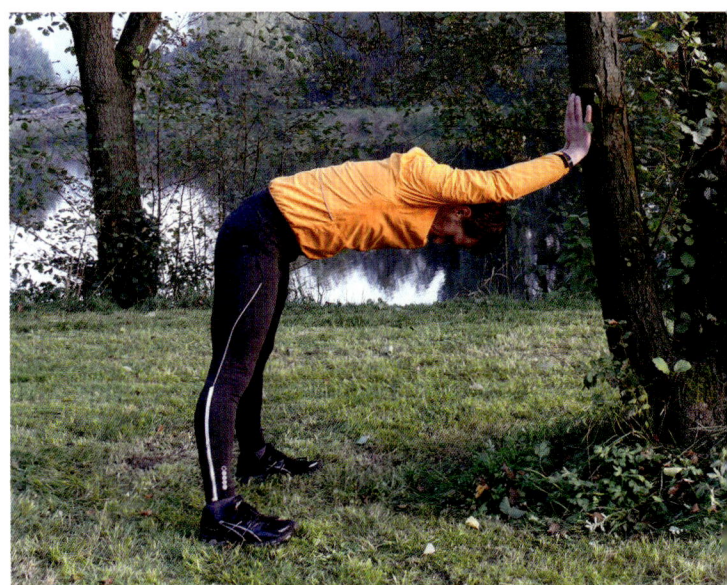

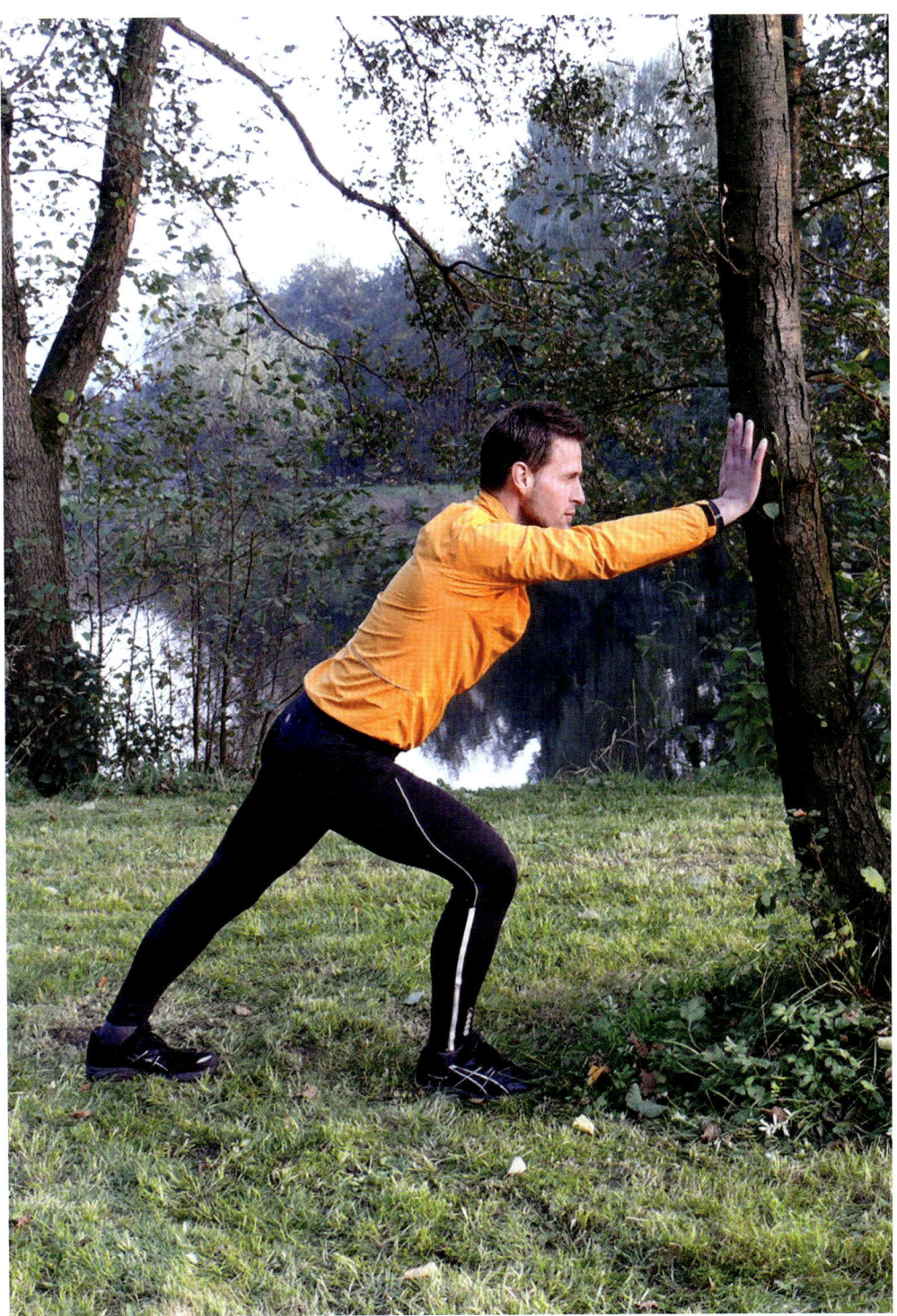

Held I (jeweils 8 Atemzüge):
In der Schrittstellung stützen sich die Hände an einem Baum (o. ä.) ab. Die hintere Ferse drückt in den Boden, während das vordere Bein gebeugt wird, danach Seitenwechsel.

Beinbeuger (jeweils 8 Atemzüge):
Ein Bein wird auf eine Erhöhung gestreckt abgelegt. Das Becken wird möglichst gerade gehalten, danach Seitenwechsel.

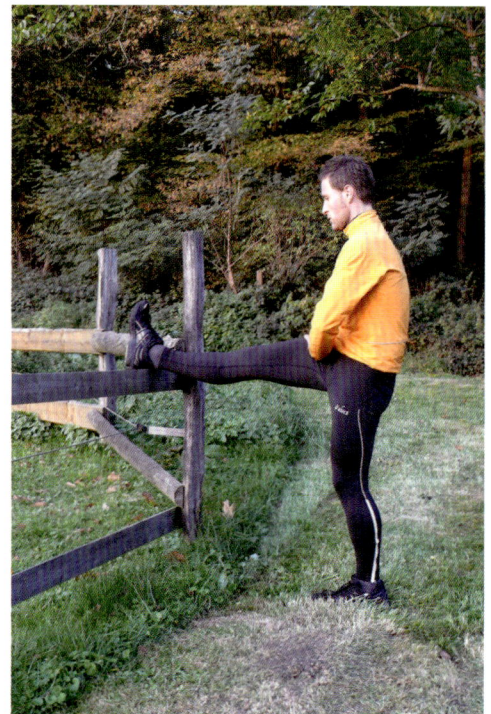

Halbmond (jeweils 6 Atemzüge):
In Seitstellung zu einem Baum (o. ä.) stützt sich die linke Hand ab. Bei stabiler Körperspannung wird das rechte Bein gestreckt seitlich abgespreizt, danach Seitenwechsel.

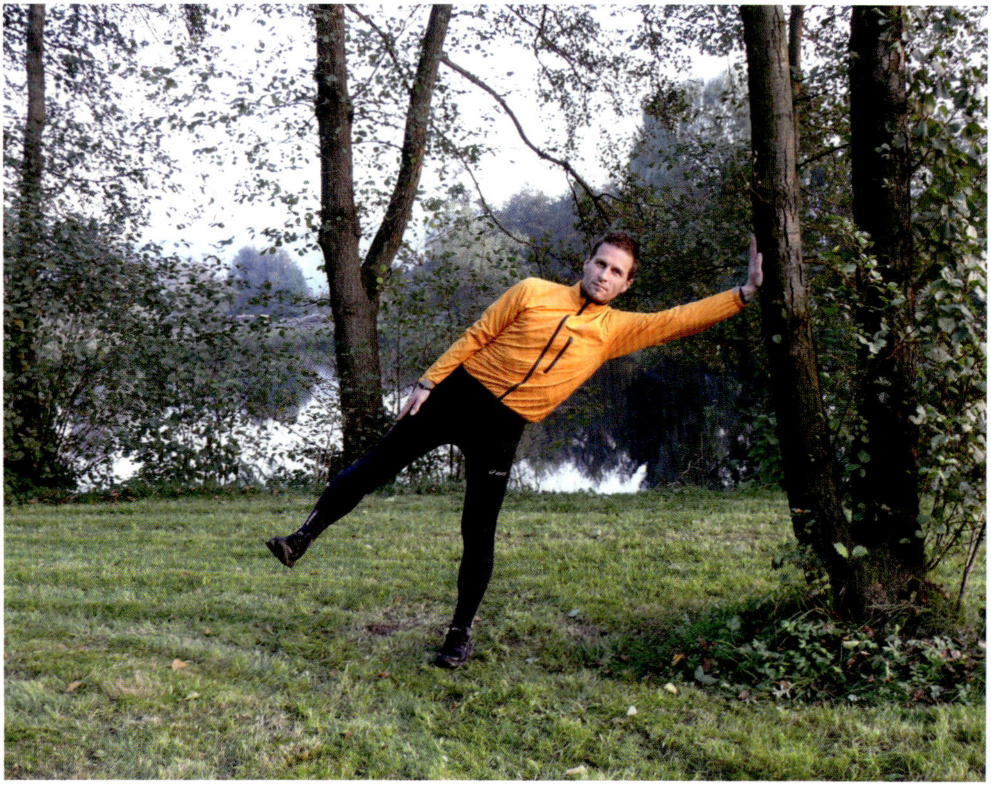

Yogaprogramme zur Trainingsergänzung

Aufwärmübungen

Ein Yogaprogramm beginnt üblicherweise mit dynamischen Bewegungsreihen (Karanas), durch die der Körper erwärmt wird. Läufer wissen aus Erfahrung, dass das Erwärmen auch zu jeder Trainingseinheit gehört. Die meisten Läufer nutzen hierzu das langsamere »Warmlaufen« oder aber einen schnellen Walkingschritt.

Durch das Aufwärmen vor der Ausführung der Yogahaltungen erhöhen sich die Körpertemperatur und die Durchblutung. Dieses führt in erster Linie zu einer Steigerung muskulärer Funktionsabläufe. Dadurch wird einer Verletzungsgefahr bei den folgenden Übungen auf Grund einer nicht ausreichend erwärmten Muskulatur vorgebeugt. Zusätzlich erhöht sich in der Erwärmungsphase die Produktion synovialer Flüssigkeit in den Gelenken, wodurch sich der Gelenkknorpel mit Flüssigkeit voll saugt und an Dicke zunimmt. Dadurch können Druckbelastungen, wie sie bei einer komplexen Übung vorhanden sind, auf eine größere Auflagefläche verteilt und Belastungen im Gelenkbereich besser verkraftet werden.

Die nun im Folgenden vorgestellten Aufwärmserien sind hinsichtlich ihrer Komplexität und benötigter muskulärer Voraussetzungen in drei verschiedene Schwierigkeitsstufen unterteilt.

Der Morgengruß (leicht)

In dieser Bewegungsreihe wird insbesondere die Rumpfmuskulatur angesprochen. Durch das Ausnutzen der Beweglichkeit des Rumpfes wird die Wirbelsäule mobilisiert und vorbereitend gelockert.

Hinweis:
Die einzelnen Haltungen sollten zunächst 6 Atemzüge gehalten werden. Danach wird die Bewegungsreihe sechsmal fließend im ruhigen Atemtempo ausgeführt.

Ausgangshaltung:
Im aufrechten Stand wird die Konzentration gebündelt.

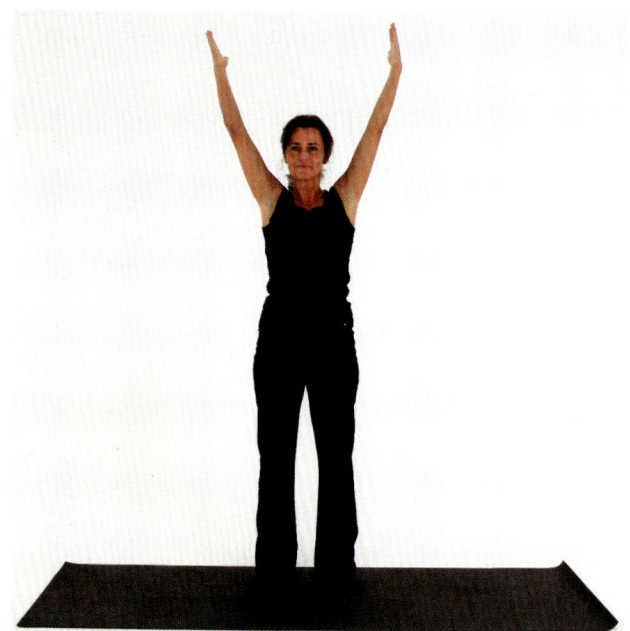

1) Im aufrechten Stand streben die Arme nach oben (Einatmen).

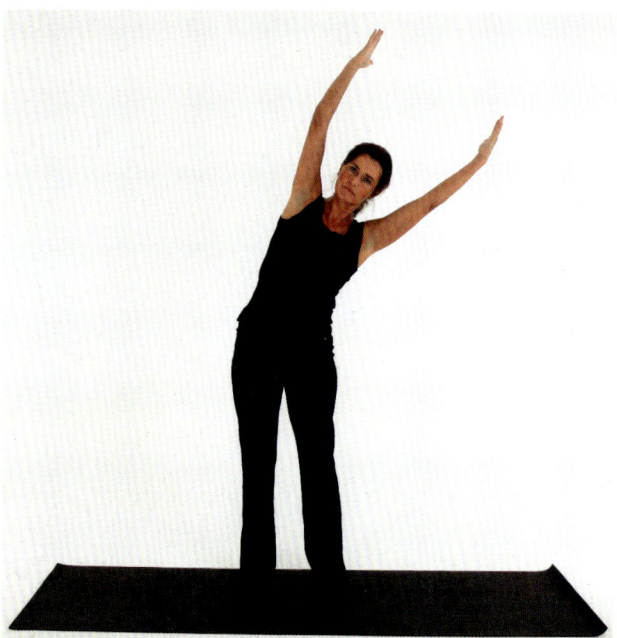

2) Der Oberkörper neigt sich nach links (Ausatmen).

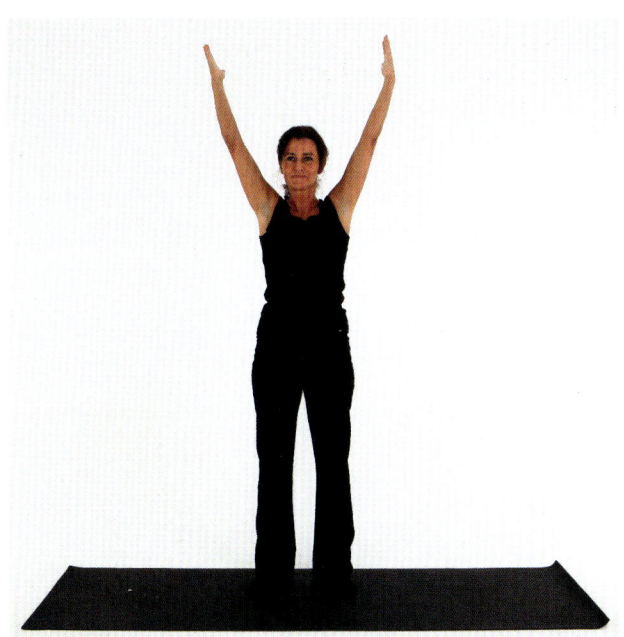

3) *Der aufrechte Stand mit erhobenen Armen wird einge-nommen (Einatmen).*

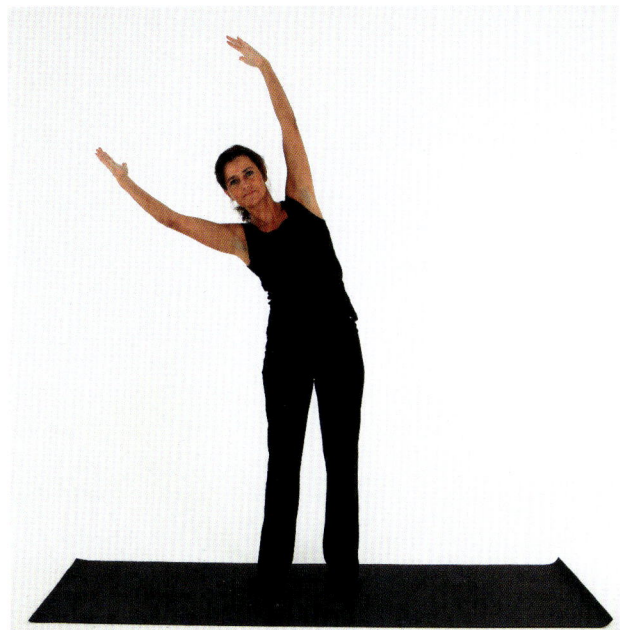

4) *Der Oberkörper neigt sich nach rechts (Ausatmen).*

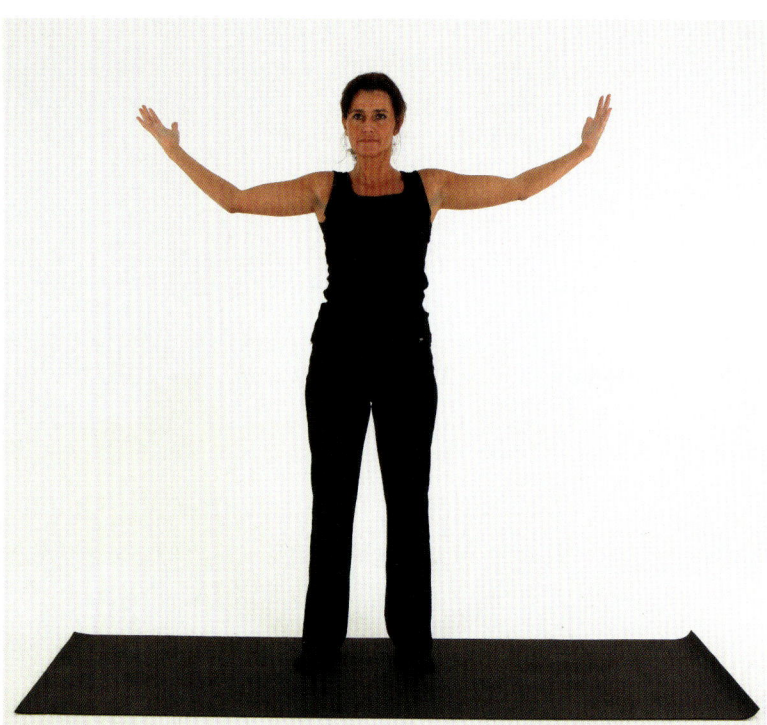

5) Die »Kronleuchterhaltung« wird eingenommen (Einatmen).

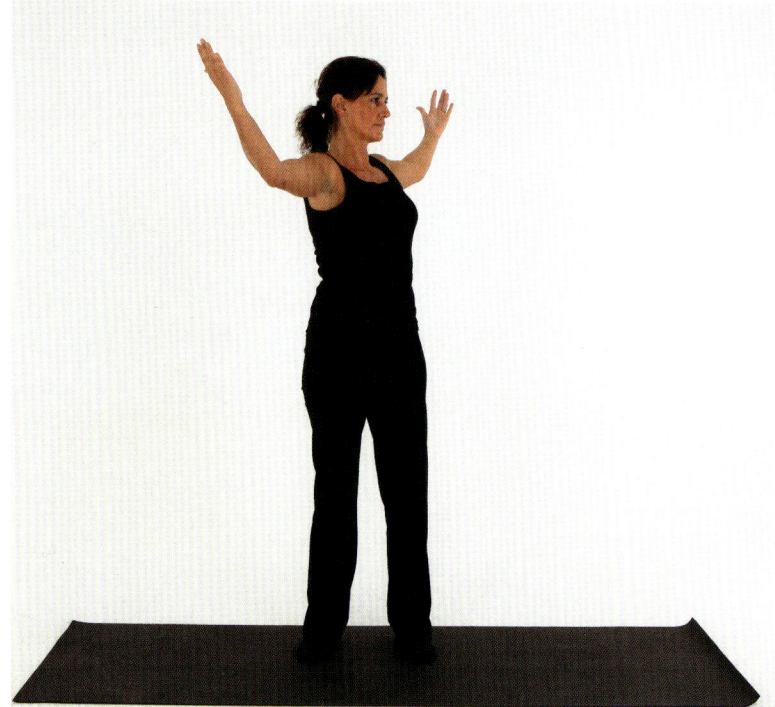

6) Der Oberkörper dreht sich nach links (Ausatmen).

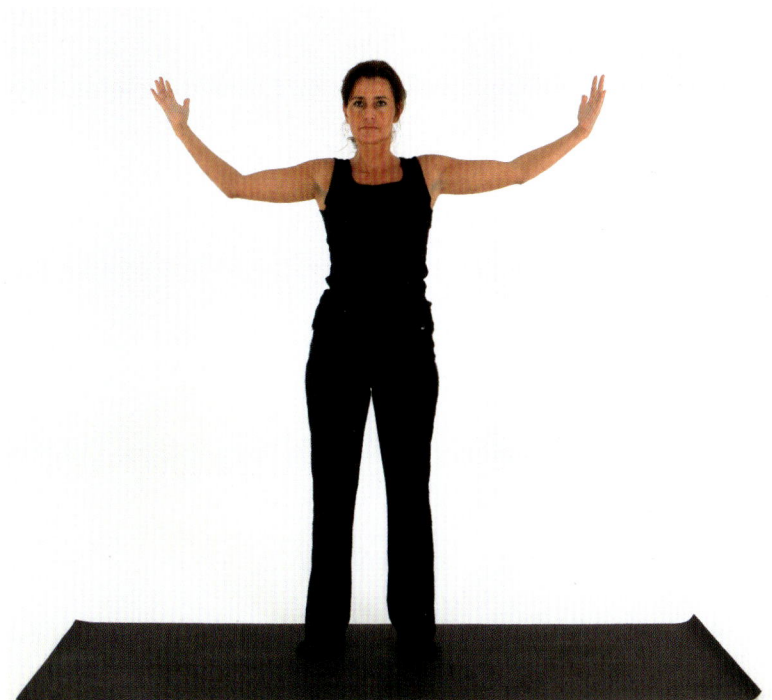

7) Die »Kronleuchterhaltung« wird eingenommen (Einatmen).

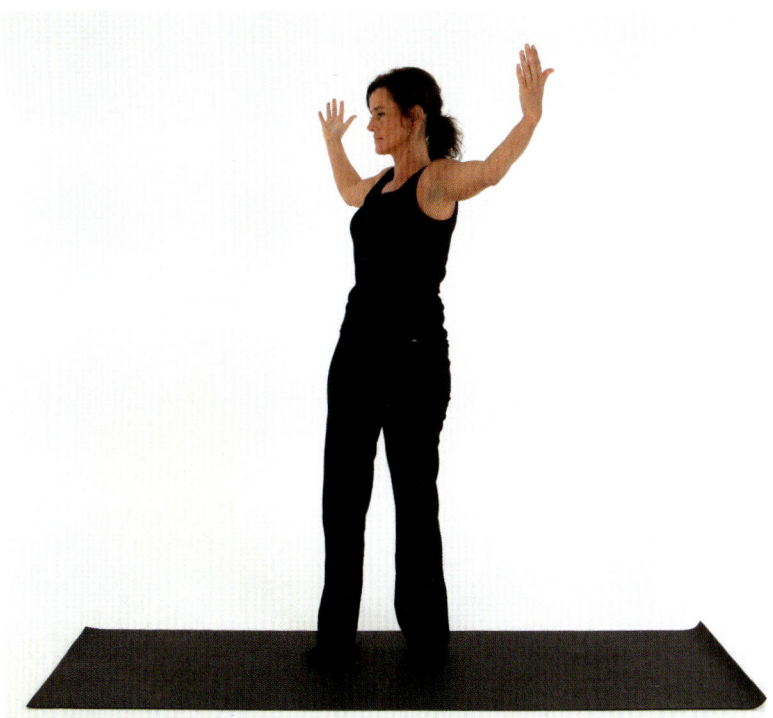

8) Der Oberkörper dreht sich nach rechts (Ausatmen).

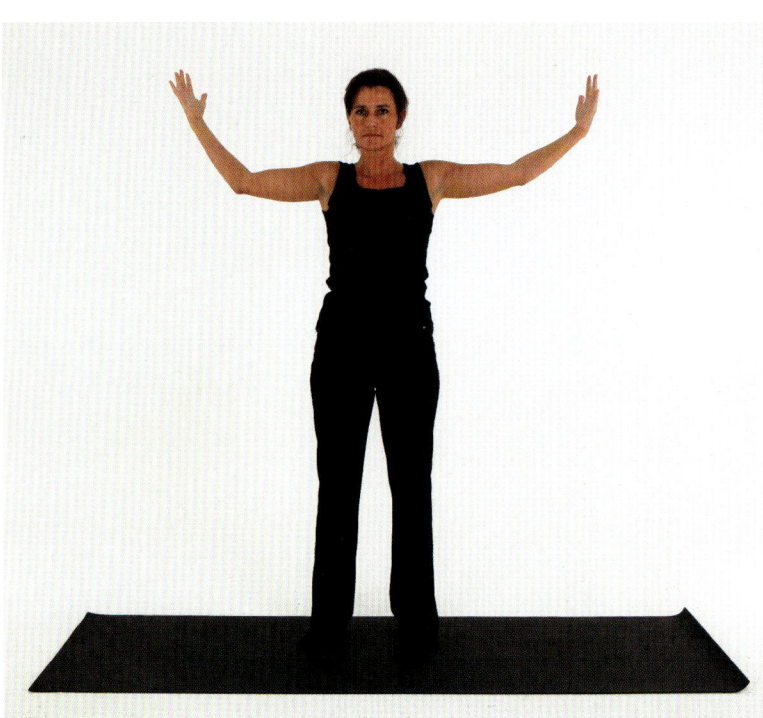

9) Die »Kronleuchterhaltung« wird eingenommen (Einatmen).

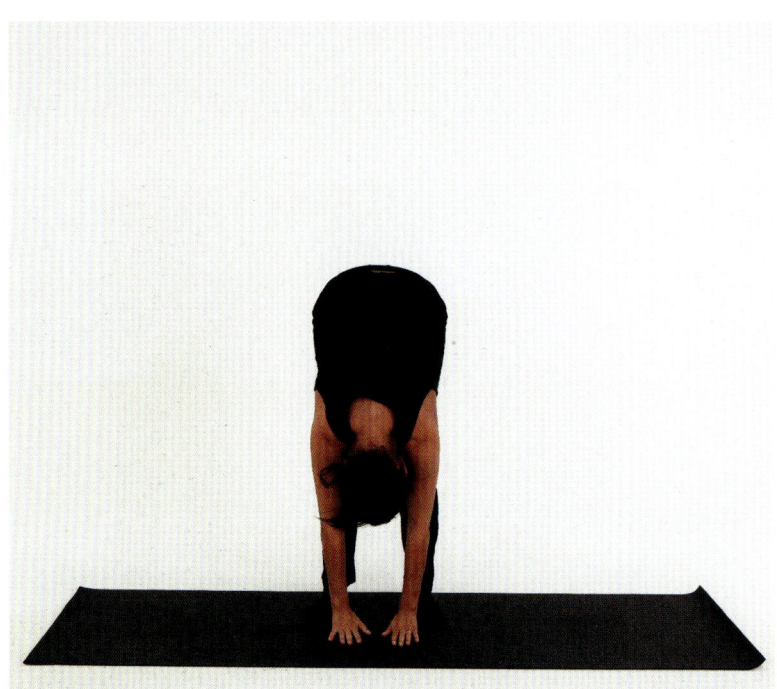

10) Der Oberkörper kommt in die Vorneige (Ausatmen).

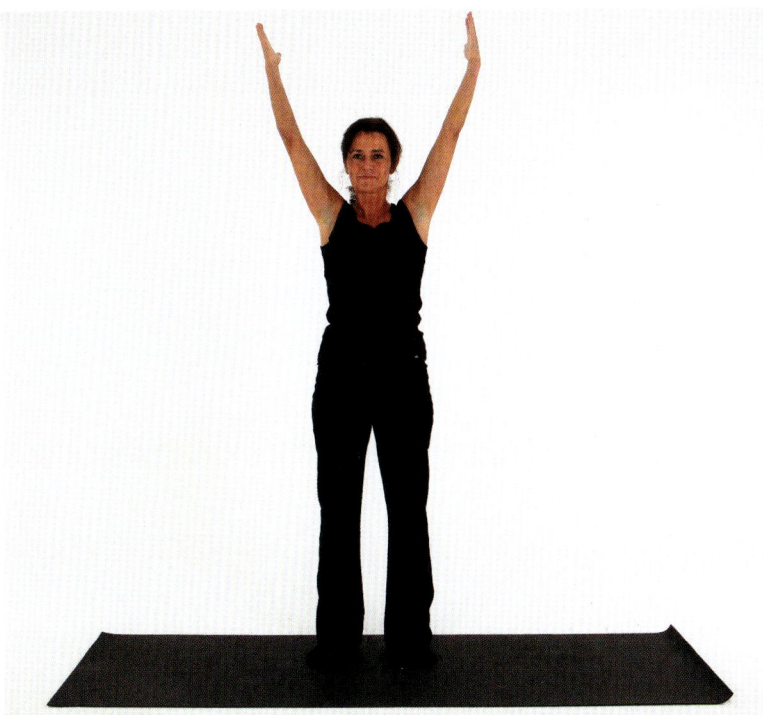

11) Der aufrechte Stand mit erhobenen Armen wird eingenommen (Einatmen).

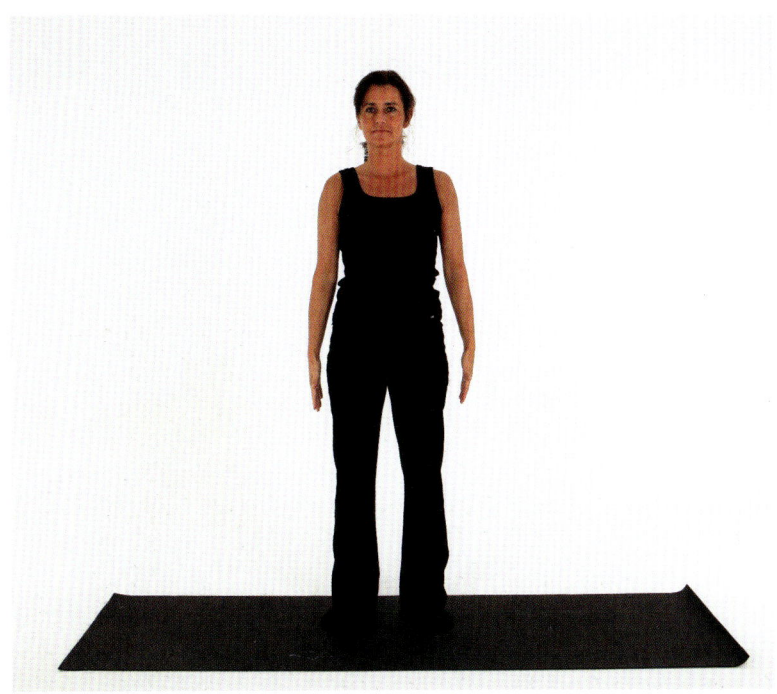

12) Die Ausgangshaltung wird eingenommen (Ausatmen).

Der Mondgruß (mittelschwer)

In dieser Bewegungsreihe wird zusätzlich zur Mobilisation der Wirbelsäule die Rumpf- und Beinmuskulatur vorbereitend leicht gekräftigt. Hinzu kommt ein höherer Anspruch hinsichtlich der benötigten koordinativen Voraussetzungen.

Ausgangshaltung:

Im aufrechten Stand wird die Konzentration gebündelt.

Hinweis:

Die einzelnen Haltungen sollten zunächst 6 Atemzüge gehalten werden. Danach wird die Bewegungsreihe dreimal fließend im ruhigen Atemtempo ausgeführt.

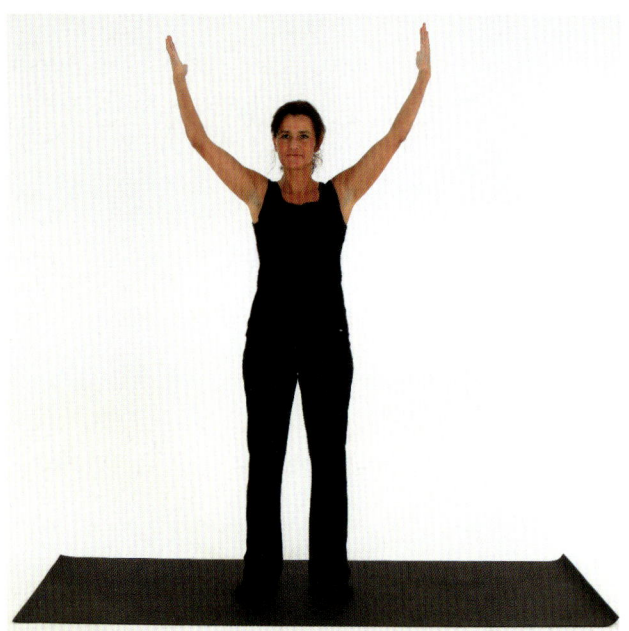

1) *Die Arme werden nach oben geführt (Einatmen).*

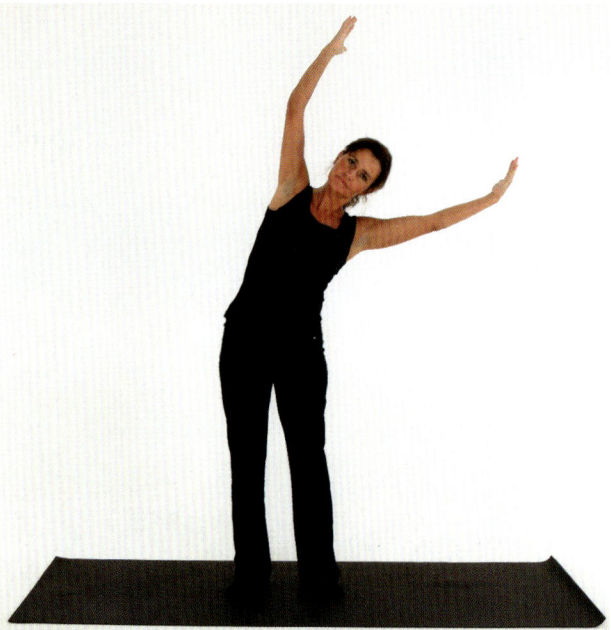

2) *Der Rumpf neigt sich nach links (Ausatmen).*

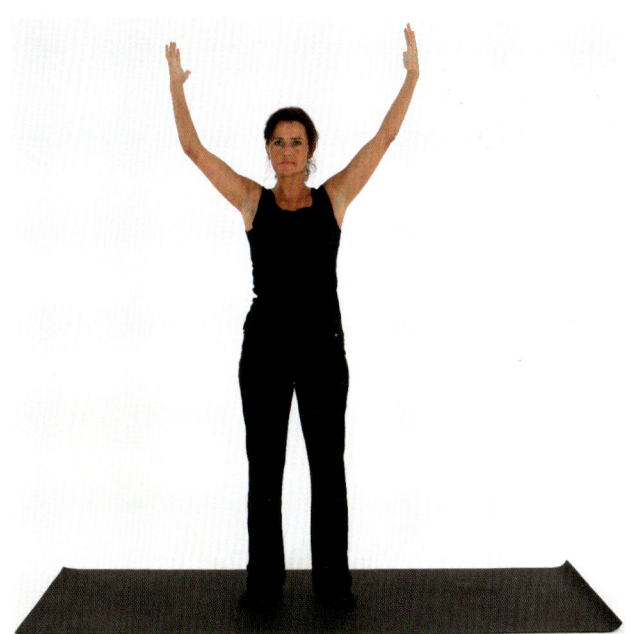

3) Der aufrechte Stand mit nach oben gestreckten Armen wird ausgeführt (Einatmen).

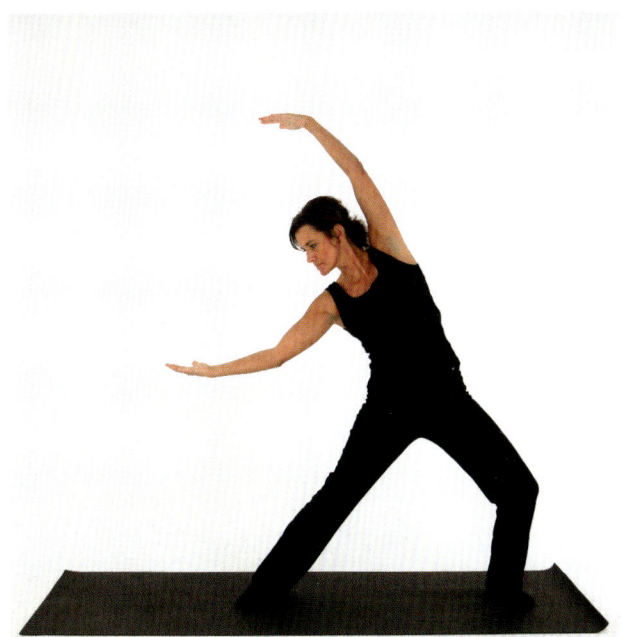

4) Der linke Fuß setzt weiter links auf. Das linke Bein wird gebeugt und der Oberkörper neigt sich nach rechts.

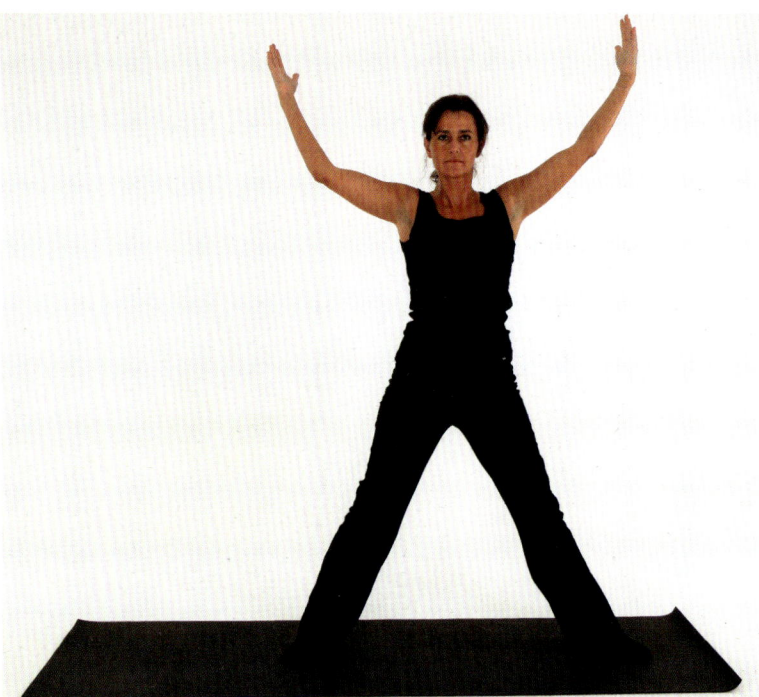

5) Das linke Bein wird wieder gestreckt und der Oberkörper richtet sich nach oben aus (Einatmen).

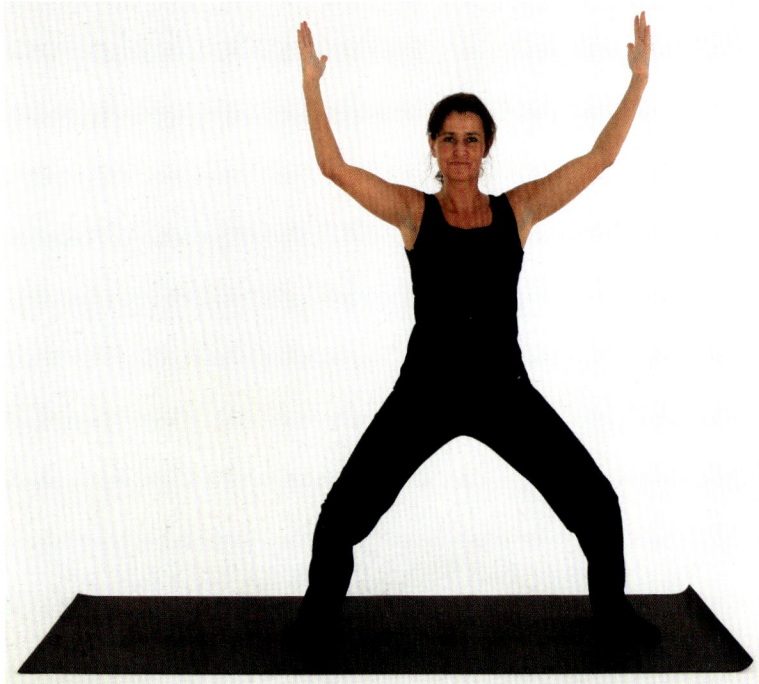

6) Beide Beine beugen und die Arme werden in der »Kronleuchterhaltung« gehalten (Ausatmen).

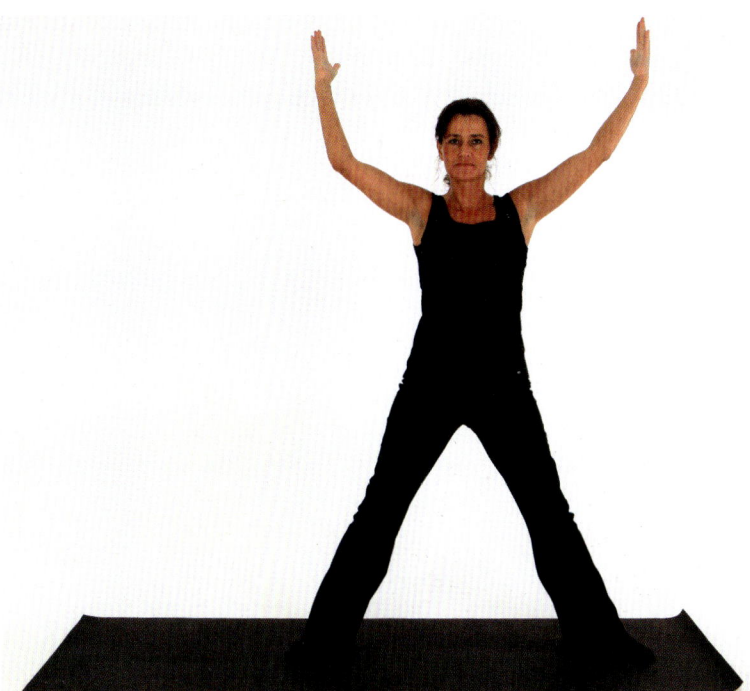

7) Die Beine werden wieder gestreckt (Einatmen).

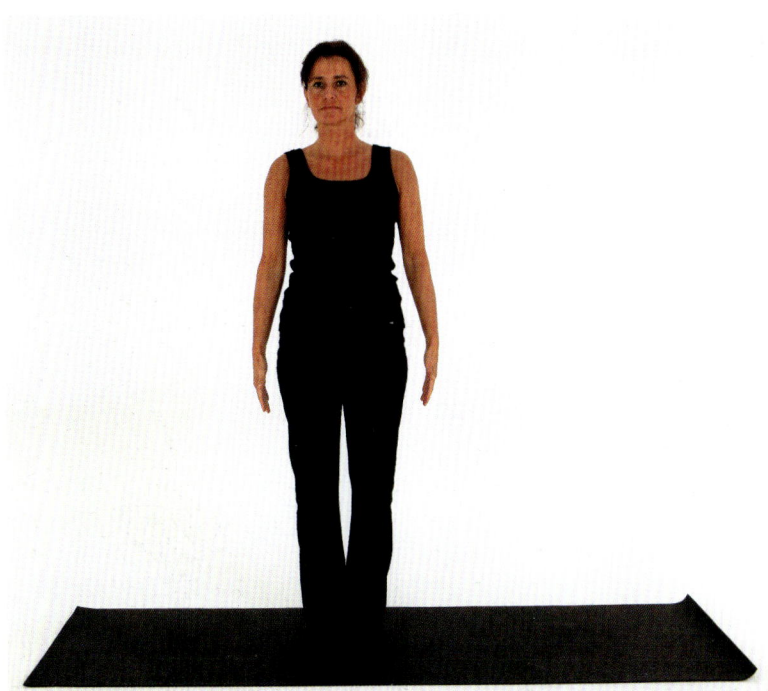

8) Der linke Fuß wird in die Ausgangshaltung zurückgeführt (Ausatmen).
    Danach wird die Übung wird zu Gunsten der anderen Körperseite ausgeführt.

Der Sonnengruß (komplex)

Der bekannte Sonnengruß sollte hinsichtlich seiner Komplexität nicht unterschätzt werden. Eine gute Körperspannung und eine gewisse Beweglichkeit sollten Voraussetzung zur Ausführung sein. Im Vergleich zu den zuvor vorgestellten Bewegungsreihen werden auch Haltungen ausgeführt, bei denen die Hände aufgesetzt werden, so dass eine Kräftigung des Oberkörpers erfolgt.

Hinweis:
Die einzelnen Haltungen sollten zunächst 6 Atemzüge gehalten werden. Danach wird die Bewegungsreihe jeweils fünfmal fließend im ruhigen Atemtempo ausgeführt.

Ausgangshaltung:
Im aufrechten Stand wird die Konzentration gebündelt.

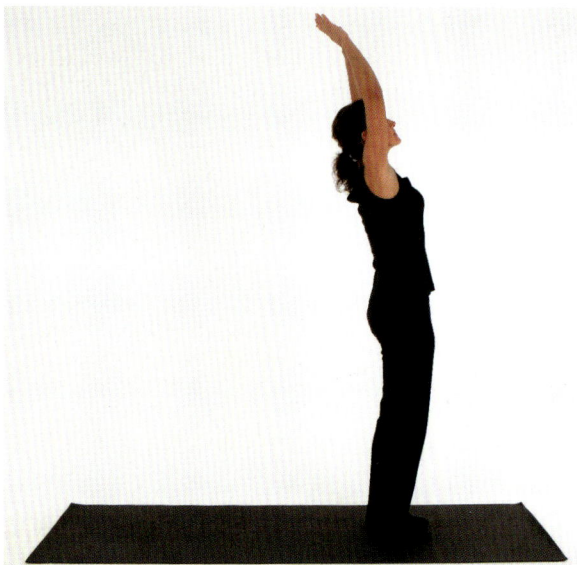

1) *Die Arme streben nach oben. Der Körper kommt in eine leichte Rückneige (Einatmen).*

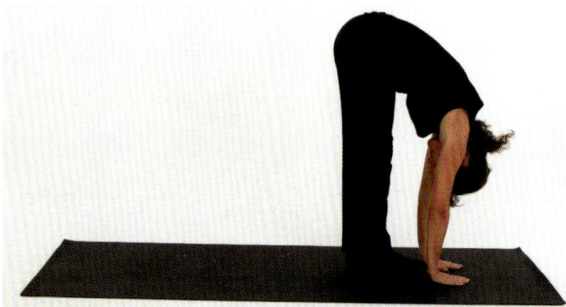

2) *Der Körper kommt bei gestreckter Beinhaltung in eine tiefe Vorneige (Ausatmen).*

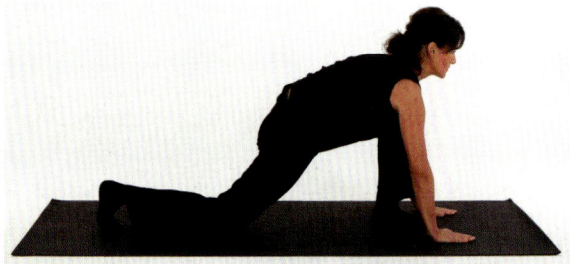

3) *Das rechte Bein bewegt sich zurück, das rechte Knie setzt auf und der Kopf richtet sich auf (Einatmen).*

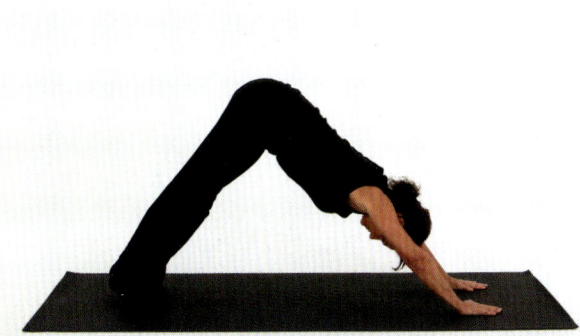

4) Das rechte Bein wird zurückgeführt, die Knie werden gestreckt, wobei sich das Gesäß
nach oben-hinten schiebt und
der Kopf zwischen die Arme
gebracht wird. Die Fersen
streben zum Boden.

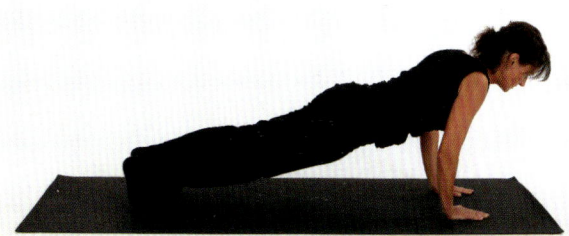

5) Das Gesäß neigt sich so weit
nach unten, dass der Körper von
den Fersen bis zum Kopf eine
schiefe Ebene bildet.

Daraufhin wird die Bauchlage
eingenommen, wobei die Hände
unter den Schultergelenken aufgesetzt werden (Ausatmen).

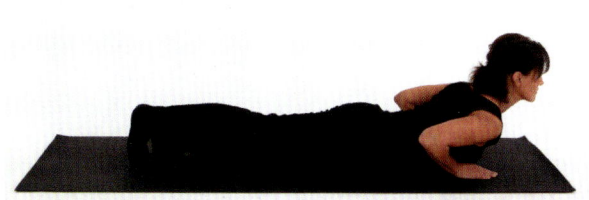

6) Der Oberkörper richtet sich
aus der Kraft des Rückens auf
(Einatmen).

7) Der Körper wird wieder hoch-
    gestützt, das Gesäß strebt
    nach oben-hinten und der
    Kopf wird zwischen die Arme
    gebracht (Ausatmen).

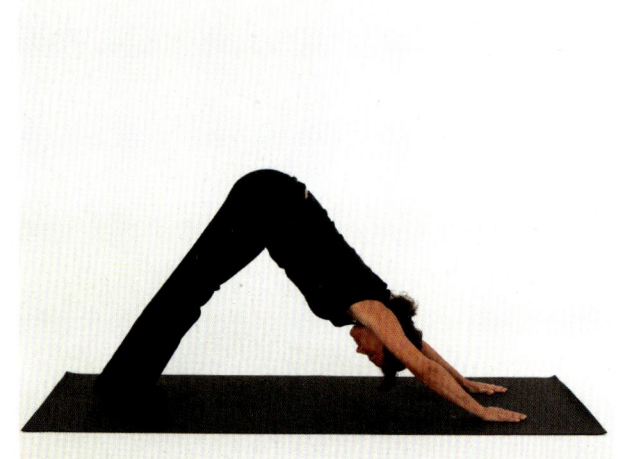

8) Das linke Bein bewegt sich
    nach vorne und der linke Fuß
    wird zwischen die Hände
    gebracht, das rechte Knie
    setzt auf den Boden auf
    und der Kopf richtet sich auf
    (Einatmen).

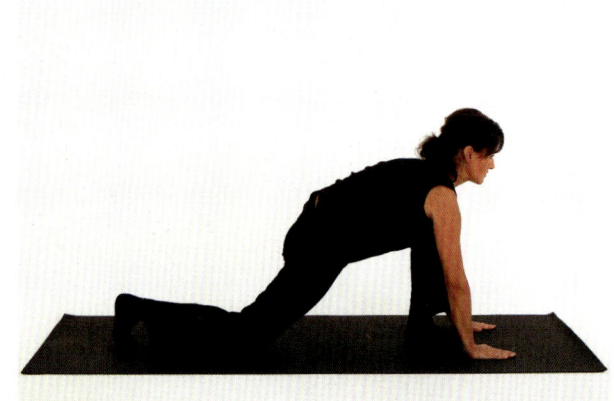

9) Das rechte Bein zieht eben-
    falls nach vorne und der Kör-
    per kommt wieder in die tiefe
    Vorneige (Ausatmen).

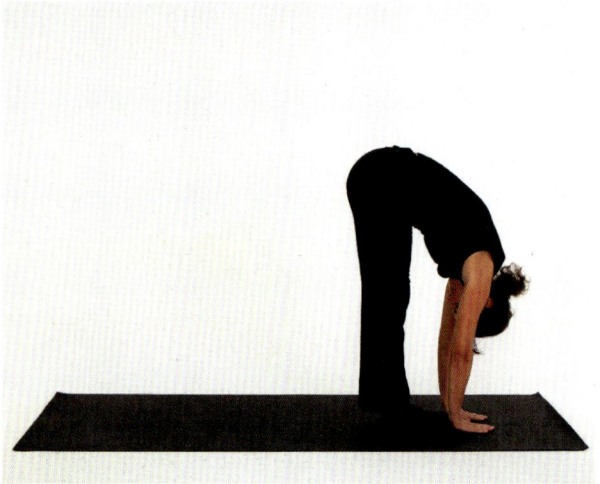

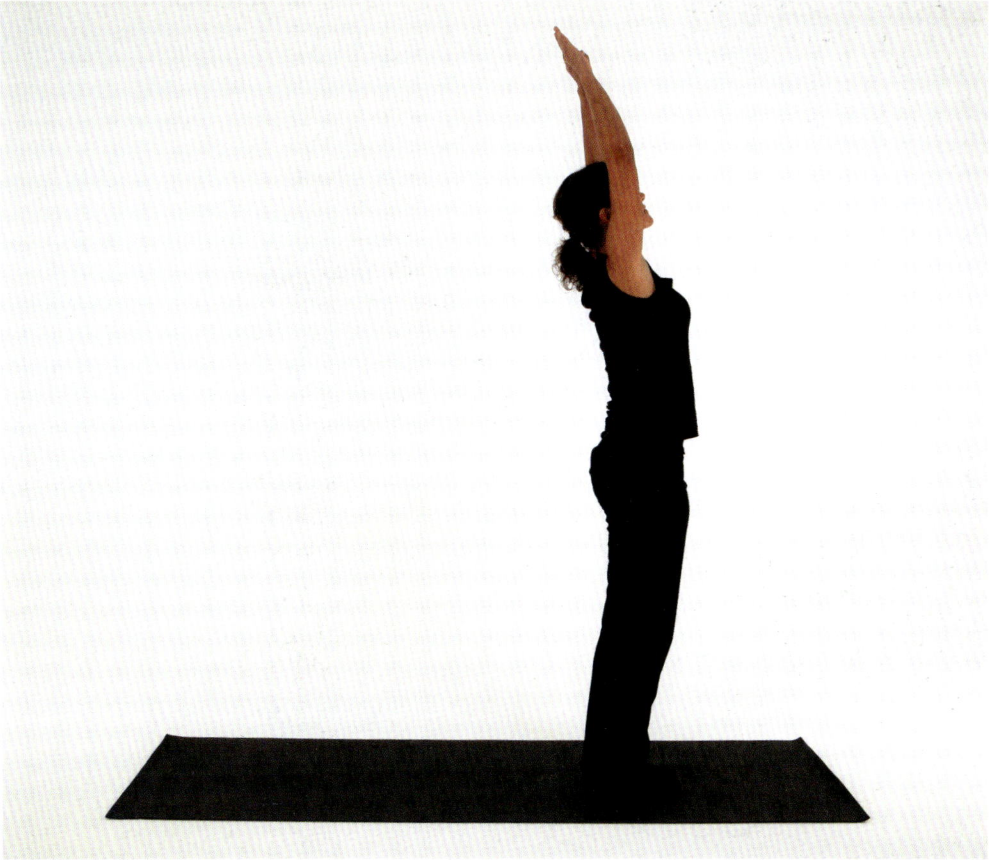

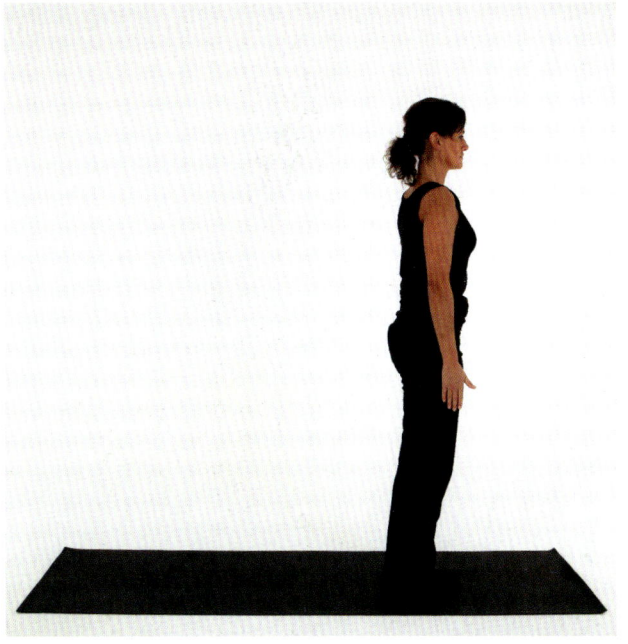

10) Der Oberkörper richtet sich auf und die Arme streben nach oben, wobei der Körper in eine leichte Rückneige gebracht wird.

11) Die Ausgangshaltung wird eingenommen (Ausatmen). Die Serie wird zu Gunsten der anderen Körperseite ausgeführt.

Atemübungen

Die dargestellten Übungen, im Yoga auch Pranayama genannt, stellen eine Auswahl aus einer Vielzahl verschiedener Atemübungen und -techniken dar. Sie können in ein Yogaprogramm zur Trainingsergänzung integriert oder gesondert ausgeführt werden. Die Übungen wurden nach dem Kriterium des Nutzens, speziell für Läufer ausgewählt, die zusätzlichen Wirkungen werden vor der jeweiligen Übungsbeschreibung näher erläutert.

Die Vollatmung

Bei der Yoga-Vollatmung setzt man das gesamte Fassungsvermögen der Lunge in einer langsamen, gleichmäßigen und rhythmischen Atmung ein, bei der die verschiedenen Muskelgruppen und Atemräume in fließenden Übergängen zusammen arbeiten.

Wirkungen

Speziell für Läufer:	Direkt vor dem Training eingesetzt:
• Training der Atemmuskeln, insbesondere des Zwerchfells, hierdurch langfristig Unterstützung bei der Steigerung der Laufleistung	• Optimierung der Laufleistungen durch Steigerung der Sauerstoffversorgung
Darüber hinaus:	
Körperlich: • Blutdrucksenkung • Positiver Einfluss auf das Verdauungssystem	Geistig: • Beruhigung des Geistes • Positiver Einfluss bei Schlaflosigkeit

Die Atmung
In der entspannten Rückenlage, im Stehen oder in einer gewählten Sitzhaltung wird ruhig durch die Nase eingeatmet. Die Bauchdecke wölbt sich und die Flanken weiten sich. Der Einatemstrom erfasst auch den Brustraum. Mit dem Ausatmen werden die Atemräume wieder entspannt.

Dauer: ca. 20 Atemzüge

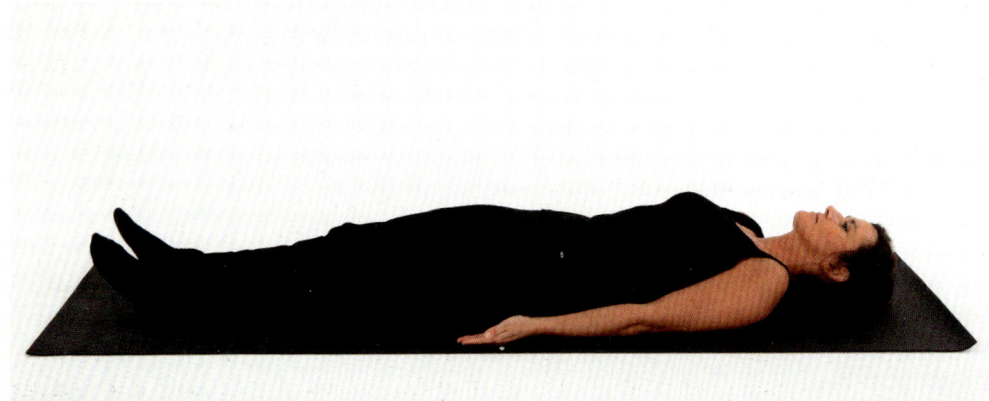

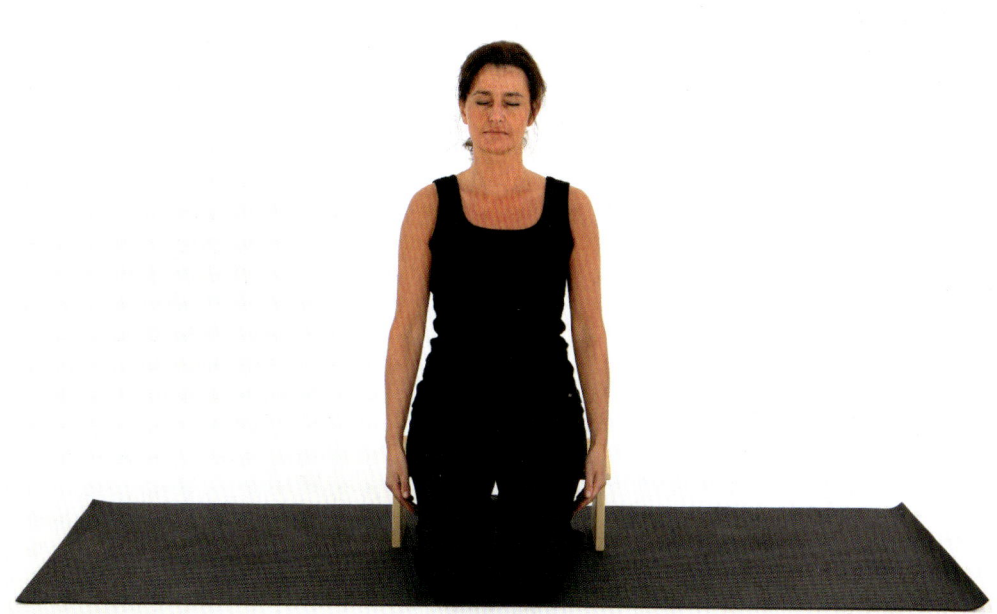

Die Atmung zur Lungenreinigung
Bei dieser Atemtechnik, die nicht bei Blut-hochdruck angewendet werden sollte, wird nach dem Ausatmen eine Atempause gesetzt.

Wirkungen

Speziell für Läufer:	Direkt nach dem Training eingesetzt:
• Entgiftung und Reinigung	• Beschleunigung der Regeneration • Erfrischung und Energieaufladung

Darüber hinaus:
Körperlich: • Durchwärmung des Körpers • Anregung des Kreislaufs

Die Atmung
In einer Sitzhaltung wird über die Nase ein- und durch den Mund ausgeatmet. Sowohl beim Ein-, als auch beim Ausatmen wird in Gedanken bis acht gezählt. Jeweils nach dem Ausatmen wird eine Atempause von zunächst acht Zähleinheiten gesetzt, die dann mit größerer Übung bis auf 16 Zähleinheiten gesteigert werden kann.

Dauer:
Anfänger: 3 Atemzyklen
Fortgeschrittene: 3 mal 3 Atemzyklen, dazwischen 5 ruhige Atemzüge

Hinweise:
Wer mit dieser Übung beginnt, hat anfangs möglicherweise einen starken Hustenreiz, der sich mit zunehmender Übung auflösen wird.

Die Atemverlängerung

Bei dieser Atemtechnik wird der Atemstrom dadurch verlängert, dass die Finger bei der Ein- und Ausatmung durch die Nase die einzelnen Nasenlöcher nur teilweise öffnen.

Wirkungen

Speziell für Läufer:
• Vergrößerung des Atemzugvolumens und Training der Atemmuskeln, hierdurch langfristig Unterstützung bei der Steigerung der Laufleistung
Darüber hinaus:
Körperlich: • Regulation des Blutdrucks

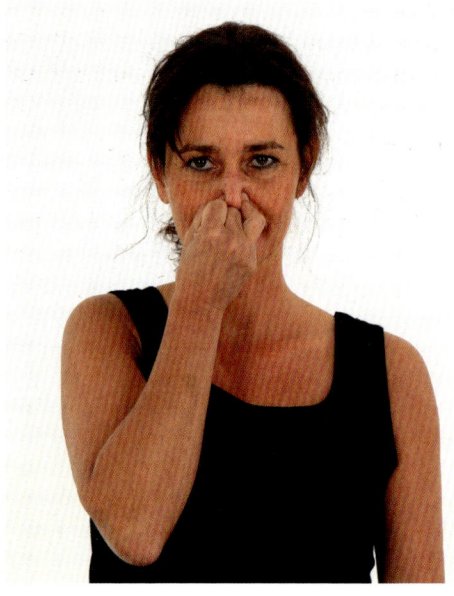

Die Atmung

Der Ringfinger der rechten Hand verschließt das linke und der Daumen das rechte Nasenloch. Mit zunehmender Übung können die einzelnen Atemphasen zunehmend länger und intensiver werden.

In einer gewählten Sitzhaltung wird durch das linke Nasenloch eingeatmet, indem der Druck durch den Ringfinger etwas nachgelassen wird. Die Nase sollte immer noch leicht verschlossen sein. Danach wird das linke Nasenloch wieder ganz verschlossen und durch das rechte Nasenloch wird unter gleichen, erschwerten Bedingungen wieder ausgeatmet. Anschließend wird über das rechte Nasenloch wie beschrieben ein- und über das linke wieder ausgeatmet.

Dauer:
Anfänger: 4 Durchgänge
Fortgeschrittene: 8 Durchgänge

Sitali – Der kühlende Atem

Bei dieser Atemtechnik wird die Zunge während des Einatmens durch den Mund gerollt, so dass der Einatemstrom durch die gebildete Rinne der Zunge verläuft.

Wirkungen

Speziell für Läufer:	Direkt nach dem Training eingesetzt:
	• Erfrischung und Energieaufladung • Beschleunigung der Regeneration
Darüber hinaus:	
Körperlich: • Positiver Einfluss auf die Haut • Milderung von Erkältungskrankheiten	Geistig: • Anregung

Die Atmung

In einer gewählten Sitzhaltung wird die Zunge aus dem Mund genommen. Sie formt eine Rinne, durch die eingeatmet wird. Dann wird die Zunge wieder zurück genommen und es wird, nachdem der Atem kurz pausiert, durch die Nase wieder ausgeatmet.

Dauer: ca. 20 Atemzüge

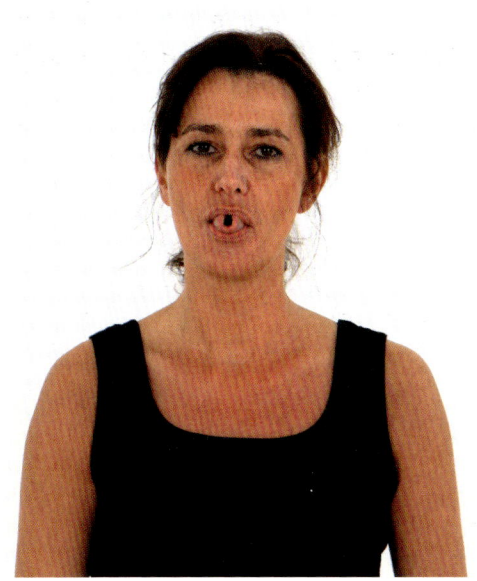

Ujjjahyi – Die beruhigende Atmung

Bei dieser Atemübung wird die Stimmritze teilweise geschlossen, wodurch bei der Atmung ein Reibelaut erzeugt wird, der einem »Schnarchton« ähnelt. Hierbei wird der Atem verlängert, da gegen den Widerstand der verkleinerten Stimmritze geatmet wird. Dies führt dazu, dass die Atemmuskulatur, insbesondere das Zwerchfell, stärker beansprucht wird.

Bei der Übung wird zudem der gesamte Kehl- und Rachenbereich besser durchblutet, da die Stimmmuskeln kontrahieren. Dieses hat eine heilende Wirkung bei Erkältungskrankheiten und kann akut eingesetzt werden.

Wirkungen

Allgemein:	Vor einem Wettkampf eingesetzt:
• Training der Atemmuskeln, insbesondere des Zwerchfells, hierdurch langfristig Unterstützung bei der Steigerung der Laufleistung • schafft gegebenenfalls Milderung bei Seitenstechen	• Milderung bei Aufregung • Verstärkung der Konzentration

Darüber hinaus:	
Körperlich: • Regulation des Blutdrucks • Reinigung der Kehle • Durchblutung des Halsbereiches • Hilfe bei Erkältungskrankheiten	Geistig: • Beruhigung des Geistes • Hilfe bei Schlaflosigkeit

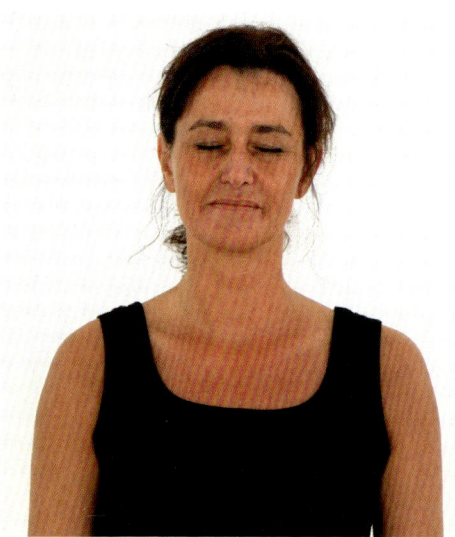

Die Atmung:
Im Sitz werden die Stimmritzen im Hals zusammengezogen. Es wird tief und sanft durch die Nase geatmet. Der leise Ton, der nun mit der Atmung durch die Nase entsteht, ähnelt einem gehauchten, stimmlosen »H«. Während der Übung wird die Aufmerksamkeit auf den Atem gelenkt, der durch den Hals strömt.

Dauer: Ca 20 Atemzüge

Kapalabhati – Das Schädelleuchten
Kapalabhati ist ein Reinigungsatem mit verstärkter Ausatmung. Der Name dieser Reinigungsübung bezieht sich auf die Wirkungen dieser Übung auf den Kopf. Hier kann sich ein angenehmes Ruheempfinden einstellen.

Wirkungen

Speziell für Läufer:	Direkt nach dem Training eingesetzt:
• Training der Atemmuskeln, insbesondere des Zwerchfells, hierdurch langfristig Unterstützung bei der Steigerung der Laufleistung • ggf. Milderung bei Seitenstechen	• Förderung des Abtransports von Stoffwechselprodukten, hierdurch Reinigung und Entgiftung • Beschleunigung der Regeneration

Darüber hinaus:		
Körperlich: • Reinigung der Lunge • Positiver Einfluss auf die Durchblutung des Gehirns • Stärkung und Massage der inneren Organe des Bauches • Stärkung der Bauchmuskulatur	Langfristig: • Unterstützt die Hautreinigung • Vorbeugung gegen Heuschnupfen, Asthma und Erkältungskrankheiten • Positiver Einfluss bei Verdauungsproblemen • Fettreduktion an der Bauchwand	Geistig: • Wahrnehmen des Zustands der Leichtigkeit und Klarheit

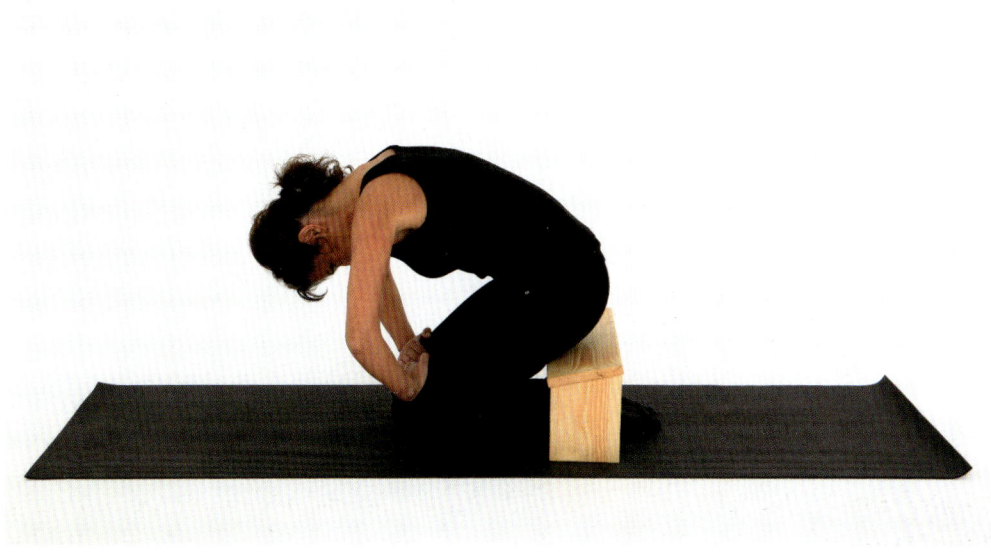

Die Atmung
Im Sitz neigt sich der Oberkörper vor und die Hände stützen sich an den Oberschenkeln ab. Nach dem Einatmen durch die Nase verbleibt der Brustkorb in seiner gewölbten Stellung. Lediglich die untersten, mit dem Zwerchfell verbundenen Rippen bewegen sich. Die Ausatmung erfolgt, indem die Bauchdecke kraftvoll stoßartig eingezogen wird, wobei ein geräuschvolles Ausatmen zu hören ist.

Dauer:
Anfänger: 10 Atemzyklen
Fortgeschrittene: 2 mal 10 Atemzyklen, dazwischen 5 ruhige Atemzüge

Hinweis:
Der gesamte Körper ist regungslos – einzig die Bauchdecke bewegt sich.

Bhastrika – Die Blasebalgatmung
Diese Übung ist die beschleunigte Vollatmung mit besonders kontrollierter Tätigkeit der Bauchwand. Mit Hilfe einer forcierten Ausatmung wird bei dieser Atemübung verbrauchte Luft aus den Lungenspitzen ausgestoßen. So wird Raum für die Aufnahme frischer, sauerstoffreicher Luft geschaffen und das gesamte Atemsystem gereinigt. Das Einatmen erfolgt ebenfalls plötzlich und schnell.

Wirkungen

Speziell für Läufer:	Direkt nach dem Training eingesetzt:
• Training der Atemmuskeln, insbesondere des Zwerchfells, hierdurch langfristig Unterstützung bei der Steigerung der Laufleistung • ggf. Milderung bei Seitenstechen	• Förderung des Abtransports von Stoffwechselprodukten, hierdurch Reinigung und Entgiftung • Beschleunigung der Regeneration

Darüber hinaus:

Körperlich:	Langfristig:	Geistig:
• Optimierung der Funktionen der Bauchorgane • Milderung bei Entzündungen im Hals • Positiver Einfluss auf die Durchblutung des Gehirns • Stärkung der Bauchmuskulatur	• Stärkung der Schleimhäute der Nase • Positiver Einfluss bei Verdauungsproblemen • Reinigung des Lungengewebes • Vorbeugung gegen Heuschnupfen, Asthma und Erkältungskrankheiten • Abbau von Spannungen und Blockaden	• Erfrischung des Geistes und des Körpers

Die Atmung

Im aufrechten Sitz werden die Hände auf den Bauch gelegt. Mit dem Ausatmen wird der Bauch stark eingezogen. Die folgende Einatmung erfolgt kurz und plötzlich, wobei die Bauchwand herausgestoßen wird. Ebenso plötzlich wird wieder ausgeatmet und der Bauch wieder eingezogen. Wie ein Blasebalg wird hörbar ein- und ausgeatmet.

Dauer:
Anfänger: 10 Atemzyklen
Fortgeschrittene: 2 mal 10 Atemzyklen, dazwischen 5 ruhige Atemzüge

Hinweise:

Folgendes sollte bei der Ausführung der Atemübung berücksichtigt werden:
• Bei Schwindelgefühlen sollte die Übung unterbrochen werden.
• Die nicht an der Übung beteiligten Körperbereiche sollten möglichst ruhig und entspannt gehalten werden.

Nadi Shodhana – Die Wechselatmung

Diese Atemübung, bei der im Wechsel durch das linke, bzw. rechte Nasenloch ein- und ausgeatmet wird, steigert die Konzentration und beseitigt Unruhe und Nervosität dadurch, dass Energiekanäle (Nadis) gereinigt werden. Man kann beide Nasengänge mit den unterschiedlichen Ausprägungen der Energie zuordnen. Der rechte Nasengang ist derjenige, dem die Wärme, die Aktivität und der Intellekt zugeordnet, während der linke Nasengang eher der Kühle, der Emotionalität, der Ruhe entsprochen werden kann. Da selten ein Gleichgewicht zwischen diesen Polen der Energie vorhanden ist, entsteht das Gefühl, die »eigene Mitte« verloren zu haben. Durch die Wechselatmung soll ein Gleichgewicht zwischen diesen beiden Polen angestrebt werden.

Wirkungen

Speziell für Läufer:	
Direkt vor dem Training eingesetzt:	**Direkt nach dem Training eingesetzt:**
• Steigerung der Konzentration • Beruhigung	• Abbau von Stoffwechselprodukten • Beschleunigung der Regeneration
Darüber hinaus:	
Körperlich: • Linderung von Kopfschmerzen • Ausgleich der Energieströme im Körper • Regulation des Blutdrucks • Reinigung des Körpers durch Befreiung von Giften	Geistig: • Beruhigung des Geistes • Beseitigung von Unruhe, Anspannung • Finden der »Mitte«

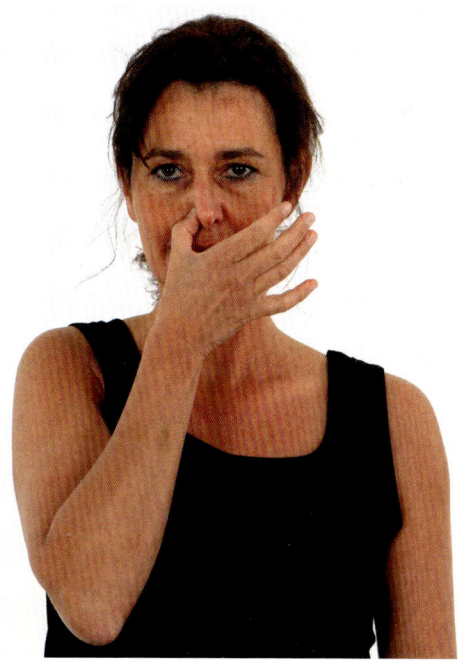
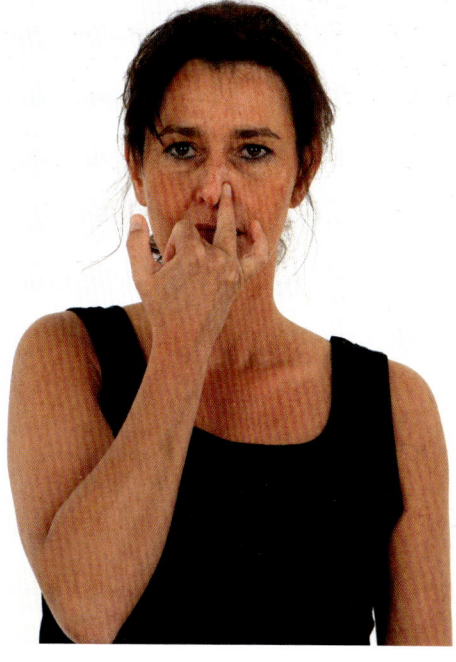

Die Atmung

Mit dem Ringfinger der rechten Hand das linke und mit dem Daumen das rechte Nasenloch verschließen. Mit zunehmender Übung können die einzelnen Atemphasen zunehmend länger und intensiver werden.

1) Das rechte Nasenloch wird verschlossen, durch das linke wird eingeatmet.
2) Es wird eine Atempause gesetzt.
3) Das linke Nasenloch wird verschlossen, durch das rechte wird ausgeatmet.
4) Es wird eine Atempause gesetzt.
5) Das linke Nasenloch bleibt verschlossen, durch das rechte wird eingeatmet.
6) Es wird eine Atempause gesetzt.
7) Das rechte Nasenloch wird verschlossen, durch das linke wird ausgeatmet.

Dauer:
Anfänger: 4 Durchgänge
Fortgeschrittene: 8 Durchgänge

Candra Bhedana – Die Mondatmung

Die Einatmung durch das linke Nasenloch aktiviert die »Mondenergie« und beruhigt somit Körper und Geist.

Wirkungen

Speziell für Läufer:	Direkt nach dem Training eingesetzt:
	• Entspannung • Abbau von Stoffwechselprodukten, Reinigung • Beschleunigung der Regeneration
Darüber hinaus:	
• Linderung von Kopfschmerzen • Regulation des Blutdrucks • Reinigung des Körpers durch Befreiung von Giften	Geistig: • Beruhigung des Geistes • Beseitigung von Unruhe, Anspannung

Die Atmung

Der Ringfinger der rechten Hand wird in der Übung das linke und der Daumen das rechte Nasenloch verschließen. Es sollte darauf geachtet werden, dass der rechte Arm nicht am Brustkorb anliegt und so die Atmung einschränkt. Mit zunehmender Übung können die einzelnen Atemphasen zunehmend länger und intensiver werden.

1) Das rechte Nasenloch wird verschlossen, durch das linke wird eingeatmet.
2) Das linke Nasenloch wird verschlossen, durch das rechte wird ausgeatmet.

Dauer:
Anfänger: 10 Atemzüge
Fortgeschrittene: 20 Atemzüge

Entspannungsübungen

Entspannungsübungen können direkt nach den Körperübungen innerhalb eines Yogaprogramms eingesetzt werden, genauso denkbar ist die Ausführung einer gewählten Übung gesondert nach eigener Bedürfnislage.

Alle dargestellten Entspannungsverfahren machen sich zu Eigen, dass im Zustand tiefer Entspannung das Wohlbefinden von Körper, Geist und Seele im Vordergrund steht.

Entspannung durch Anspannung

Die meisten Muskelgruppen sind im Alltag angespannt. Aber auch in Ruhesituationen bleibt eine gewisse Restspannung, wenn auch oft nicht wahrgenommen, vorhanden. So wird langfristig eine Muskelverkürzung angebahnt, die eine Dysbalance und Verletzungen begünstigt. Auch Sportler neigen oftmals dazu, sich zu stark zu fordern und sich nicht genügend bewusste Ruhe zu gönnen.

Um nun diese Muskelanspannung abzubauen, werden verschiedene Muskelpartien nacheinander für wenige Sekunden bewusst angespannt, um sie anschließend wieder zu entspannen. Durch mehrmaliges Wiederholen dieser Übung entspannen sich in der Regel die Muskelgruppen und das Erregungsniveau sinkt. Gerade für Sportler, die ihre Muskelspannung regelmäßig einsetzen, eignet sich diese Entspannungsübung, da ein fließender, bewusster Übergang von der Spannung zur Entspannung geschaffen wird.

Die Übung

Die entspannte Rückenlage wird eingenommen. Nacheinander werden die nachfolgend angesprochenen Körperregionen angespannt, die Spannung drei Atemzüge gehalten und mit dem Ausatmen wieder entspannt. Bevor zu einem anderen Körperbereich gewechselt wird, sollten einige Atemzüge vergehen. Nach der Übung sollte der Ausführende noch ca. fünf Minuten ruhen. Folgende Reihenfolge bietet sich an:

1) Die Zehen werden zu den Schienbeinen angezogen, die Oberschenkel werden angespannt.
2) Die Arme werden von der Unterlage angehoben, wobei die Hände zu Fäusten geballt werden und die Arme angespannt werden.
3) Die Bauchmuskulatur wird angespannt, indem die Bauchdecke nach innen gezogen wird.
4) Die Schultern werden zu den Ohren gezogen.
5) Die Gesichtsmuskeln werden angespannt und ziehen sich zusammen.

Körperwahrnehmung

Mit dieser Entspannungsübung soll die Aufmerksamkeit punktuell auf einzelne Körperbereiche gelenkt werden, um diesen Bereich bewusst zu spüren, evtl. Muskelverspannungen wahrzunehmen und lösen zu können.

Die Übung

Die entspannte Rückenlage wird eingenommen. Nacheinander geht die Aufmerksamkeit zu den einzelnen Körperbereichen. Die Aufmerksamkeit wird für ca. fünf Atemzüge gehalten. Liegen Spannung vor, wird versucht, diese mit dem Ausatmen zu lösen. Nach der Übung sollte der Ausführende noch ca. fünf Minuten ruhen. Folgende Reihenfolge bietet sich an:

1) Spüren des rechten Fußes/des rechten Beines
2) Spüren des linken Fußes/des linken Beines
3) Spüren des Beckens/des Bauchraumes
4) Spüren des unteren Rückens, Spüren der Wirbelsäule

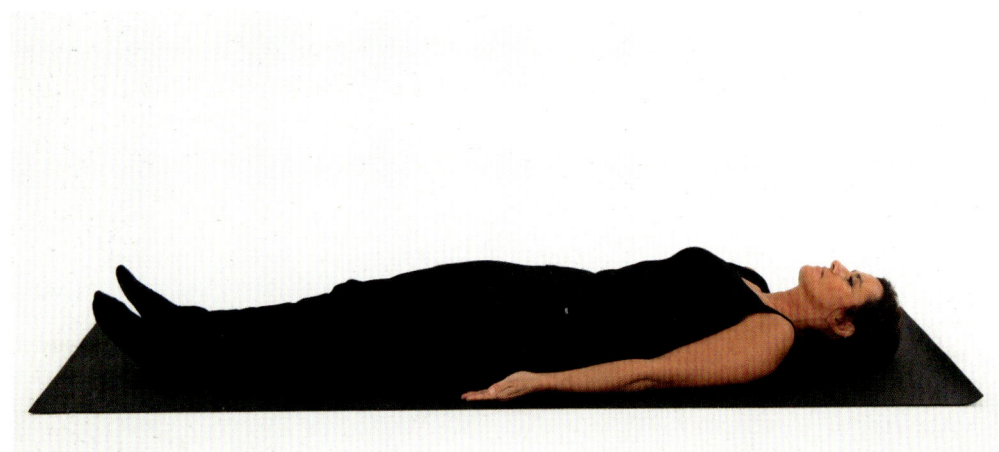

5) Spüren des Brustkorbes/der Schulterblätter
6) Spüren der rechten Schulter, des rechten
   Arms

7) Spüren der linken Schulter, des linken
   Arms
8) Spüren des Kopfes, des Gesichts
9) Spüren des ganzen Körpers

Phantasiereise: »Spaziergang im Wald«
Phantasiereisen laden dazu ein, die Acht-
samkeit und Konzentration sanft nach innen zu lenken und sich in der Phantasie auf
eine »kleine Reise« zu begeben, die Kraft
spendet und zu positiven Gedanken und Gefühlen verhelfen soll. Insbesondere Läufer
können mit dieser Entspannungstechnik Erholung und Regeneration erfahren. Hinzu
kommt, dass die Sensibilität für die eigenen
Wahrnehmungen erhöht wird und Hören,
Fühlen, Schmecken, Riechen neu erlebt wer-

den kann. Diese Tatsache kann auch die
Qualität der Trainingsläufe durch eine ver-
änderte Wahrnehmung steigern.

Die Übung
Die entspannte Rückenlage wird eingenommen und die Augen werden geschlossen.
Der Übende stellt sich einen Spaziergang im
Wald vor. Nachdem die nachfolgenden beschriebenen Bilder innerlich durchlebt wurden, wird noch für eine Weile die Entspannung genossen:

Im Wald riecht es nach frischem Tannengrün.
Du genießt die langsame, ruhige Bewegung.
Wegen der hohen Bäume ist es schattig, aber angenehm warm.
Die Vögel zwitschern, irgendwo klopft ein Specht.
Der moosige Untergrund fühlt sich angenehm warm an.
Der weiche Untergrund lädt zum Verweilen ein.
Der Blick geht zum Blätterdach, die Konturen verschwimmen.

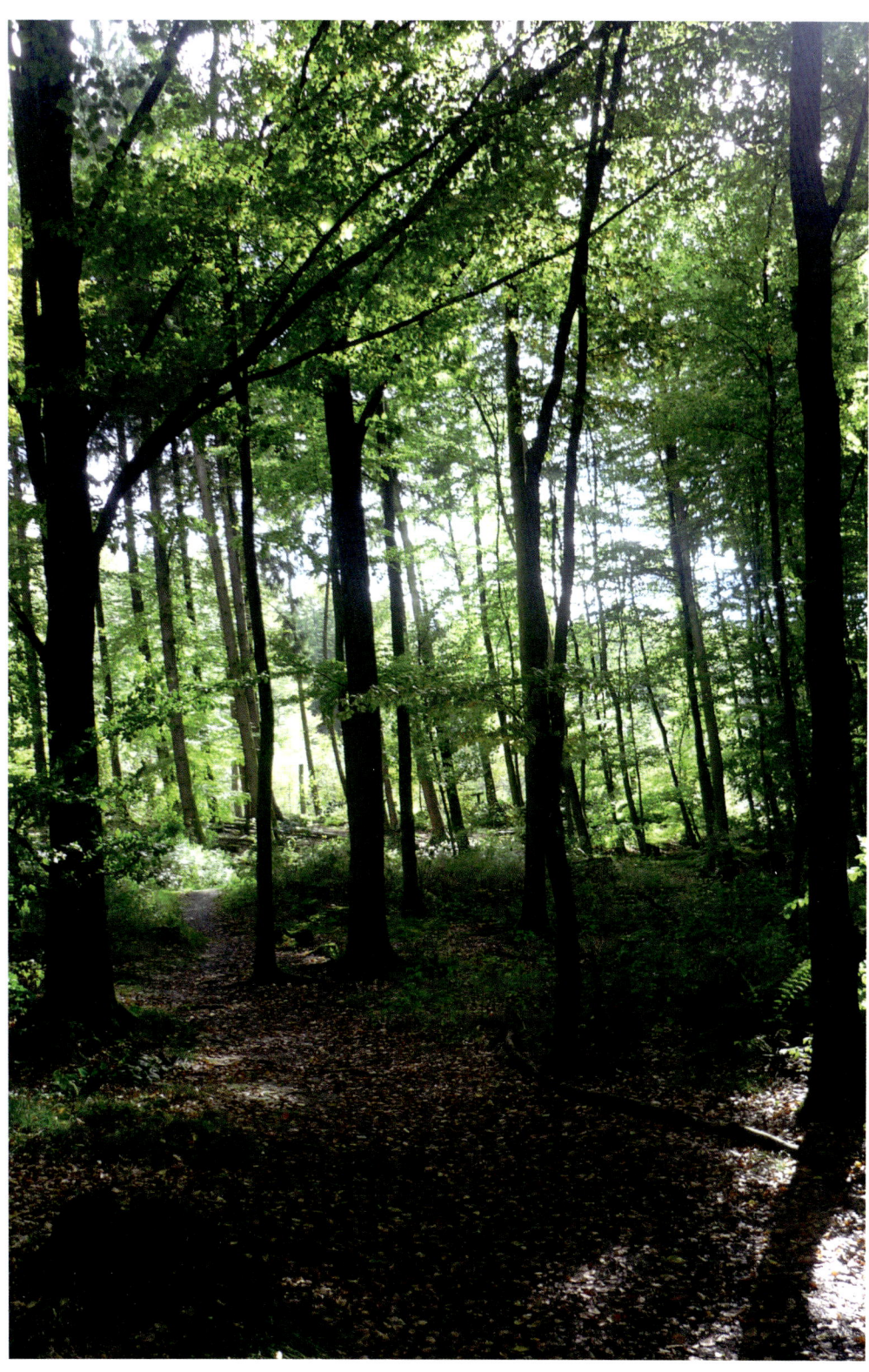

Selbstmassage mit Bällen

Bei diesen vorgestellten Selbstmassagen werden Füße, Rücken und der Nacken mit Hilfe von Tennis- oder Igelbällen massiert. So können auch die Körperbereiche angesprochen werden, die bei den Trainingsläufen einer hohen Beanspruchung ausgesetzt werden.

Die Massage für den Rücken

Für diese Massage werden zwei Bälle in eine Socke gesteckt, die dann verknotet wird. Noch effektiver wird die Übung, wenn statt der Tennis- Igelbälle gewählt werden. In der Rückenlage mit aufgestellten Füßen wird die Socke dann so platziert, dass die Wirbelsäule zwischen den Bällen zu liegen kommt. In dieser Haltung kann dann die Hüfte zunächst ganz sanft hin und her bewegt werden. Dann wird das ganze Gewicht auf die Bälle verlagert und es wird versucht, jegliche Spannung abzubauen. Die Massage wird zuerst im Bereich der tiefen Lendenwirbelsäule begonnen und kann dann, orientiert an der individuellen Bedürfnislage, schrittweise weiter oben platziert werden.

Die Massage für den Nacken

Für diese Massage werden drei Bälle in eine Socke gesteckt, die dann verknotet wird. In der Rückenlage wird die Socke dann so platziert, dass die beiden oberen Bälle am Ansatz des Hinterkopfes unterlegt werden (etwa auf Höhe der Ohren). Der dritte Ball liegt direkt darunter. Auf dem dritten Ball darf kaum Gewicht lasten. Der Druck der harten Tennisbälle löst die Muskelverspannungen. Nach etwa fünf Minuten wird die Socke entfernt und der Übende sollte die Wirkung noch für einige Minuten nachspüren.

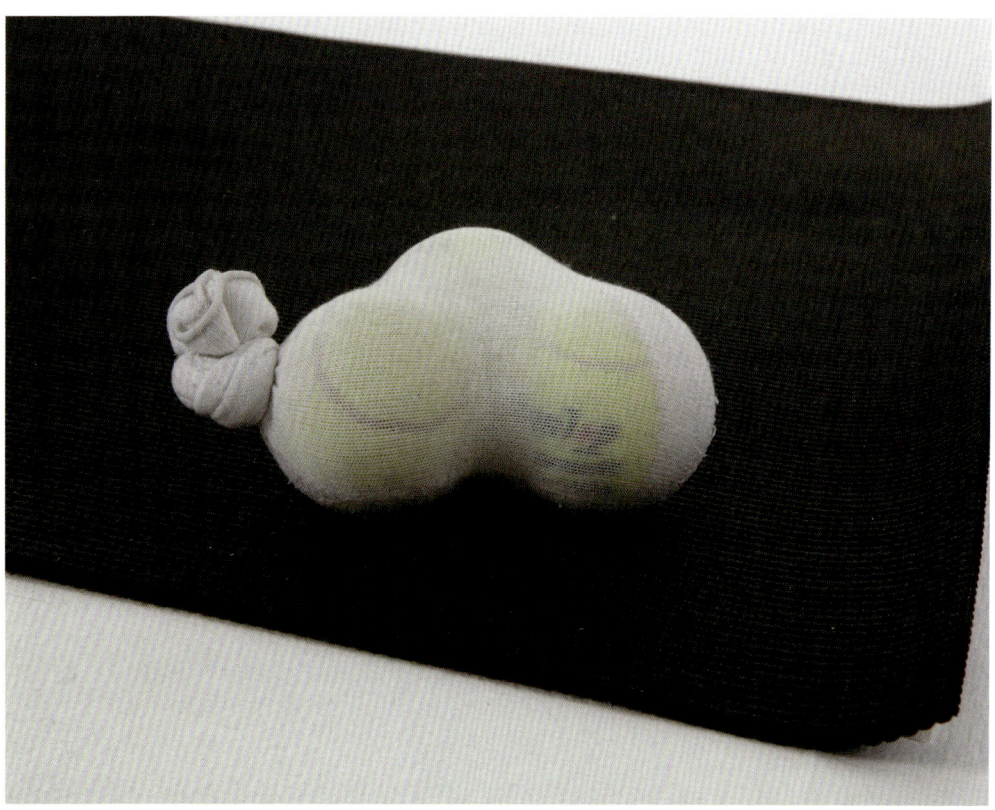

Nackenentspannung durch das Unterlegen eng aneinander liegender Tennisbälle

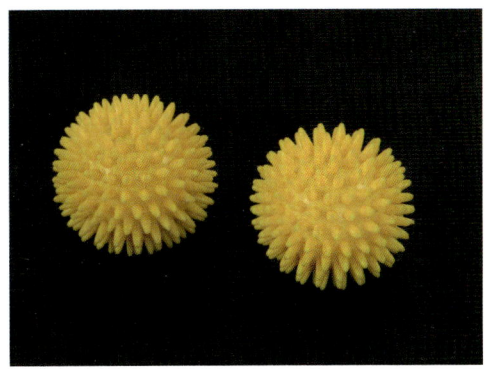

Fußmassage mit Hilfe von Igelbällen

Die Fußmassage

Für diese Massage werden Tennis- oder Igelbälle benutzt. Die verschiedenen vorgestellten Techniken sprechen die Fußreflexpunkte an und schaffen eine Entspannung für die Füße.

Im Sitz auf einem Stuhl

1) Der Ball wird unter der ganzen Fußsohle hin und her gerollt, erst vor und zurück, dann im Kreis.

2) Der Fuß wird gebeugt und die Zehen so weit wie möglich zum Schienbein heran gezogen, wobei der Ball mittig unter dem Längsgewölbe liegt. Die Spannung wird zehn Atemzüge lang gehalten.

3) Der Fuß wird mindestens zehnmal dynamisch gestreckt und wieder gebeugt.

Im Stand

1) Der Ball wird unter der ganzen Fußsohle 20-mal hin und her gerollt, erst vor und zurück, dann im Kreis.

2) Der Ball liegt mittig unter dem Längsgewölbe. Das Gewicht wird zunehmend auf den Ball übertragen. Danach wird gleichermaßen mit dem Vorderfußballen und der Ferse verfahren. Der Druck wird jeweils acht Atemzüge lang gehalten.

Übungen zum Zwischenentspannen

Bei der Ausführung der Yoga-Programme werden Körperübungen vorgestellt, die vielseitige Wirkungen aufzeigen und zum Teil als anstrengend empfunden werden. Dieses erfordert das Einnehmen entspannter Haltungen, in denen sich der Übende von der vorangegangenen Anspannung erholen und die Wirkungen der Übung nachspüren kann. Die Dauer und der Einsatz der nun im Folgenden vorgestellten Haltungen richten sich nach der individuellen Bedürfnislage.

Die Stellung des Kindes
Im Fersensitz wird der Oberkörper vorgeneigt und legt sich auf den Oberschenkeln ab.

Die Arme können nach vorne gestreckt oder neben den Körper nach hinten heraus gelegt werden.

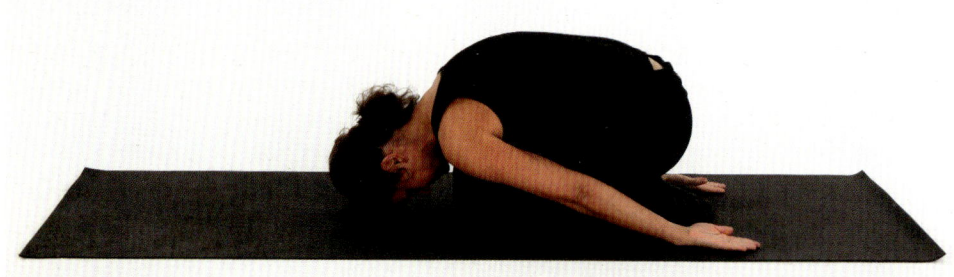

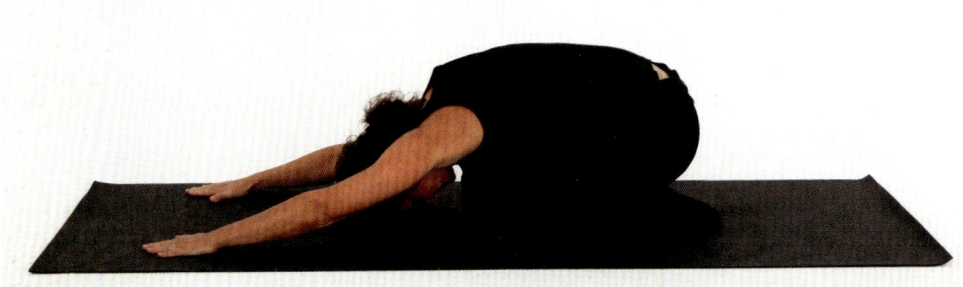

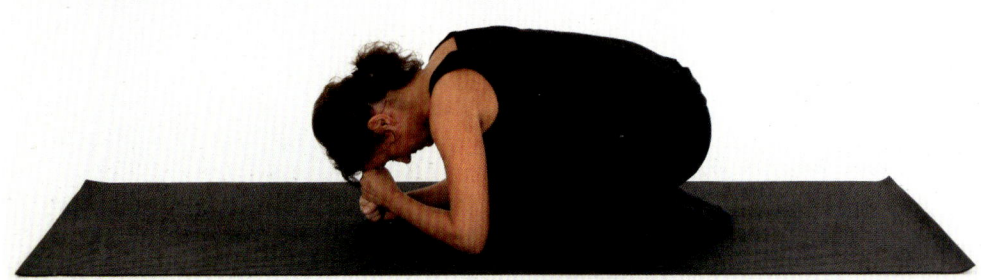

Eine weitere Variante ergibt sich aus dem »Fäusteturm«, bei dem die Stirn auf den aufeinander gesetzten Fäusten ruht.

Der Stand

Im Stand werden die Schultern entspannt gehalten und die Arme hängen schwer herab. Der Rumpf und der Kopf werden aufrecht gehalten.

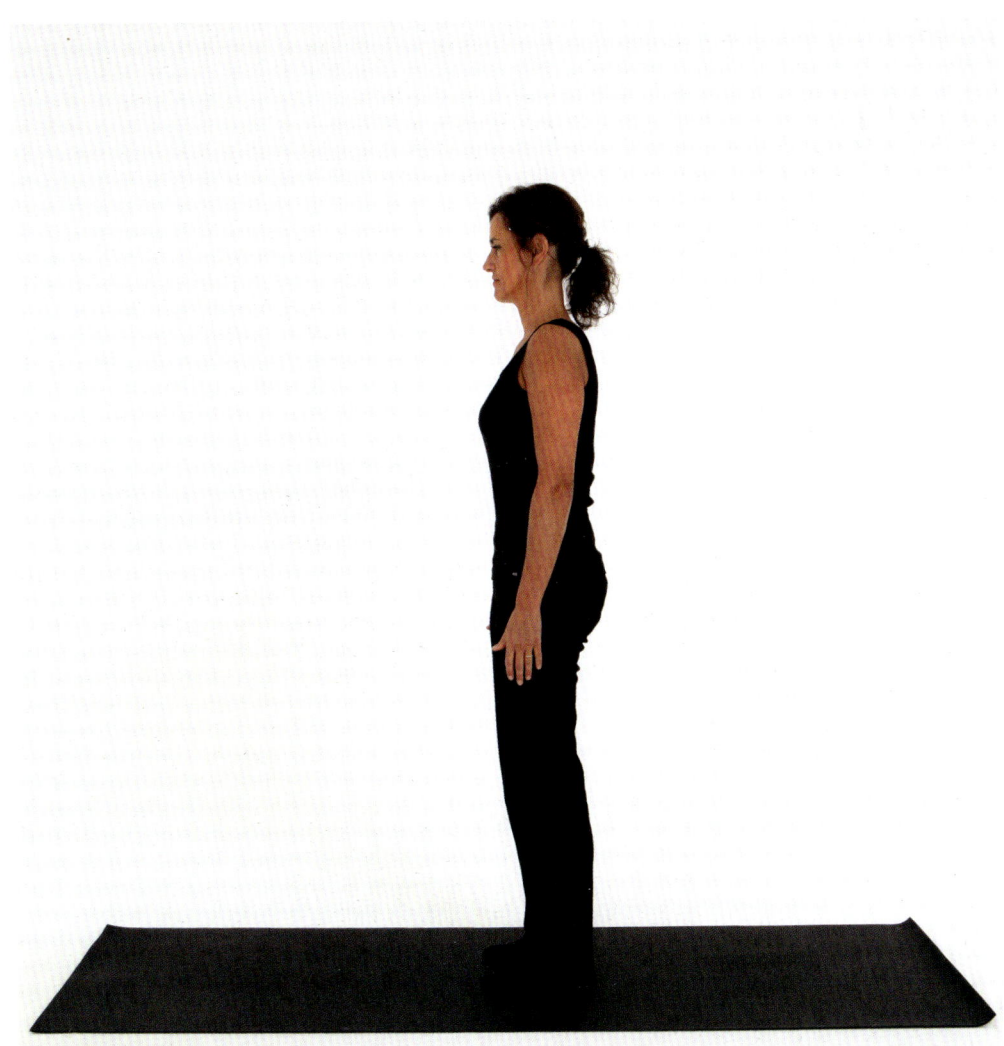

Der Sitz
Im Lang-, Schneider-
oder Fersensitz
streben der Rumpf
und der Kopf nach
oben. Bei Bedarf kann
ein Sitzkissen oder der
Meditationshocker
unterstützend einge-
setzt werden.

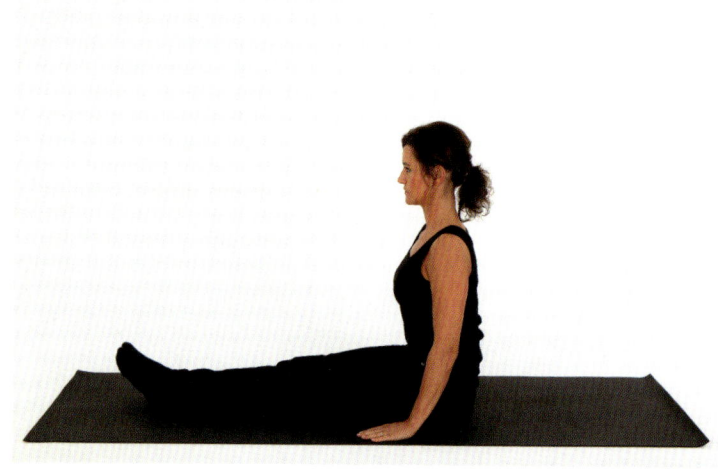

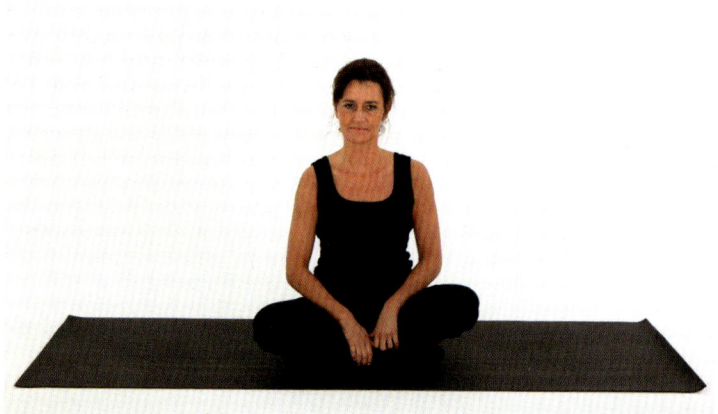

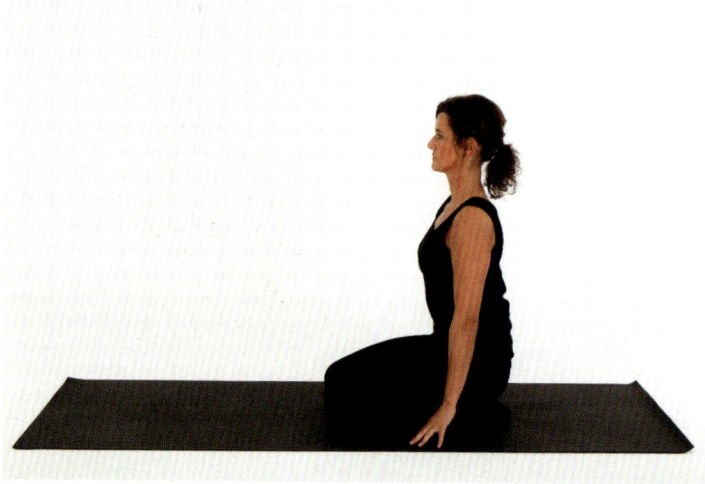

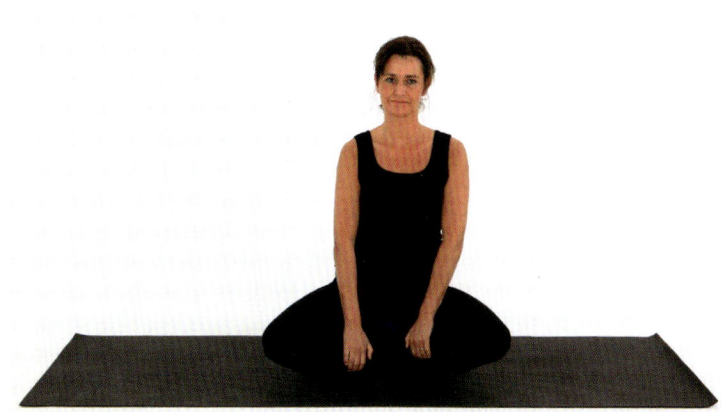

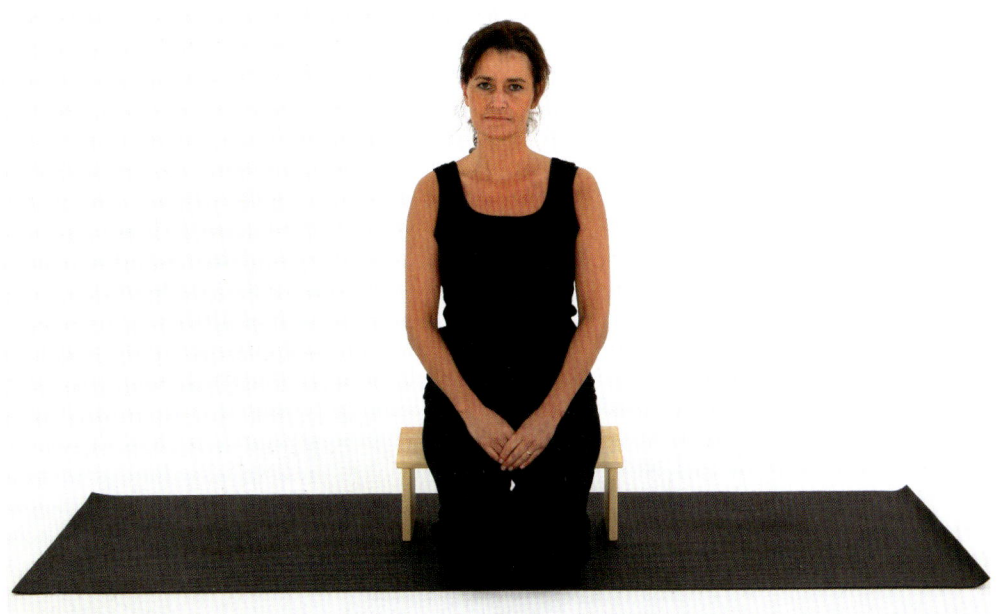

Die Rückenlage I

In der Rückenlage liegen die Arme neben dem Körper, wobei die Handinnenseiten nach oben weisen. Die Füße fallen locker auseinander. Bei Bedarf kann ein Nacken- oder Kniekissen eingesetzt werden.

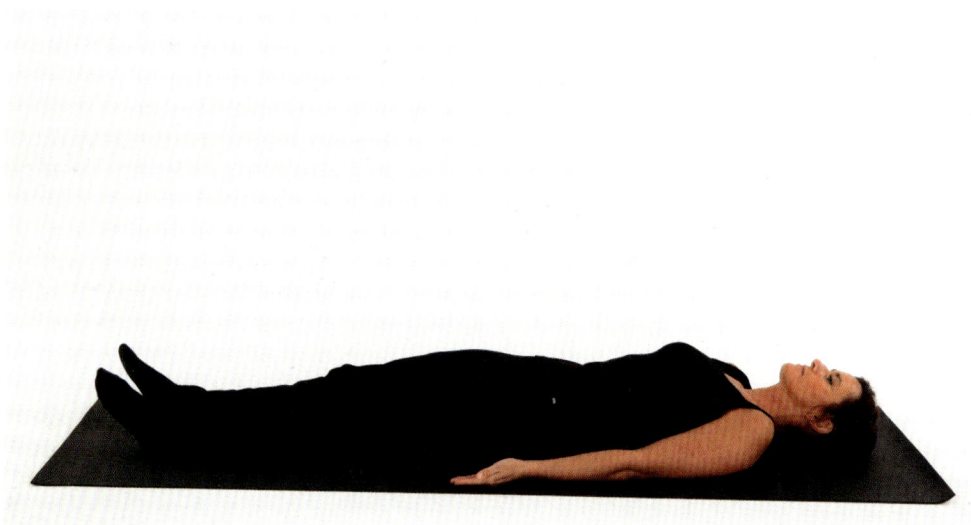

Die Rückenlage II

In der Rückenlage werden die Füße weiter als schulterbreit aufgestellt. Die Knie legen sich aneinander.

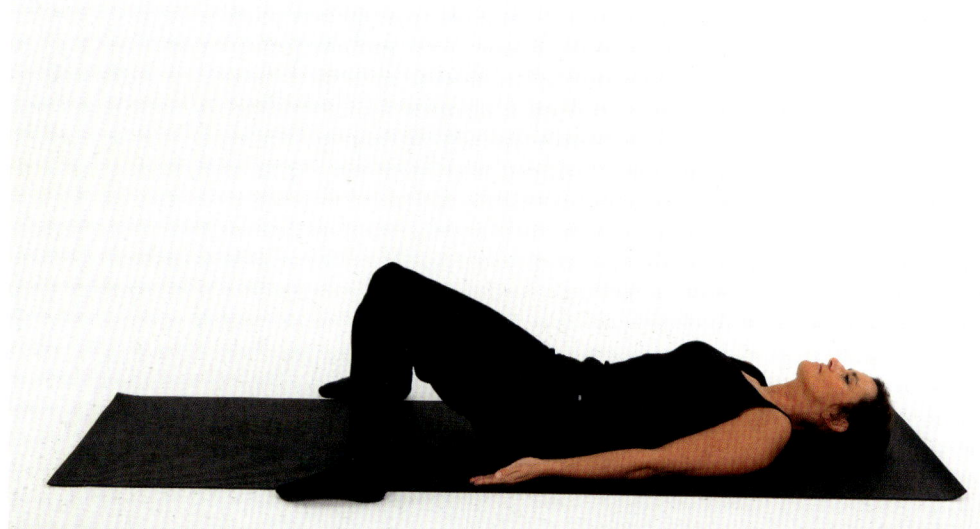

Die Bauchlage

In der Bauchlage kann sich der Kopf seitlich ablegen. Die Arme können wahlweise vor oder neben dem Körper aufgelegt werden.

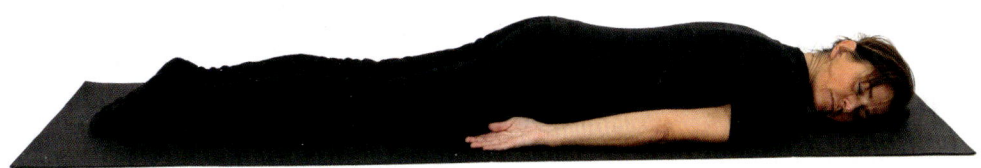

Die Seitlage 1

In der Seitlage wird der Kopf mit Hilfe eines Kissens gestützt.

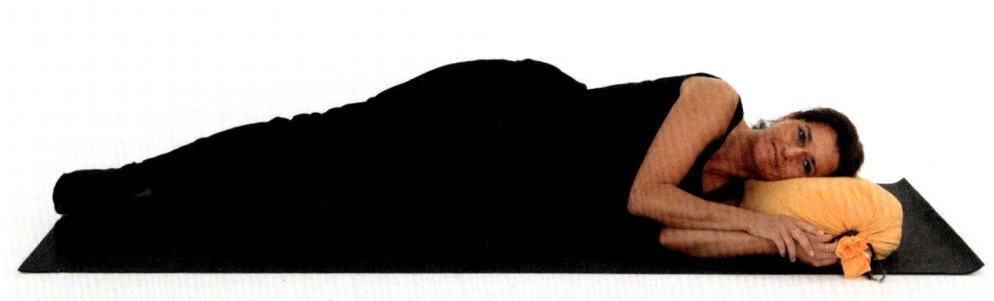

Die autogene Rückenmassage I

In der Rückenlage werden die gebeugten Beine
mit Hilfe der Hände zum Rumpf gebracht.
Durch seitliches Wiegen wird der untere Rücken
massiert.

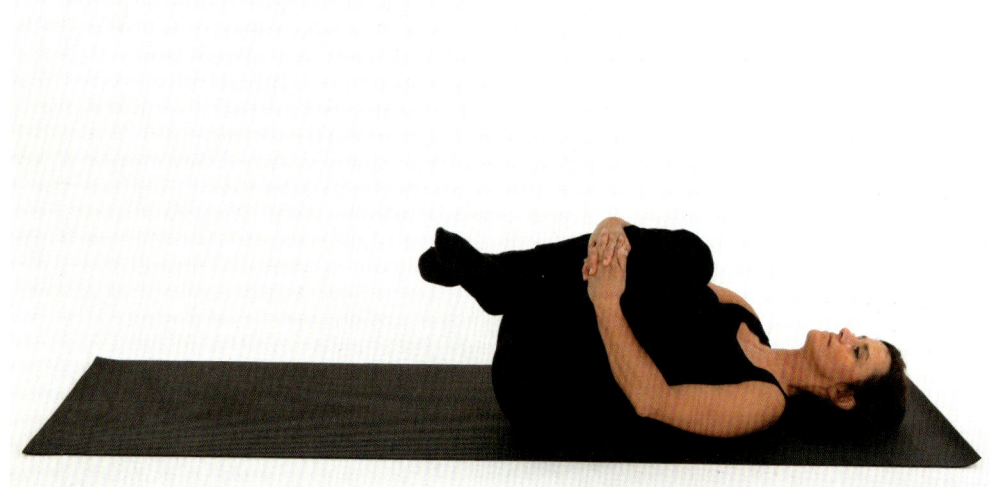

Die autogene Rückenmassage II
(setzt entsprechende Beweglichkeit
voraus)

In der Rückenlage werden die Beine nach oben
gebracht, wobei die Hände die Füße zu fassen
bekommen. Die Beine werden durch den Zug
durch die Hände hinter den Körper gebracht,
wobei die Lendenwirbelsäule vom Boden
abhebt. Durch wiederholtes Nachgeben
des Zuges kommt der Körper in eine leichte
Schaukelbewegung entlang der Längsachse,
wodurch der Bereich der Brustwirbelsäule
massiert werden kann.

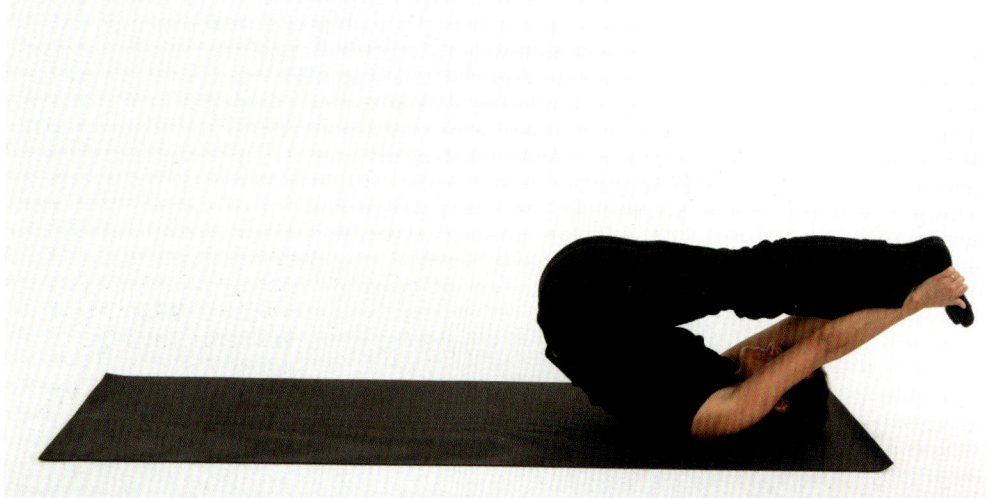

Körperübungsprogramme

Die im Folgenden vorgestellten Programme können gemäß der Übungsbeschreibung ausgeführt werden. Die einzelnen Programme wurden hinsichtlich ihrer Komplexität in drei Schwierigkeitsstufen von »leichter Anforderung« bis hin zur »hohen Anforderung« untergliedert, so dass gemäß des eigenen Leistungsstands ausgewählt werden sollte. In jeder Schwierigkeitsstufe werden jeweils drei Programme vorgestellt, so dass der Ausführende abwechslungsreich variieren kann.

Leichte Programme

1. Programm

L 1

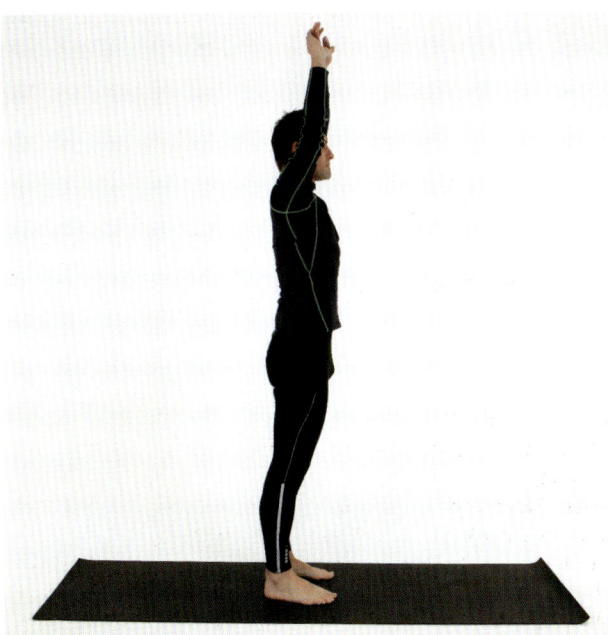

Tiefe Vorbeuge
Vorbereitung:
Im Stand streben die Arme nach oben, die Wirbelsäule wird gestreckt.
Ausführung:
Der Oberkörper neigt sich zunächst bei gestreckter Beinhaltung in die Vorneige, der untere Rücken sollte hierbei gestreckt bleiben. Der Oberkörper kommt anschließend in eine tiefe Vorneige.

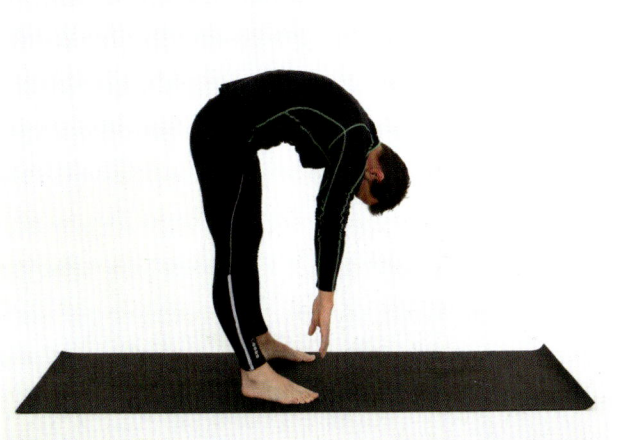

Wirkungen
- **Dehnung der Rückseite des Körpers/Beinbeuger**
- *verstärkte Durchblutung des Kopfes*
- *Anregung der Zwerchfellatmung*

20 Atemzüge

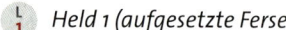

Held 1 (aufgesetzte Ferse)
Vorbereitung:
Eine Schrittstellung wird eingenommen.
Ausführung:
*Das vordere Bein wird gebeugt, danach
Seitenwechsel.*

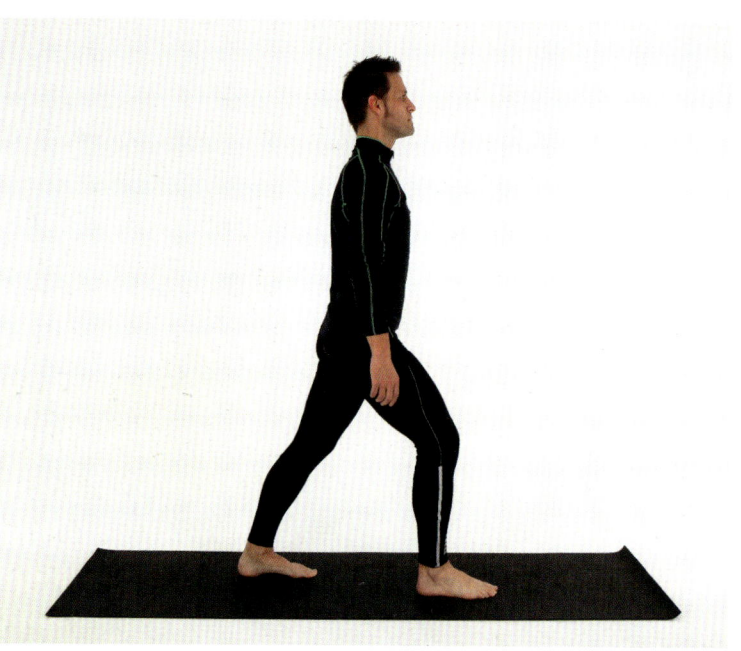

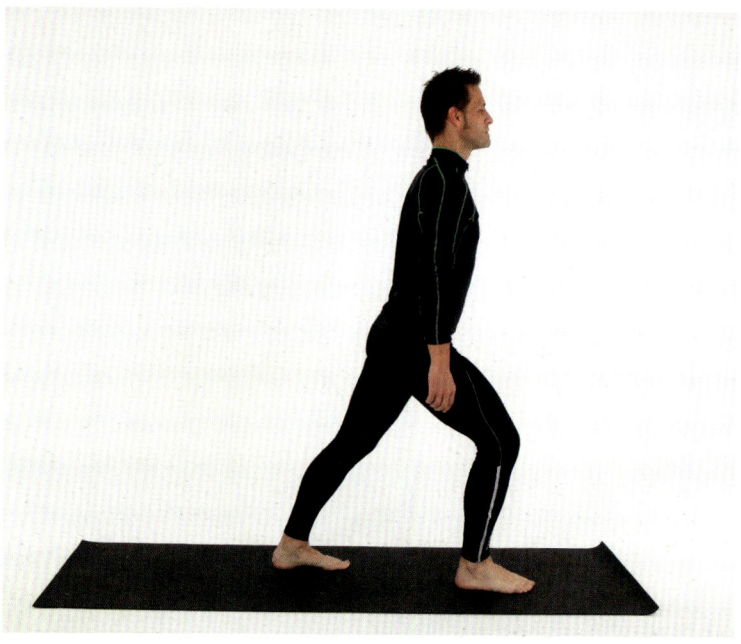

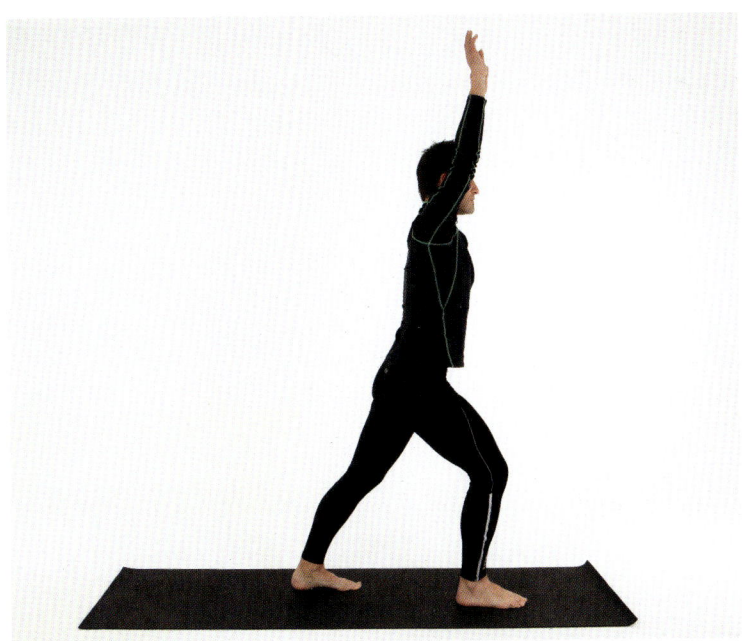

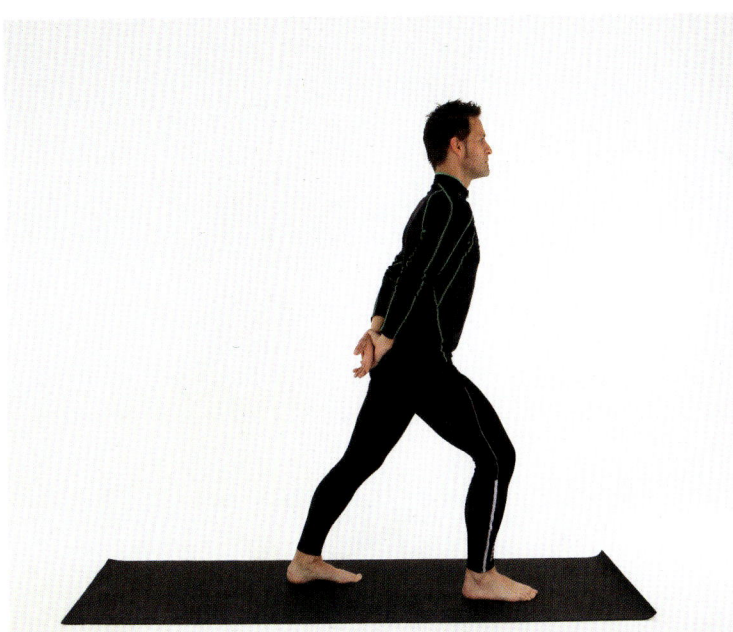

Wirkungen

- *Dehnung der Beinbeuger*
- *Dehnung der Wadenmuskulatur*
- Kräftigung der Fuß-, Oberschenkel- und Beckenbodenmuskulatur
- Dehnung der Hüftbeuger
- Öffnung des Brustraumes

Variationen
1) Die Arme werden nach oben gestreckt.
2) Die Hände fassen sich hinter dem Körper.

Jeweils 10 Atemzüge

Bogen 1

Vorbereitung:
Die Bauchlage wird eingenommen.
Ausführung:
Die Beine werden so weit gebeugt, dass die
Hände die Füße umfassen können.

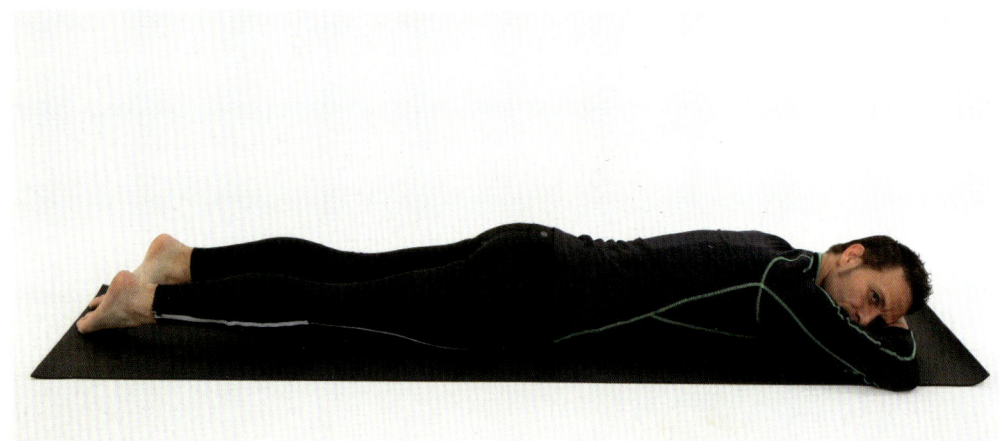

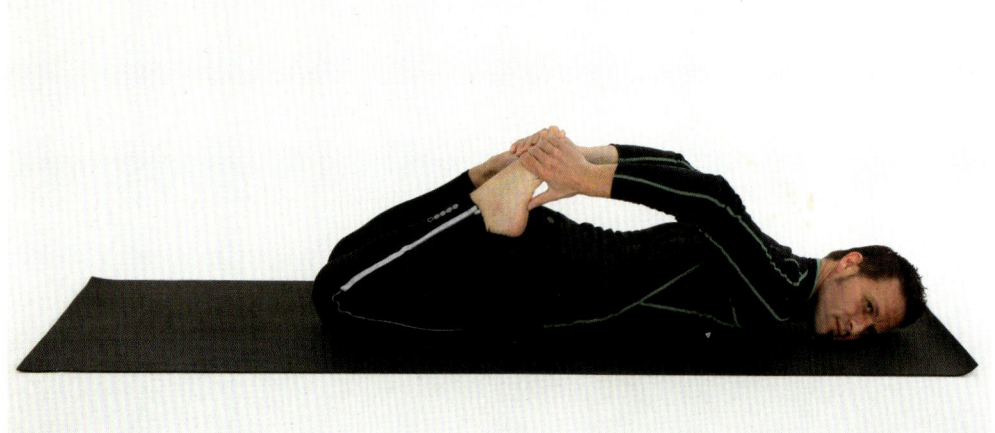

Wirkungen

- **Dehnung der Beinstrecker und Hüftbeuger**
- Dehnung der Schienbeinmuskulatur

10 Atemzüge

L
1 *Schulterbrücke*

Vorbereitung:
In der Rückenlage werden die Füße aufgesetzt.
Die Arme liegen neben dem Rumpf.

Ausführung:
Die Beckenbodenmuskulatur wird kontrahiert.
Nach und nach hebt erst das Becken, dann Wirbel für Wirbel der Rücken vom Boden ab nach oben, bis eine Ebene von den Knien zu den Schultern entsteht. Der Nacken bleibt entspannt.

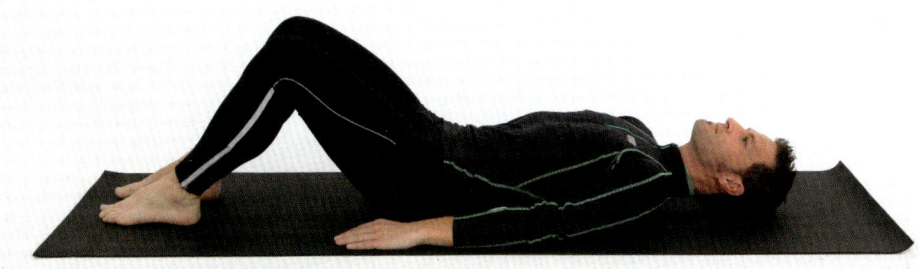

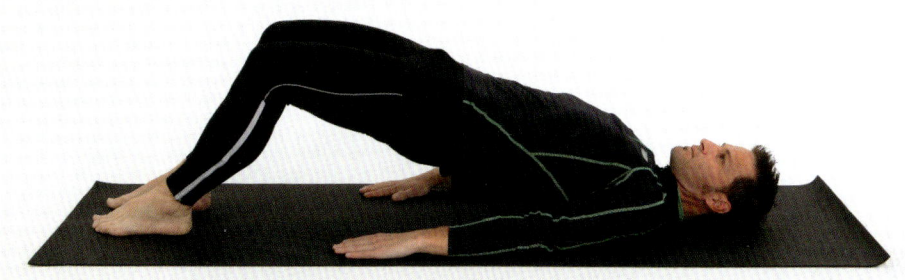

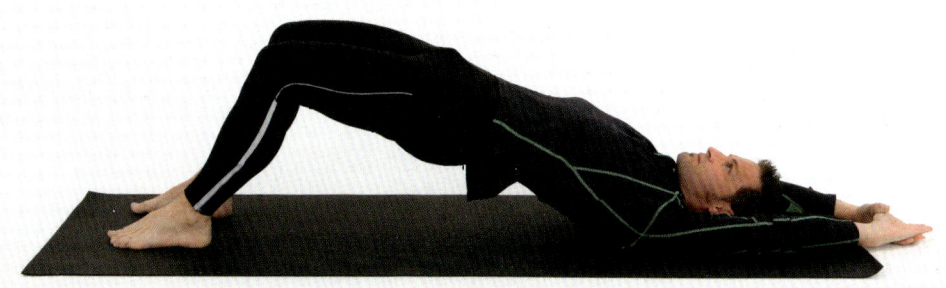

Wirkungen

- ***Kräftigung der Gesäßmuskulatur***
- *Mobilisation der Wirbelsäule*
- *Stärkung der Beckenbodenmuskulatur*
- *Kräftigung der Oberschenkel- und Rückenmuskulatur*
- *Dehnung des Nackens, der Hüftbeuger und der Brustmuskulatur*

Variation
Die Arme können hinter dem Körper abgelegt werden.

10 Atemzüge

Käfer I

Vorbereitung:
Die Rückenlage wird mit aufgestellten Füßen eingenommen.
Ausführung:
Beine und Arme werden nach oben gestreckt.

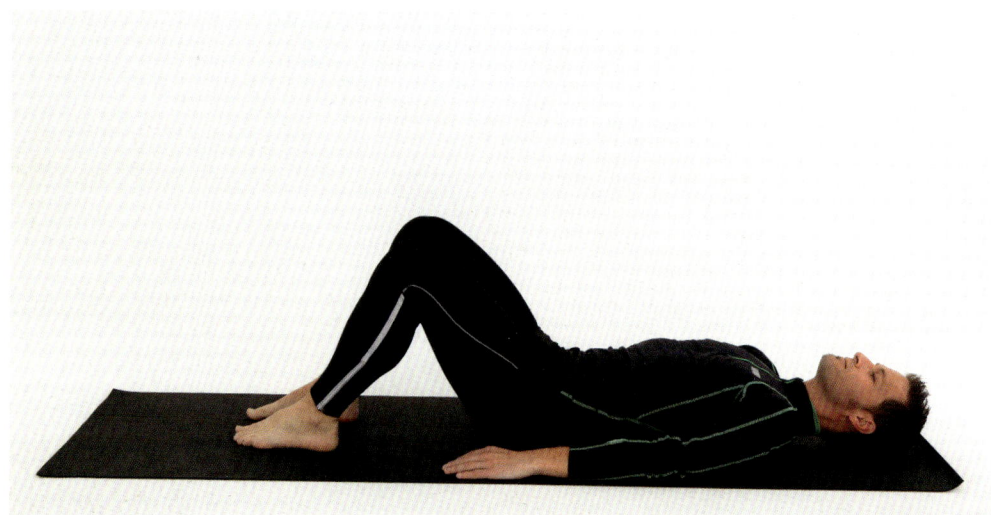

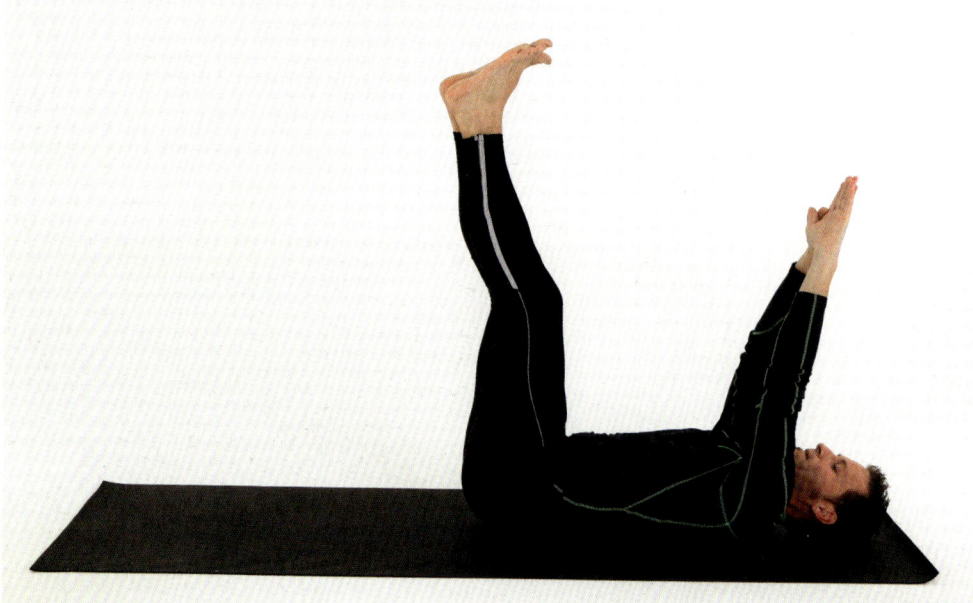

Wirkungen
- **Kräftigung der Bauchmuskulatur**
- Dehnung der Beinbeuger

10 Atemzüge

Winkel in der Rückenlage
Vorbereitung:
In der Rückenlage strecken die Beine nach oben.
Ausführung:
Die Beine werden langsam gegrätscht.

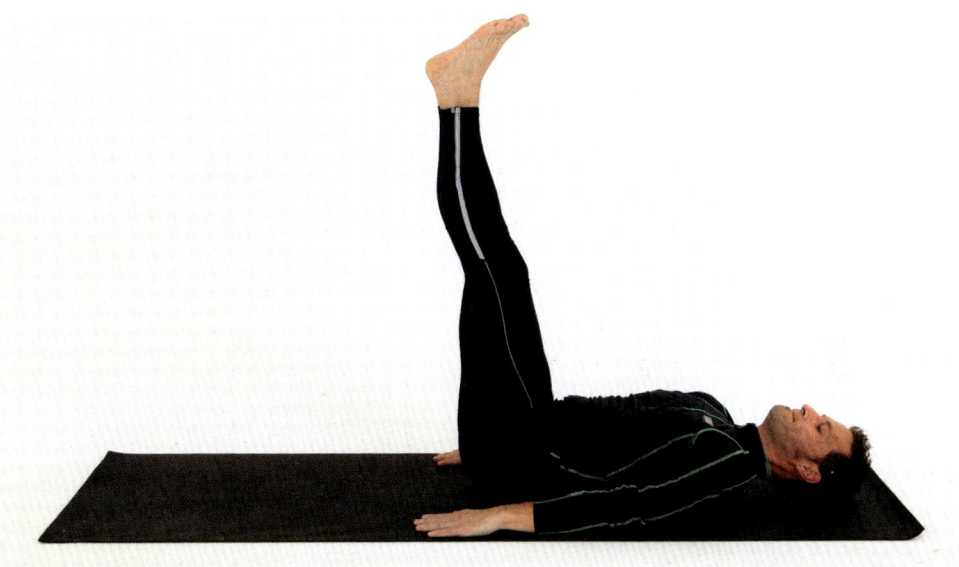

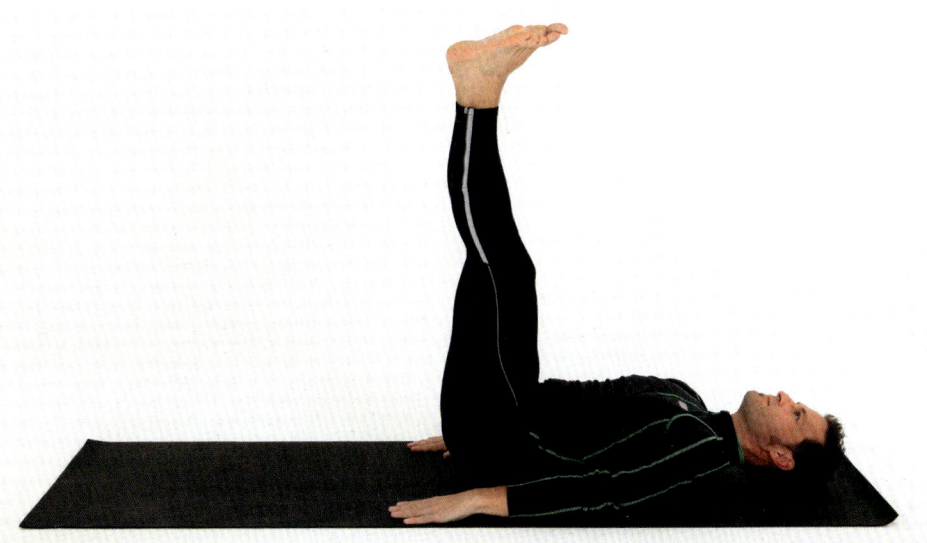

Wirkungen

- **Dehnung der Adduktoren**
- Dehnung des Beckenbodens
- Kräftigung der Bauchmuskulatur
- Mobilisation der Kreuzbein-/Darmbeingelenke   10 Atemzüge

L 1 *Krokodil*

Vorbereitung:
In der Rückenlage werden die Füße aufgestellt und die Arme legen sich seitlich ab.

Ausführung:
Die Beine kippen nach links und legen sich ab. Das rechte Bein wird gestreckt und möglichst weit hochgebracht. Der Kopf dreht nach rechts. Danach wird die Übung zu Gunsten der anderen Seite ausgeführt.

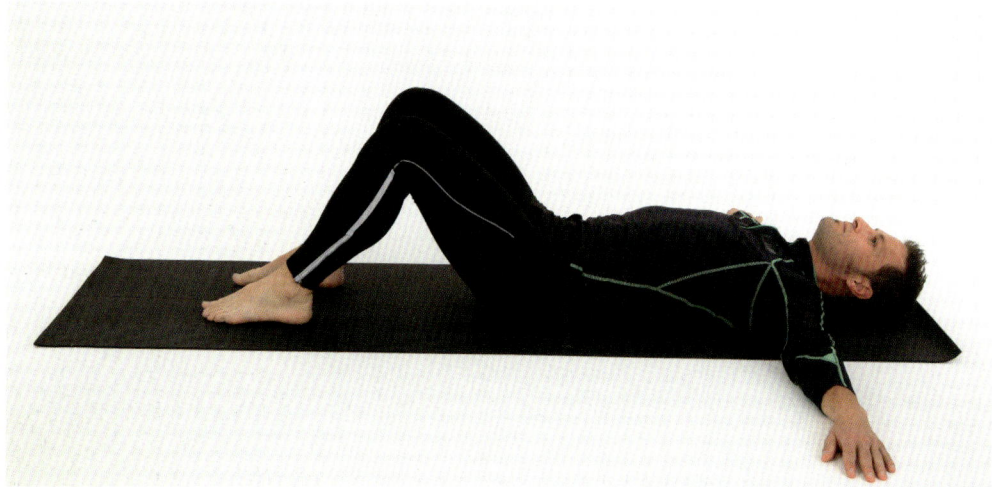

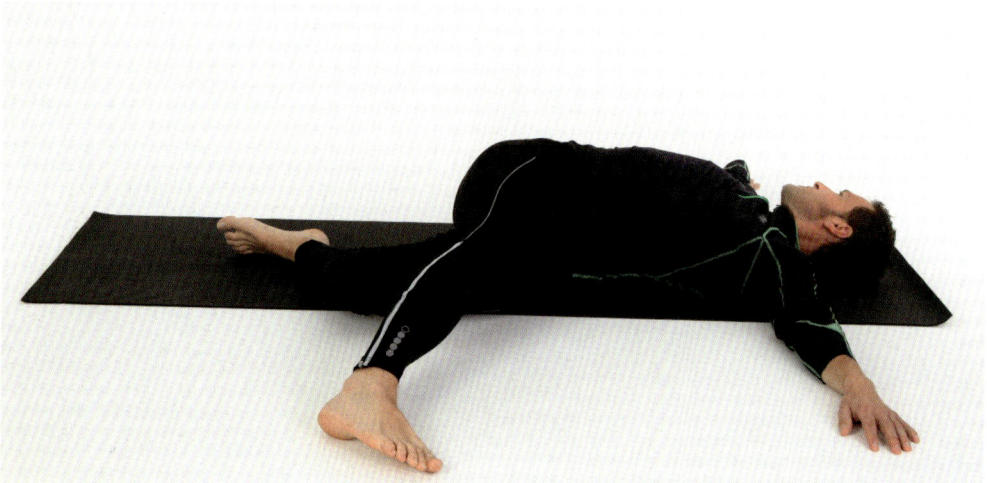

Wirkungen

- **Dehnung der Beinbeuger**
- *Dehnung der Gesäßmuskulatur*
- *Mobilisation des Rückens*

Jeweils 20 Atemzüge

Heuschrecke in der Seitlage I

Vorbereitung:
Die Seitlage wird eingenommen, wobei der Kopf von einem Kissen gestützt wird und der unten liegende Arm im rechten Winkel zum Rumpf abgelegt wird.

Ausführung:
Beide Beine werden angehoben, danach Seitenwechsel.

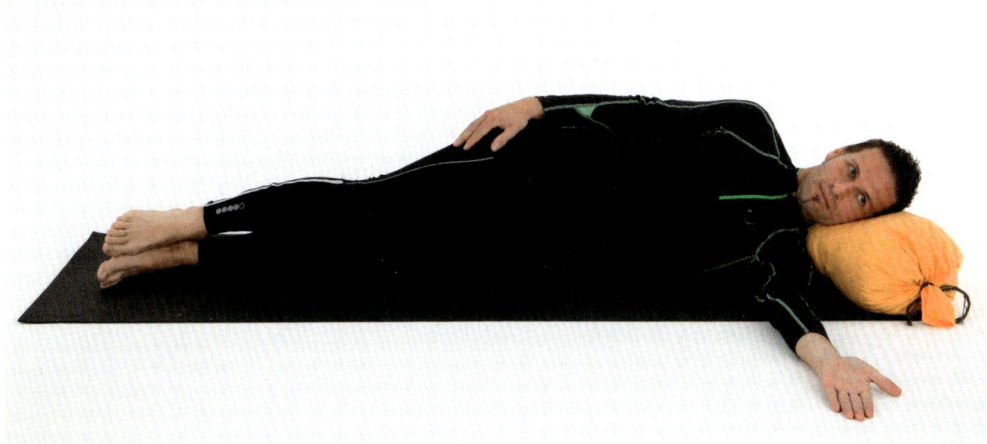

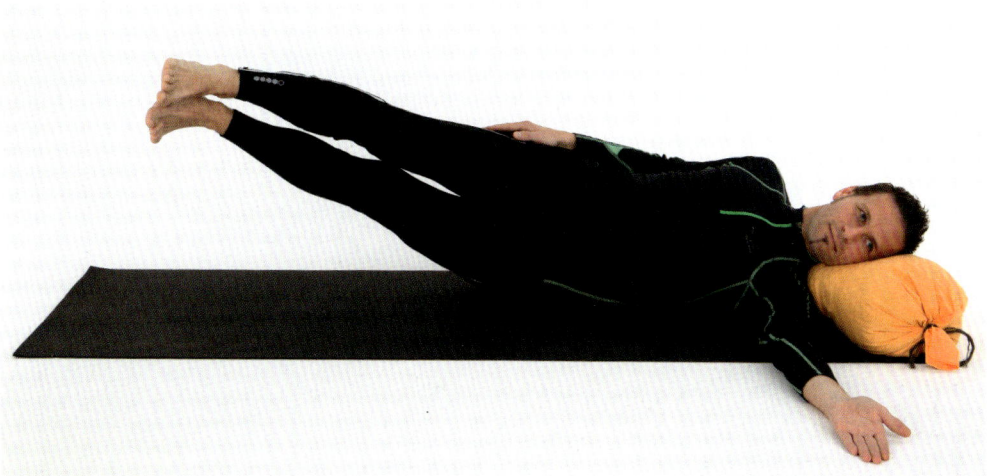

Wirkungen
- ***Kräftigung der seitlichen Rumpfmuskulatur***
- *Kräftigung der Abduktoren*
- *Aufbau einer Ganzkörperspannung*

Jeweils 8 Atemzüge

(L 1) *Waage I*
Vorbereitung:
Im Vierfüßlerstand mit aufgesetzten Knien wird
der Rücken gerade gehalten.
Ausführung:
Der linke Arm löst vom Boden und wird mög-
lichst waagerecht ausgerichtet, danach Seiten-
wechsel.

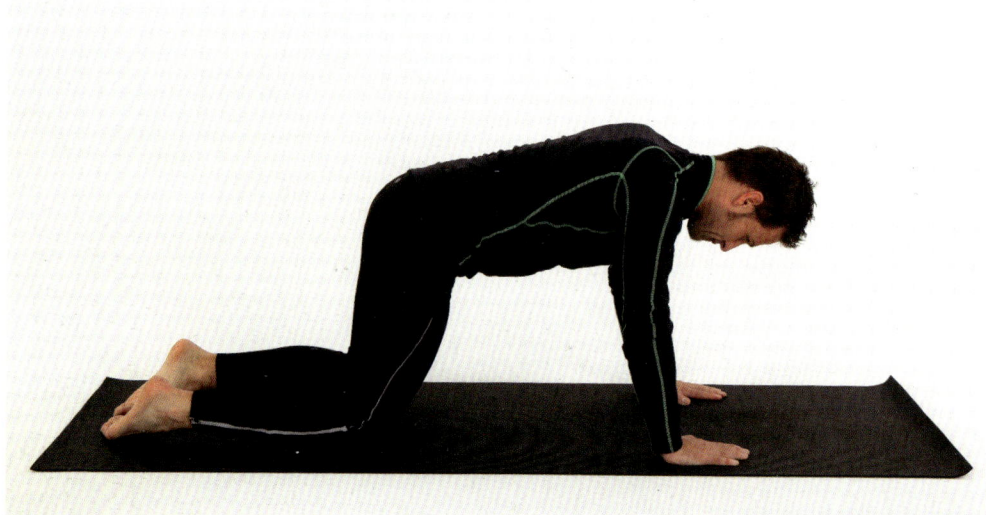

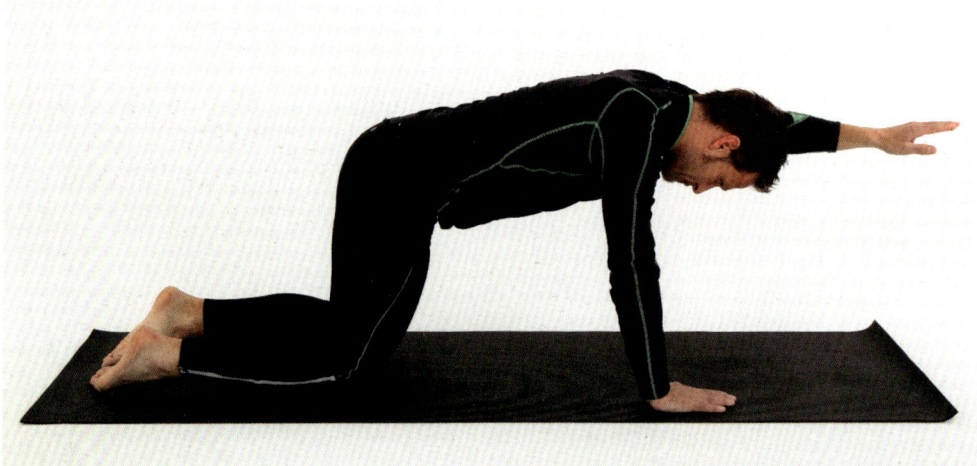

Wirkungen
- *Kräftigung der Rückenmuskulatur*

Jeweils 8 Atemzüge

L
1

Brett I

Vorbereitung:
*Im Vierfüßlerstand mit aufgesetzten Knien wird der Rücken
gerade ausgerichtet.*

Ausführung:
*Die Hände werden zwei Handlängen weiter vorne aufge-
setzt. Das Gewicht wird so weit nach vorne verlagert, dass
sich die Schultern wieder über den Händen befinden.*

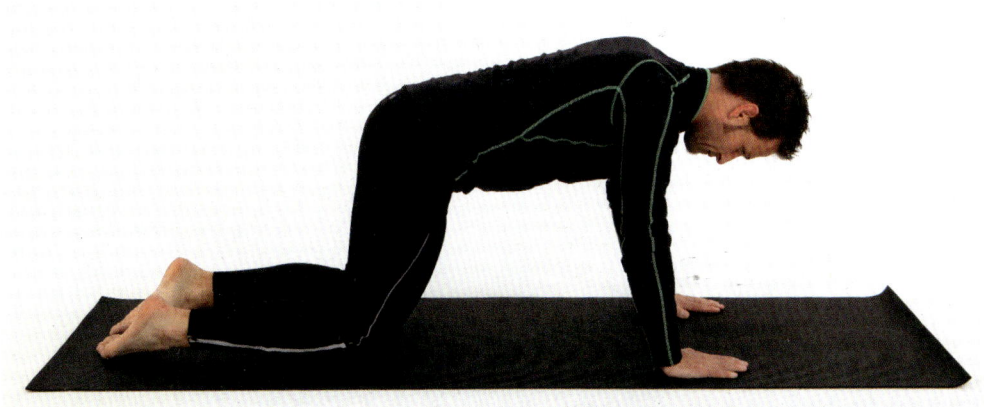

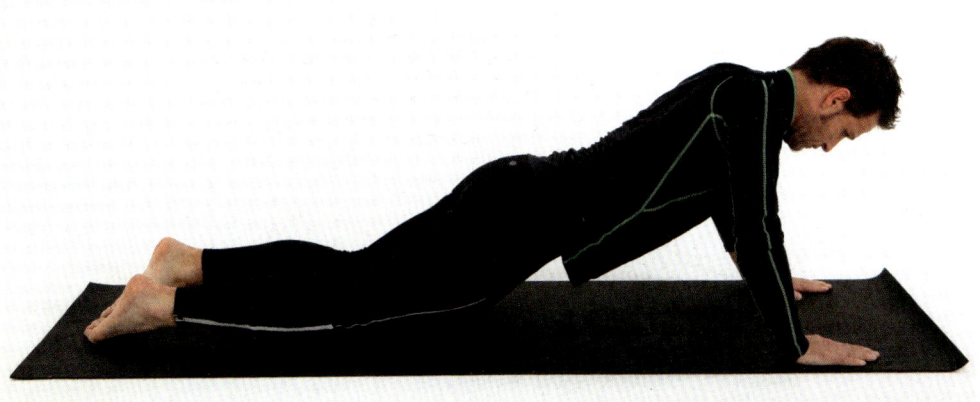

Wirkungen

- *Aufbau einer Ganzkörperspannung*

8 Atemzüge

Hund

Vorbereitung:
Im Vierfüßlerstand mit aufgesetzten Knien wird der Rücken gerade gehalten.

Ausführung:
Die Knie werden vom Boden abgehoben und die Beine werden durchgestreckt. Der Oberkörper kommt bei durchgestreckter Armhaltung in die Vorneige, bis der Kopf sich bei entspannter Nackenmuskulatur zwischen den Armen befindet. Arme und Rücken bilden somit eine kraftvolle Linie. Der Brustkorb weitet sich, die Fersen streben zum Boden.

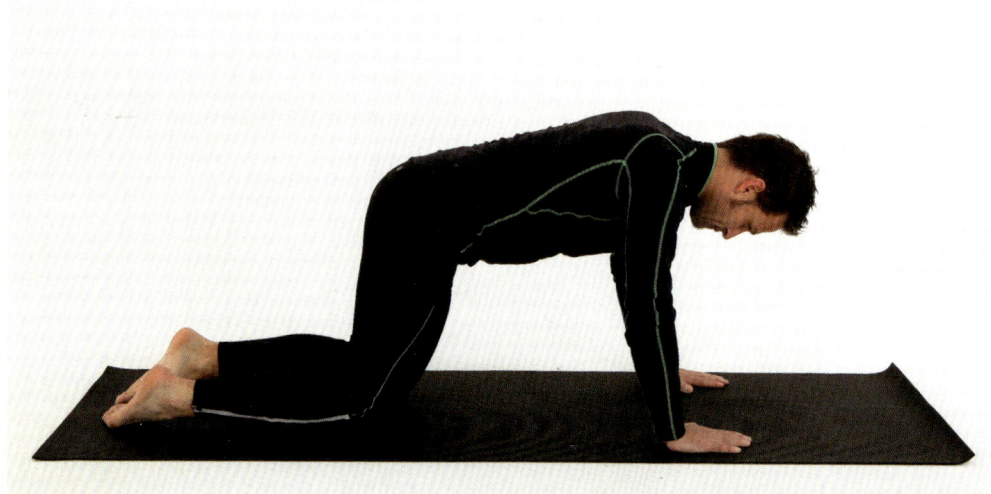

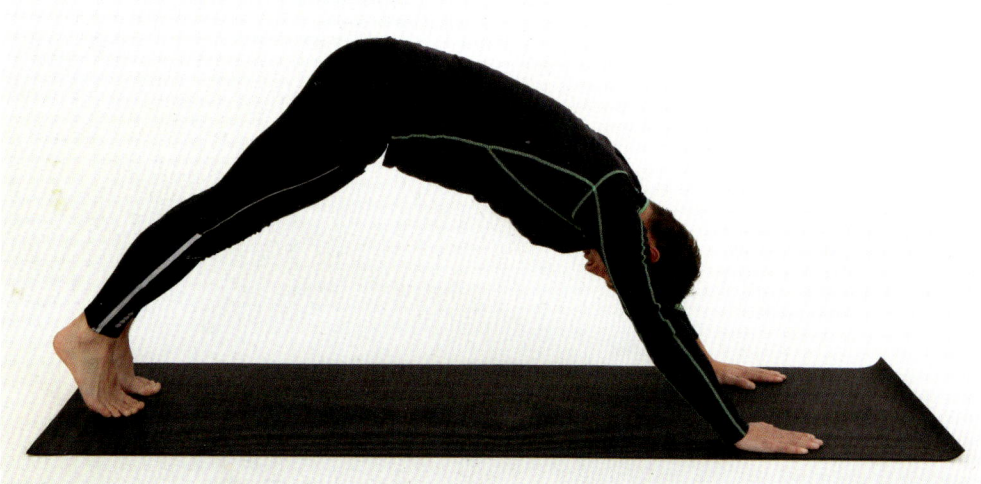

Wirkungen

- **Kräftigung der Schulter- und Armmuskulatur**
- *Dehnung der Brustmuskulatur und Beinbeuger*
- *Entstauchung und Entlastung der Lendenwirbelsäule*

10 Atemzüge

2. Programm

Held I (aufgesetzte Ferse)
Vorbereitung:
Eine Schrittstellung wird eingenommen. Der hintere Fuß wird schräg aufgesetzt. Die Beine sind gestreckt.
Ausführung:
Das vordere Bein wird gebeugt, danach Seitenwechsel.

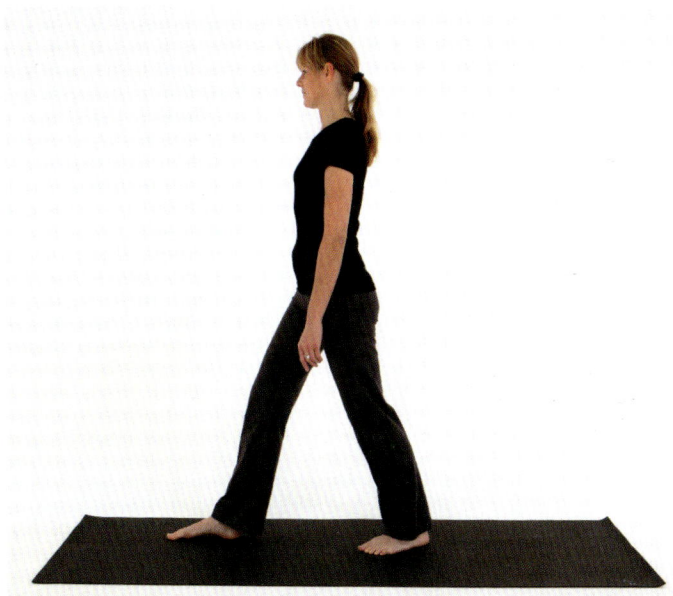

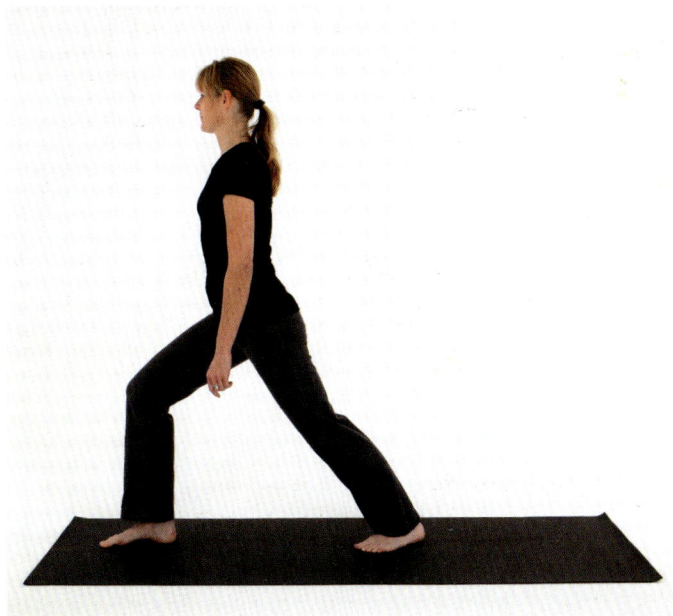

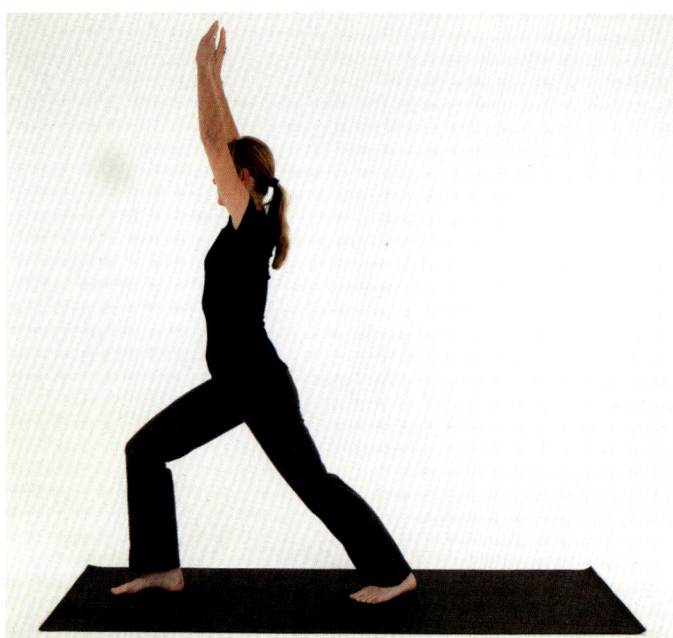

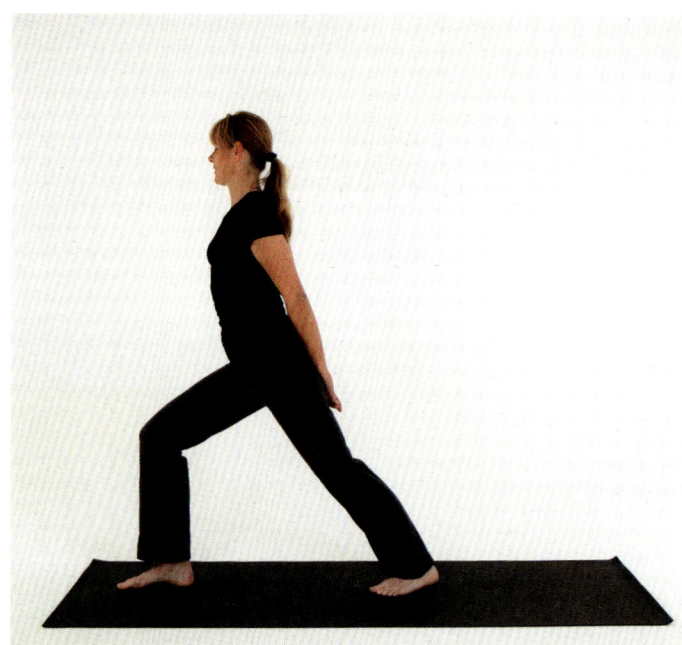

Wirkungen

- **Dehnung der Wade**
- **Dehnung der Bein- und Hüftbeuger**
- Kräftigung der Fuß-, Oberschenkel- und Be-
  ckenbodenmuskulatur
- Öffnung des Brustraumes

Variationen

1) Die Arme werden nach oben gestreckt.
2) Die Hände fassen sich hinter dem Körper.

Jeweils 10 Atemzüge

Held I (vom Boden gelöste Ferse)

Vorbereitung:
*Eine sehr weite Schrittstellung wird eingenom-
men. Die hintere Ferse löst vom Boden.*

Ausführung:
*Das vordere Bein wird gebeugt, danach Seiten-
wechsel.*

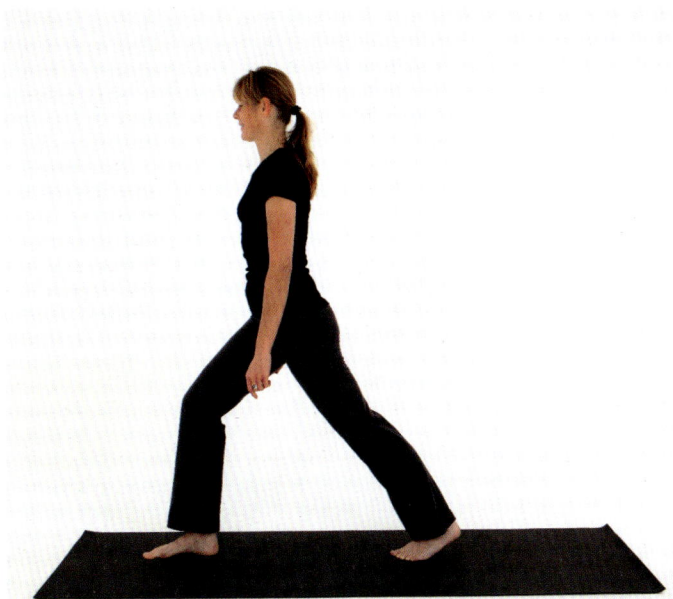

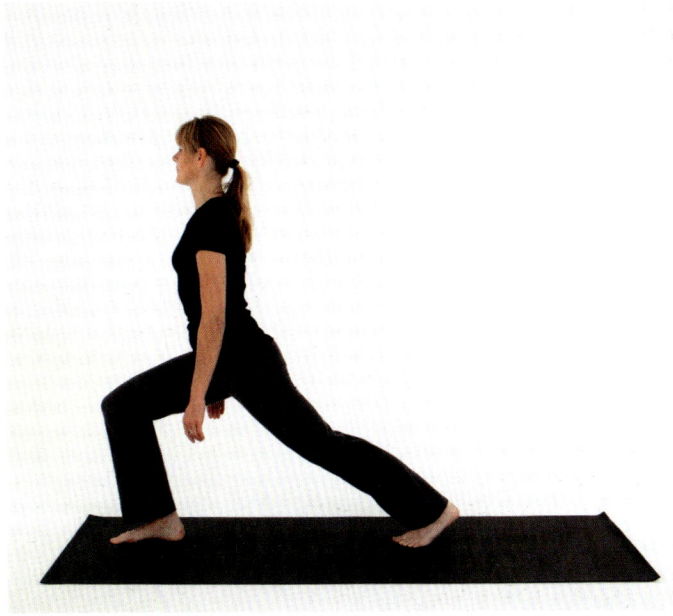

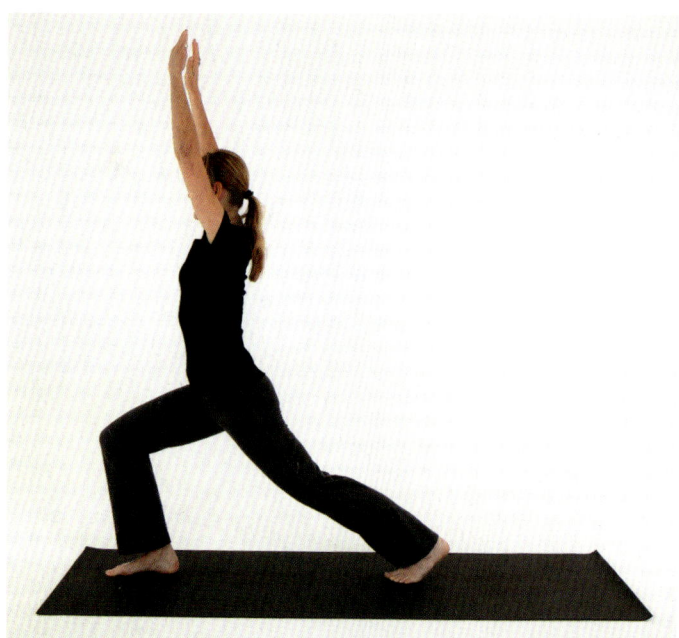

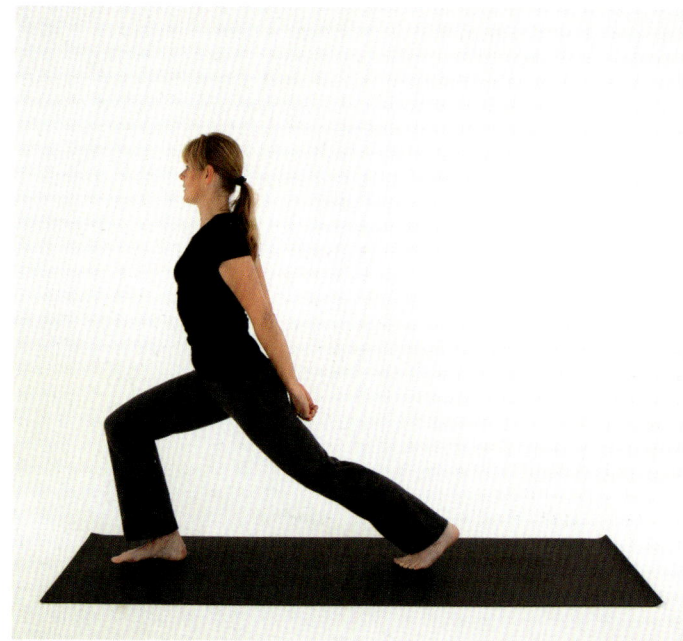

Wirkungen

- **Dehnung der Hüftbeuger**
- *Dehnung der Beinbeuger*
- *Kräftigung der Fuß-, Oberschenkel- und Be-*
  ckenbodenmuskulatur
- *Öffnung des Brustraumes*

Variationen
1) *Die Arme werden nach oben gestreckt.*
2) *Die Hände fassen sich hinter dem Körper.*

Jeweils 10 Atemzüge

Bogen I
Vorbereitung:
Die Bauchlage wird eingenommen.
Ausführung:
Die Beine werden so weit gebeugt, dass die Hände
die Füße umfassen können.

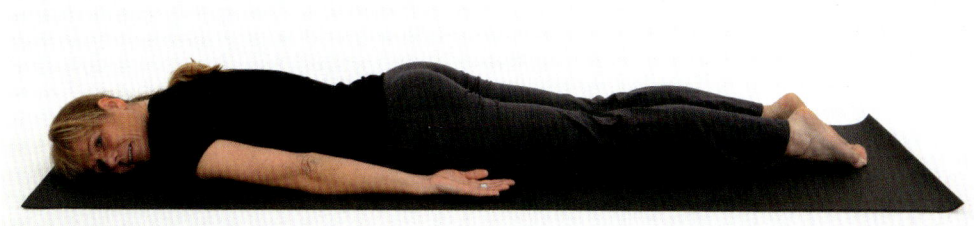

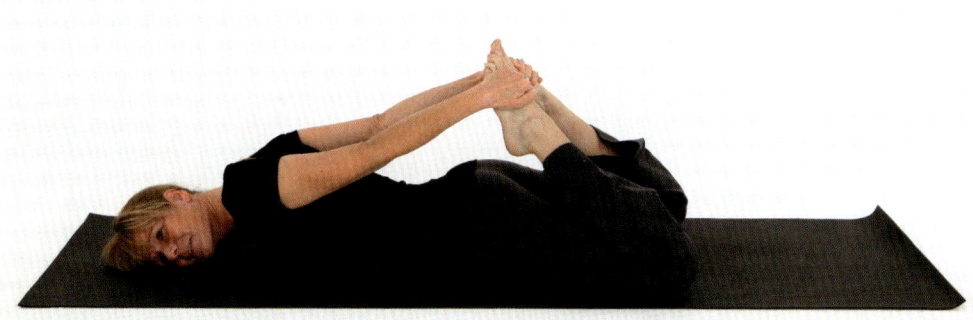

Wirkungen

- **Dehnung der Beinstrecker und Hüftbeuger**
- Dehnung der Schienbeinmuskulatur

10 Atemzüge

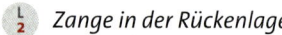 *Zange in der Rückenlage I*
Vorbereitung:
Die Rückenlage wird mit aufgestellten Füßen eingenommen.
Ausführung:
Beine und Arme werden nach oben gestreckt. Die Hände umfassen von hinten die Beine. Kopf und Nacken lösen vom Boden.

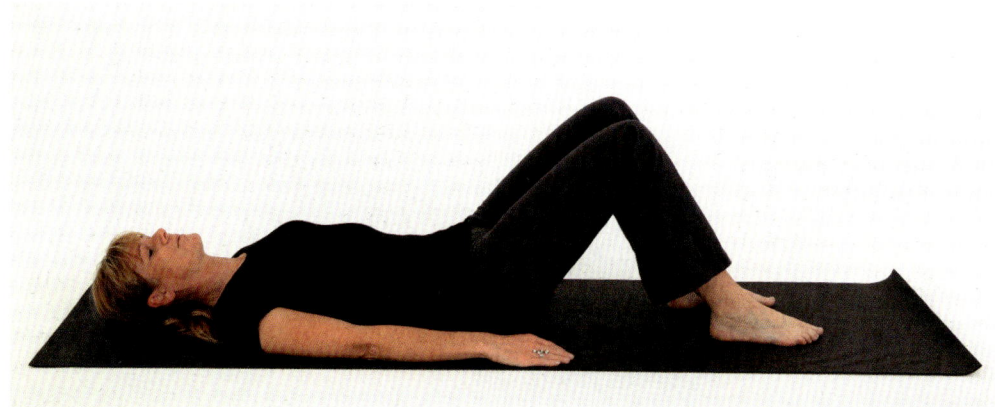

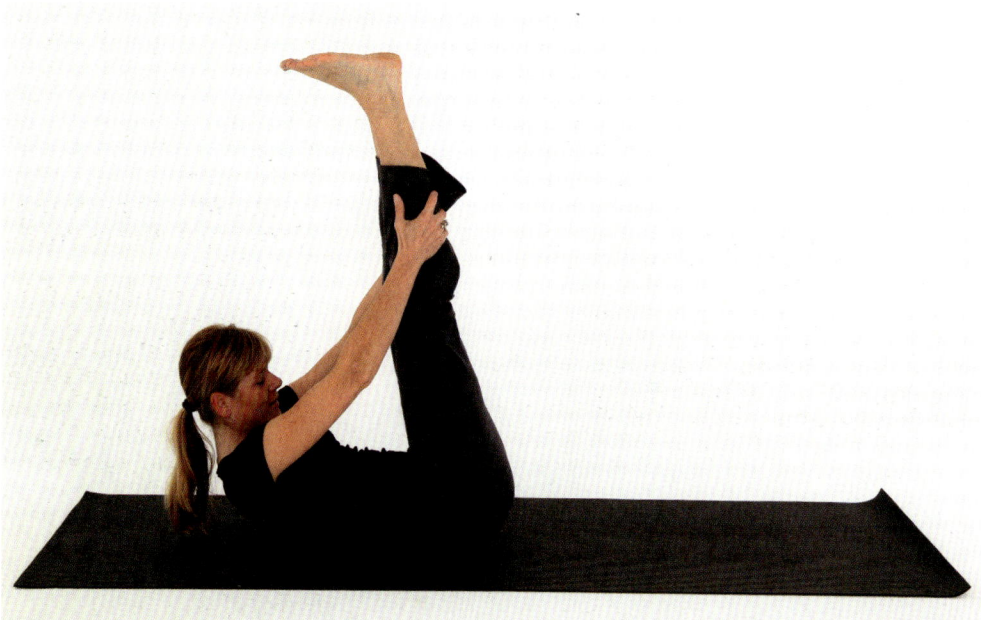

Wirkungen
- **Dehnung der Beinbeuger**
- *Kräftigung der Halsmuskulatur*
- *Entstauchung der Lendenwirbelsäule*

15 Atemzüge

L 2

Heuschrecke in der Seitlage
Die Seitlage wird eingenommen, wobei der Kopf von einem Kissen gestützt wird und der unten liegende Arm im rechten Winkel zum Rumpf abgelegt wird.
Beide Beine werden angehoben, danach Seitenwechsel.

Wirkungen
- ***Kräftigung der seitlichen Rumpfmuskulatur***
- *Kräftigung der Abduktoren*
- *Aufbau einer Ganzkörperspannung*

Jeweils 8 Atemzüge

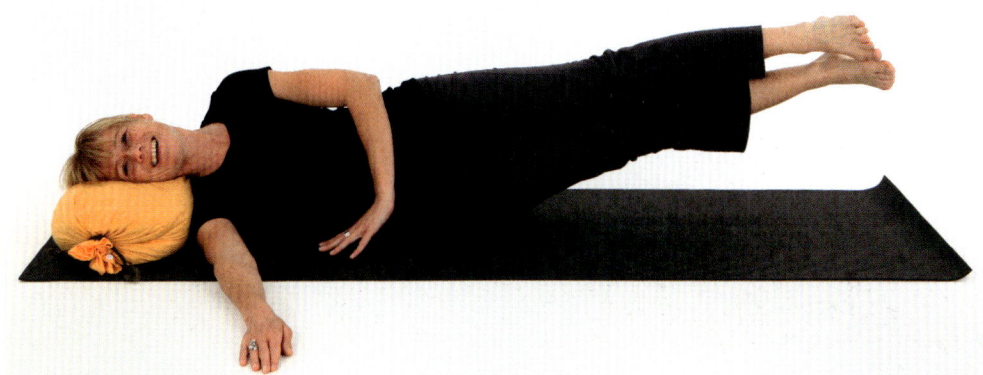

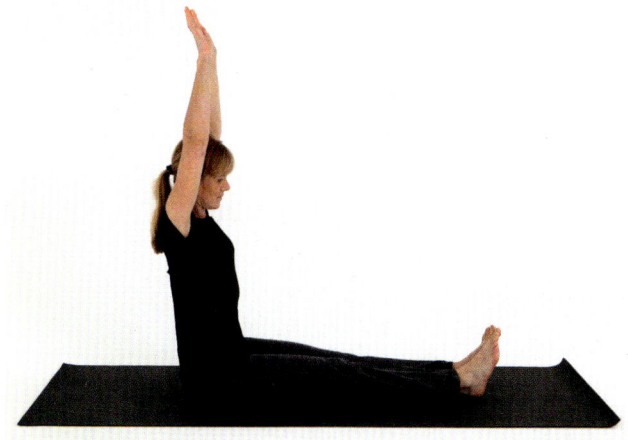

L 2

Zange
Vorbereitung:
Im aufrechten Langsitz werden die Arme nach oben gestreckt.
Ausführung:
Der Oberkörper neigt sich weit vor, wobei darauf geachtet wird, dass der untere Rücken gestreckt bleibt. Die Hände finden in Abhängigkeit der Dehnbarkeit einen Platz an den Schienbeinen oder fassen die Füße.

Wirkungen
- ***Dehnung der Beinbeuger***
- *Dehnung der Rückseite des Körpers*
- *Anregung der Zwerchfellatmung*

15 Atemzüge

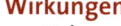

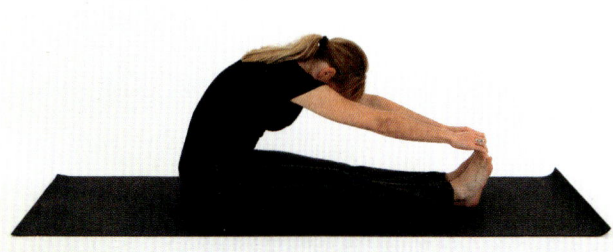

Tisch

Vorbereitung:
Im Langsitz richtet sich der Rumpf auf. Die Hände werden neben dem Gesäß aufgesetzt.

Ausführung:
Das Gesäß wird hochgestützt. Die Füße setzen auf. Oberschenkel und Rumpf streben eine gerade Linie an.

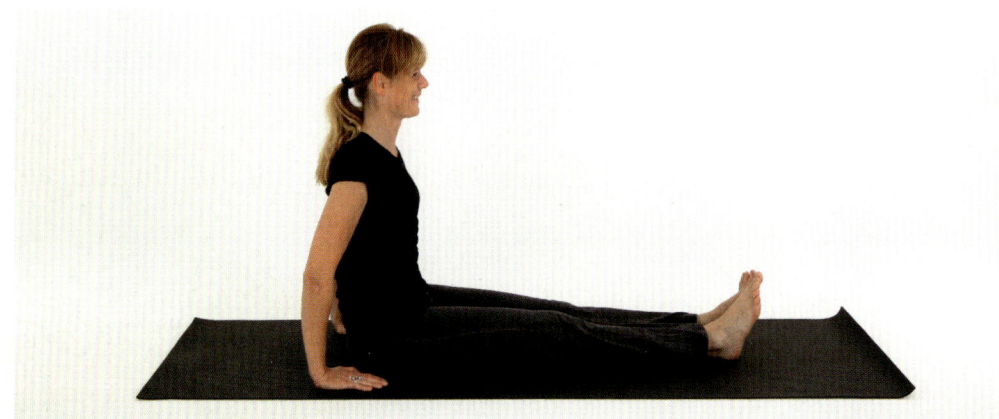

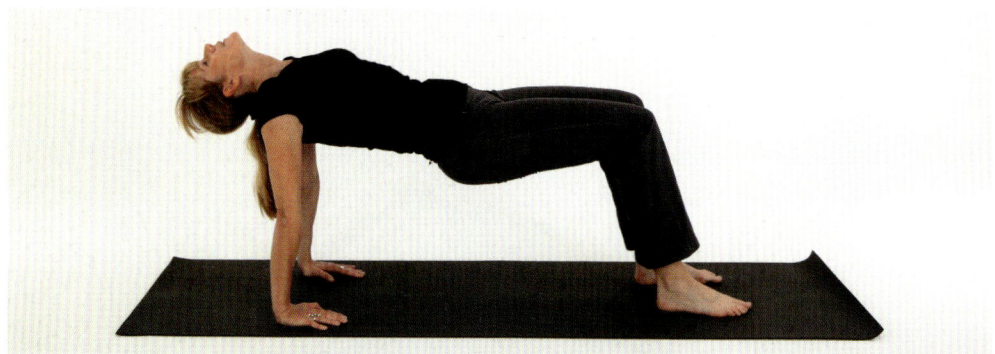

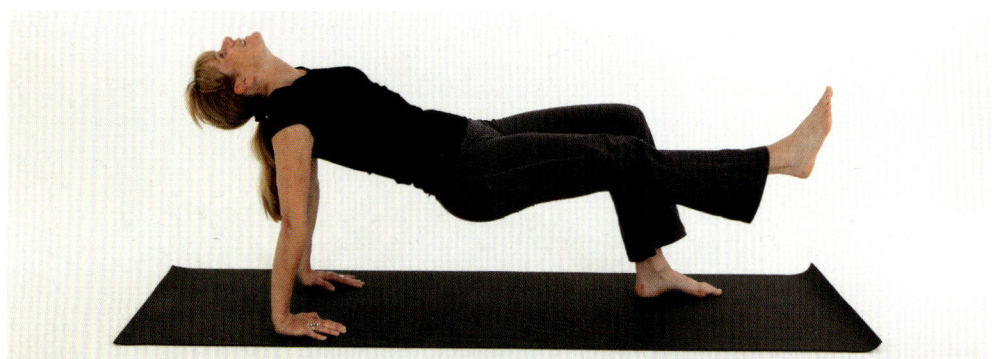

Wirkungen
- **Kräftigung der Gesäßmuskulatur**
- Kräftigung der Arm-, Hals- und Schultermuskulatur
- Aufbau einer Ganzkörperspannung

Variation
Ein Bein kann gestreckt werden.

8 Atemzüge

L
2

Winkel geöffnet
Im Langsitz werden die Beine gegrätscht. Die
Hände setzen neben den Becken auf und die
Wirbelsäule schiebt nach oben.

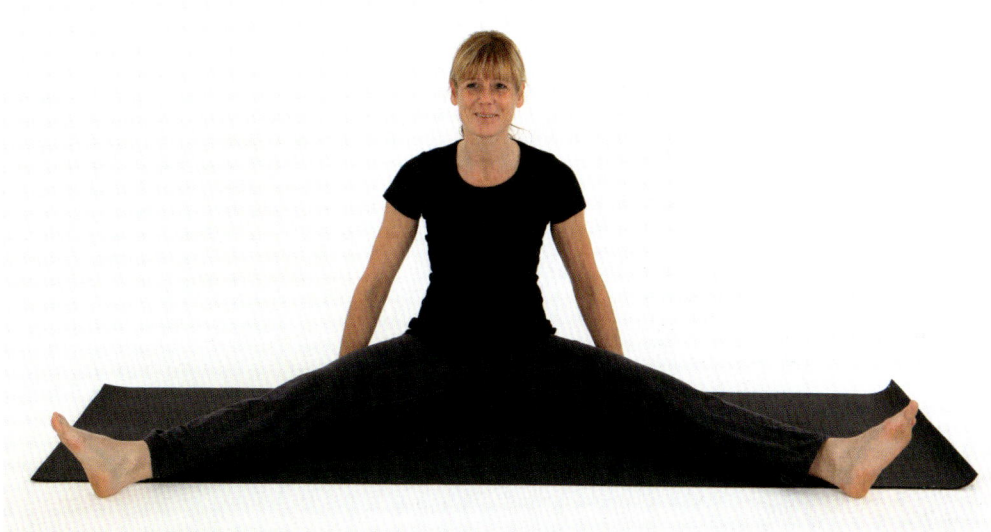

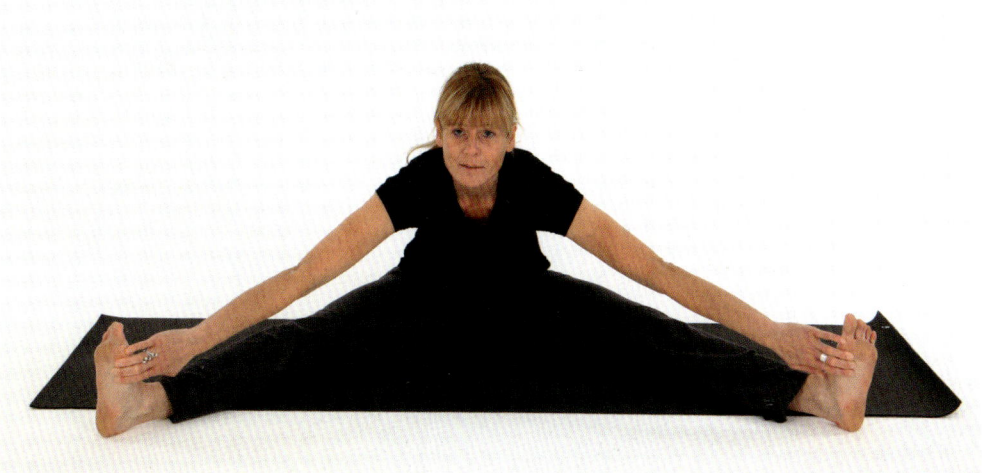

Wirkungen

- ***Dehnung der Adduktoren***
- Dehnung des Beckenbodens, der Gesäßmuskulatur und der Beinbeuger
- Mobilisation der Kreuzbein-/Darmbeingelenke

Variation
Der Oberkörper neigt sich vor und die Hände
fassen in Abhängigkeit der Dehnbarkeit die Bei-
ne oder die Füße.

12 Atemzüge

L 2 *Brett II*
Vorbereitung:
Aus dem Vierfüßlerstand heraus werden die Hände
zwei Handlängen weiter vorne aufgesetzt. Die Unterarme
legen sich am Boden ab. Die Daumen berühren sich.
Ausführung:
Das Gewicht wird so weit nach vorne verlagert, dass sich
die Schultern wieder über den Ellbogen befinden.

Wirkungen
- **Aufbau einer Ganzkörper-spannung**

10 Atemzüge

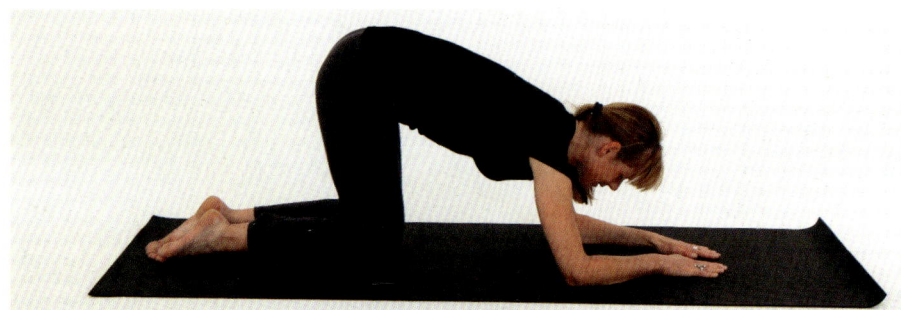

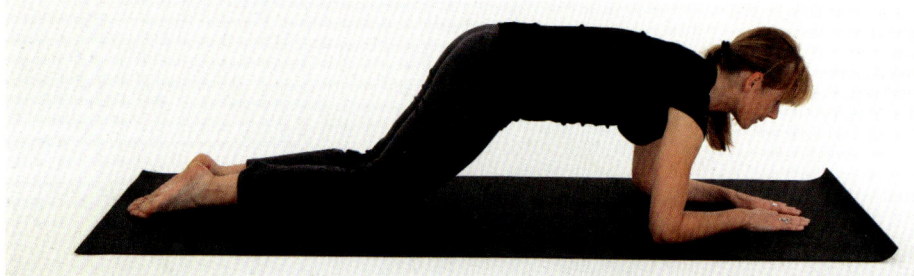

L 2 *Kranich*
Vorbereitung:
Im aufrechten Stand wird die
Konzentration gebündelt.
Ausführung:
Das Gewicht wird auf das lin-
ke Bein verlagert. Das rechte
Bein wird langsam gebeugt
angehoben, bis das Knie mit
den Händen umfasst werden
kann. Die Arme ziehen das
Bein bei aufrechter Rumpf-
haltung weiter nach oben,
danach Seitenwechsel.

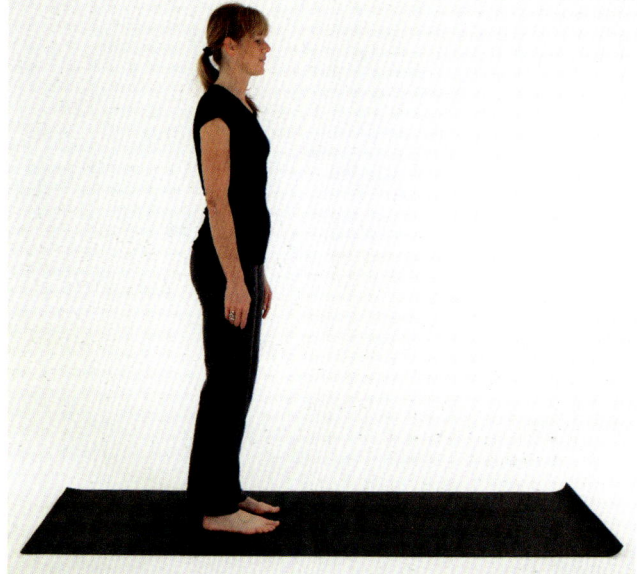

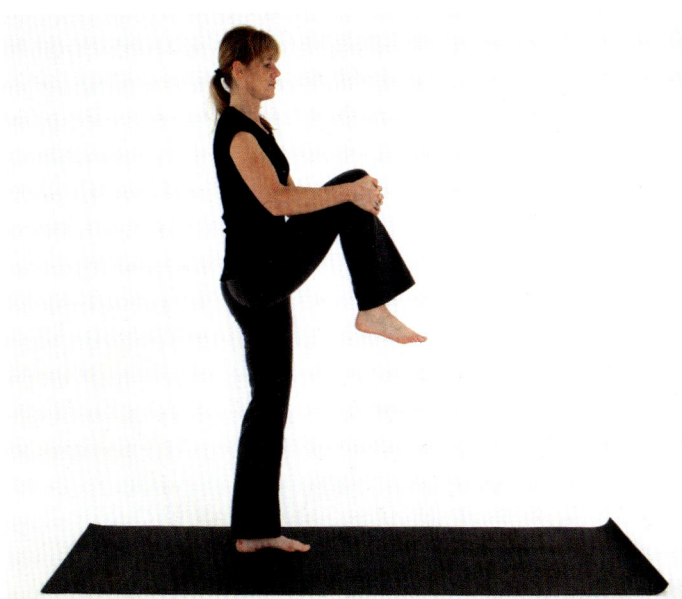

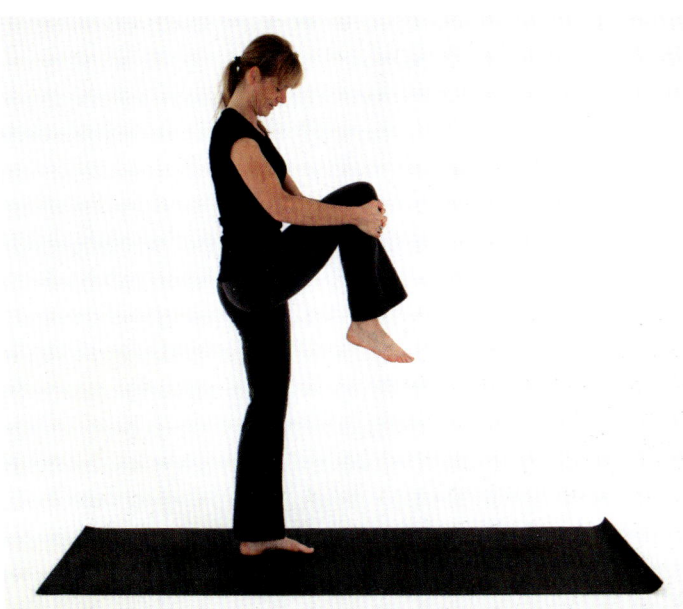

Wirkungen

- **Kräftigung der Fußmuskulatur**
- Dehnung der Gesäßmuskulatur
- Kräftigung der Bein- und rückwärtigen Arm-
  muskulatur
- Anregung der Organe des Oberbauches
- Schulung des Gleichgewichtssinns
- Dehnung der Nackenmuskulatur (in der Va-
  riation)

Variation
Der Kopf wird vorgeneigt.

Jeweils 10 Atemzüge

Kraftvolle Haltung

Vorbereitung:
Der aufrechte Stand mit nach oben gestreckten Armen wird eingenommen.

Ausführung:
Die Beine werden gebeugt und das Gesäß strebt nach hinten-unten. Der Oberkörper wird hierbei leicht in der Vorneige gehalten und zieht nach oben.

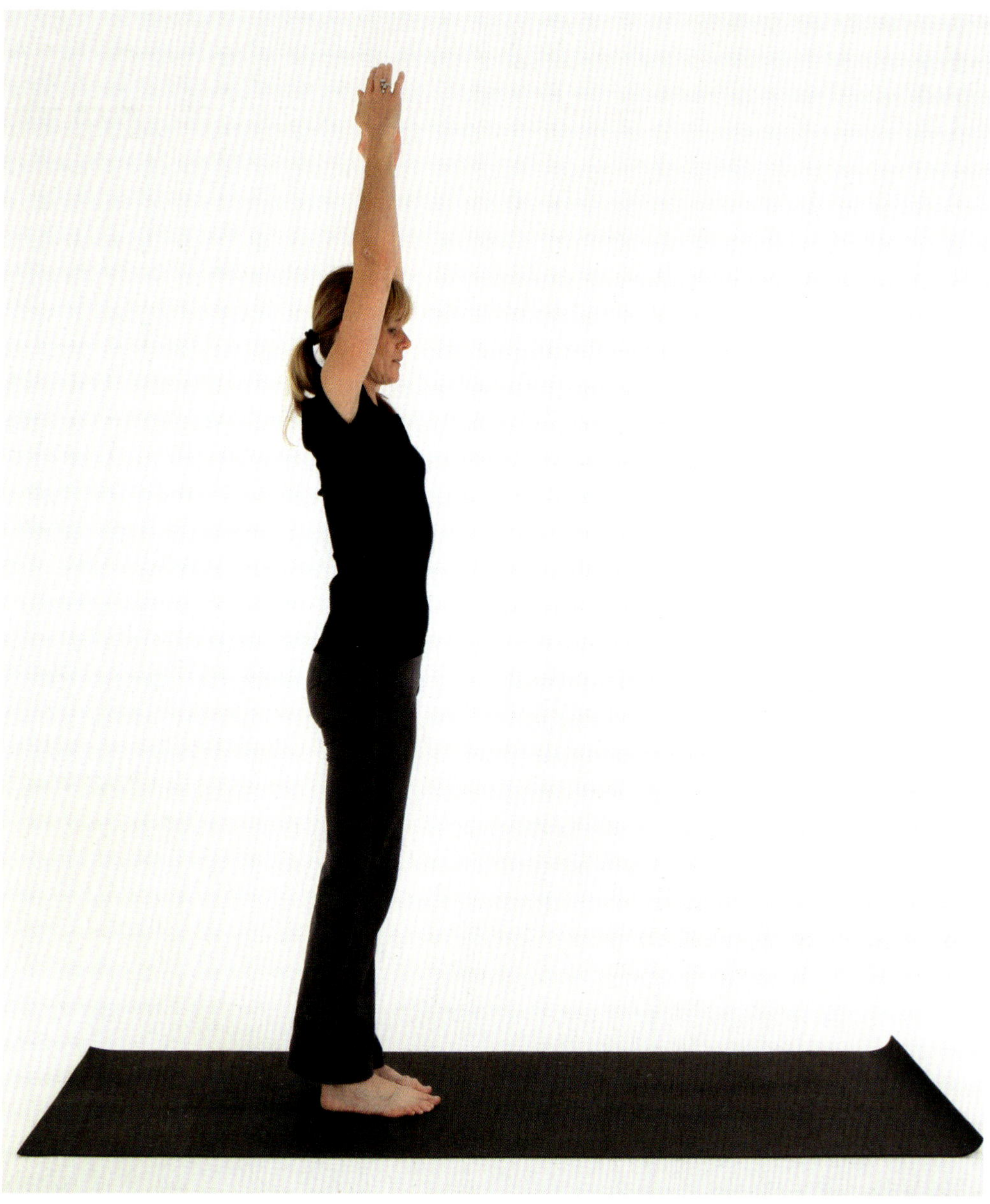

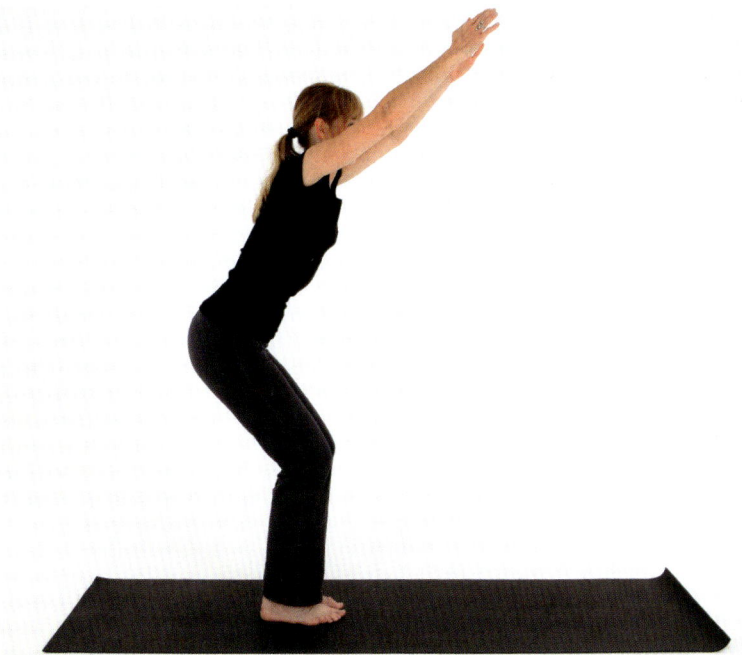

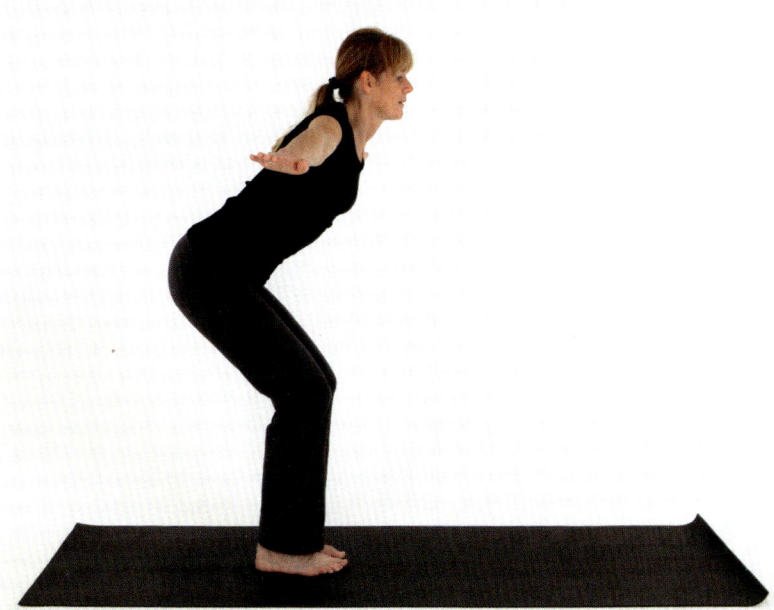

Wirkungen

- **Kräftigung der Rückenmuskulatur**
- Kräftigung der Beinmuskulatur
- Dehnung der Waden

Variation
Die Arme werden in der Seithalte gehalten.

10 Atemzüge

3. Programm

Held I (aufgesetzte Ferse)
Vorbereitung:
Eine weite Schrittstellung wird eingenommen. Der hintere Fuß wird schräg aufgesetzt. Die Beine sind gestreckt.

Ausführung:
Das vordere Bein wird gebeugt, danach Seitenwechsel.

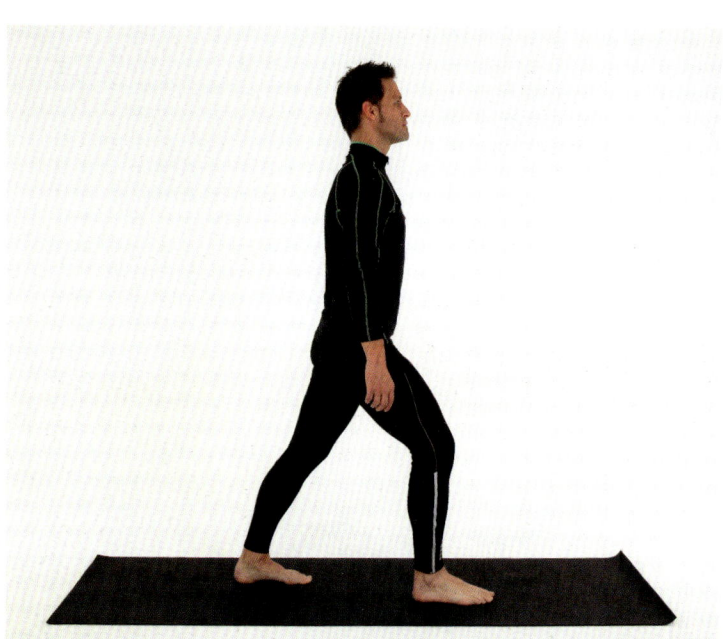

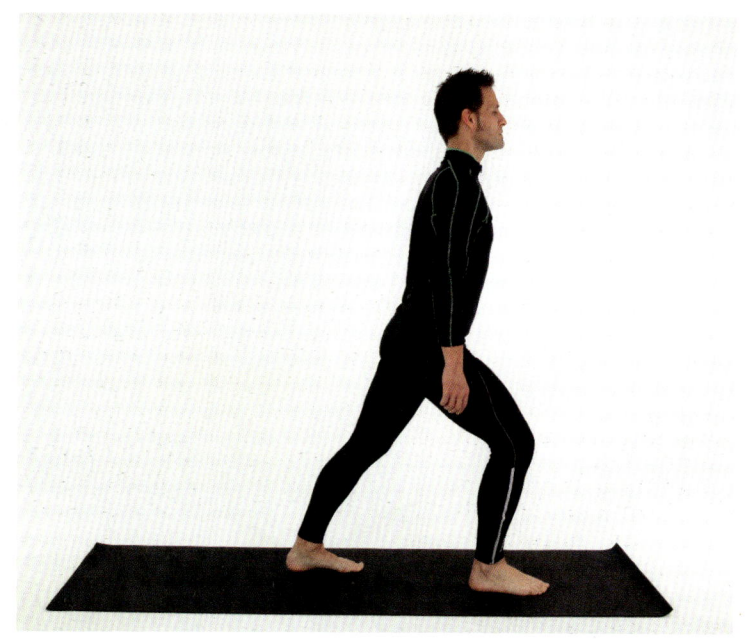

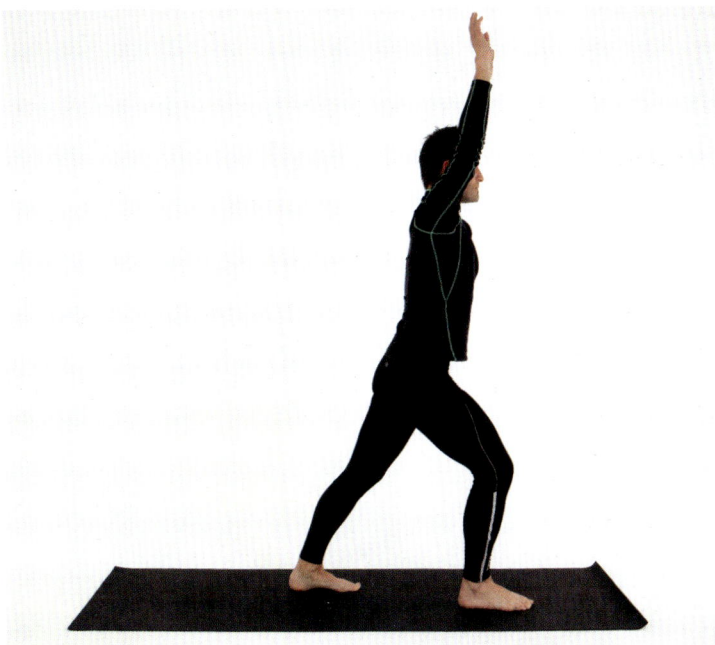

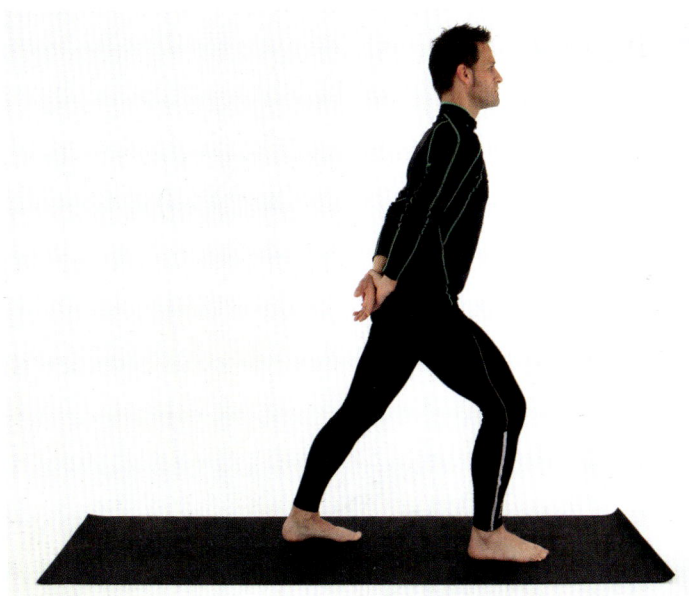

Wirkungen
- *Dehnung der Wade*
- *Dehnung der Beinbeuger*
- *Kräftigung der Fuß-, Oberschenkel- und Beckenbodenmuskulatur*
- *Dehnung der Hüftbeuger*
- *Öffnung des Brustraumes*
- *Vertiefung der Atmung*

Variationen
1) *Die Arme werden nach oben gestreckt.*
2) *Die Hände fassen sich hinter dem Körper.*

Jeweils 10 Atemzüge

L 3 *Held I (vom Boden gelöste Ferse)*

Vorbereitung:
Eine sehr weite Schrittstellung wird eingenommen. Die hintere Ferse löst vom Boden.

Ausführung:
Das vordere Bein wird gebeugt, danach Seitenwechsel.

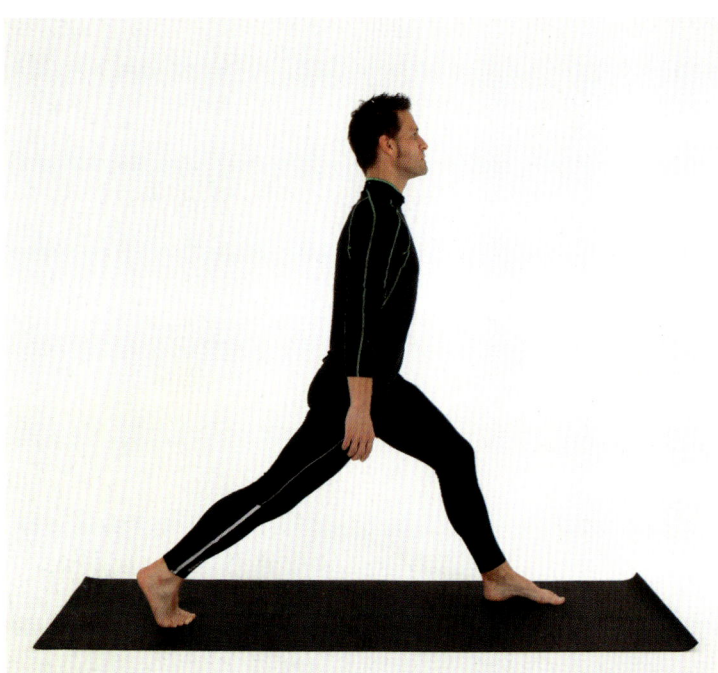

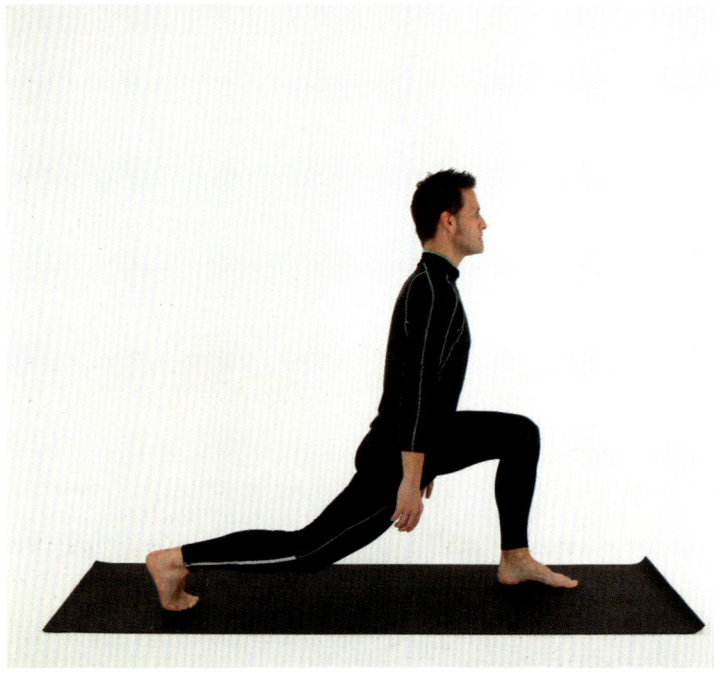

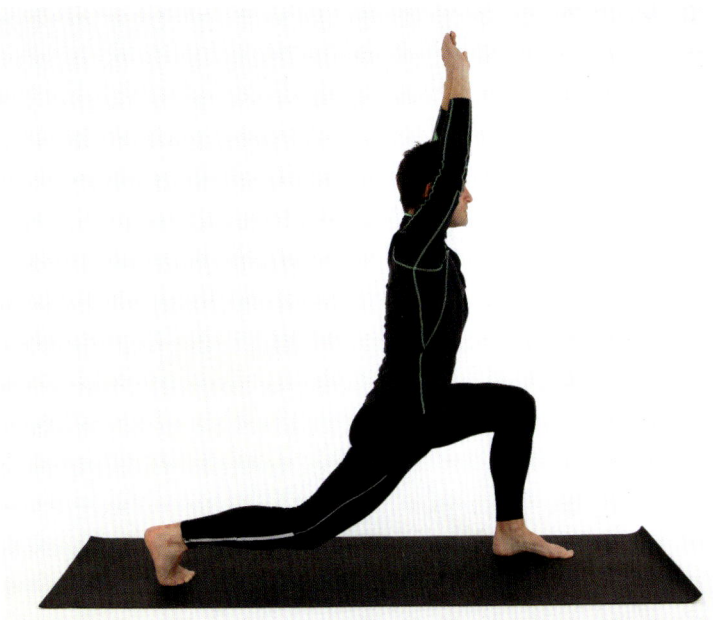

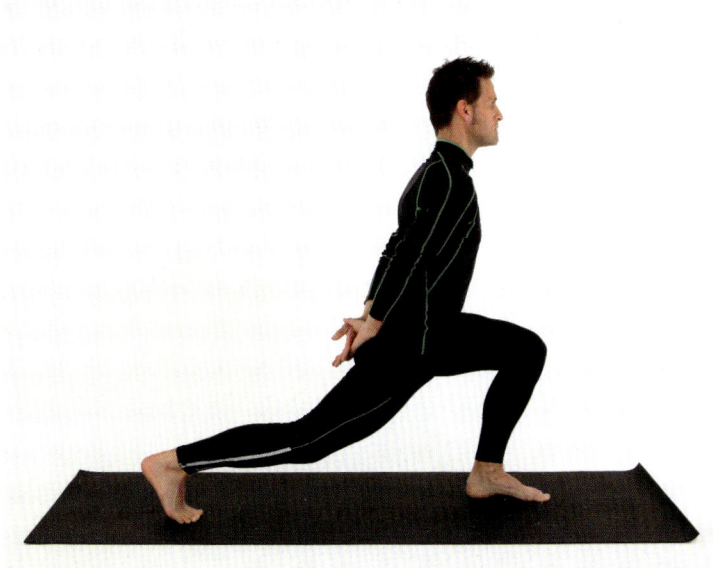

Wirkungen

- **_Dehnung der Hüftbeuger_**
- _Dehnung der Beinbeuger_
- _Kräftigung der Fuß-, Oberschenkel- und Beckenbodenmuskulatur_
- _Öffnung des Brustraumes_

Variationen
1) _Die Arme werden nach oben gestreckt._
2) _Die Hände fassen sich hinter dem Körper._

Jeweils 10 Atemzüge

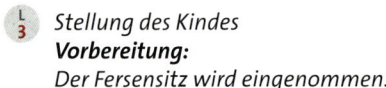

Stellung des Kindes
Vorbereitung:
Der Fersensitz wird eingenommen.

Ausführung:
Der Oberkörper neigt sich vor. Die Stirn wird aufgesetzt und die Arme legen sich neben den Körper

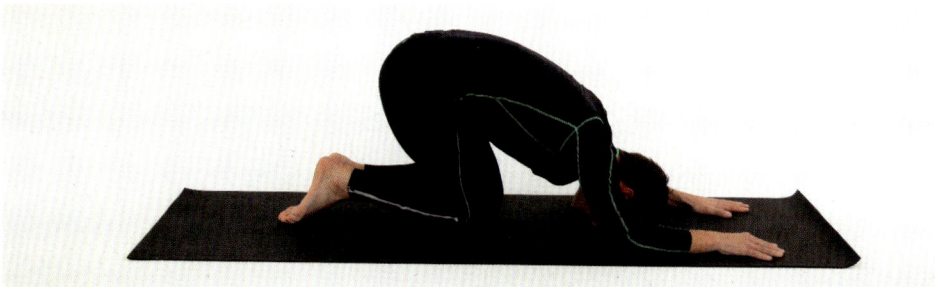

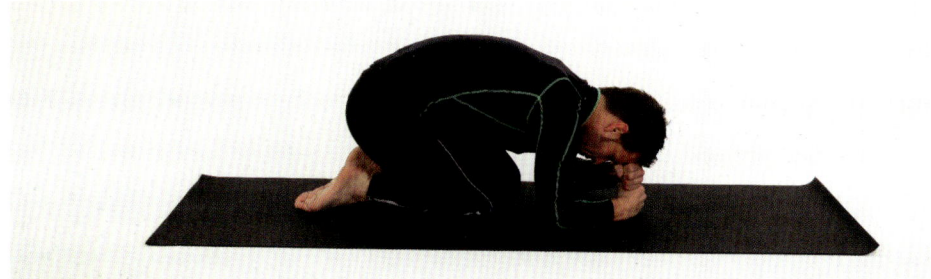

Wirkungen
- **Dehnung der Beinstrecker**
- Entspannung der Rückenmuskulatur

Variationen
1) Die Arme werden nach vorne abgelegt
2) Die Stirn wird auf dem »Fäusteturm« aufgesetzt

20 Atemzüge

Krokodil
1) In der Rückenlage werden die Beine so gebeugt angehoben, dass ein rechter Winkel in der Hüfte und im Kniegelenk eingestellt ist (Einatmen).

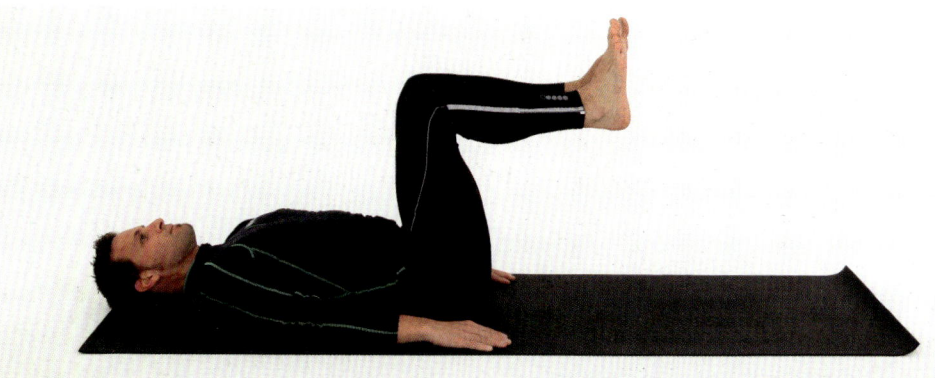

2) *Die Beine werden*
    bis knapp über den Boden nach rechts abgesenkt. Der Kopf wird
    nach links geneigt (Ausatmen), danach Seitenwechsel.

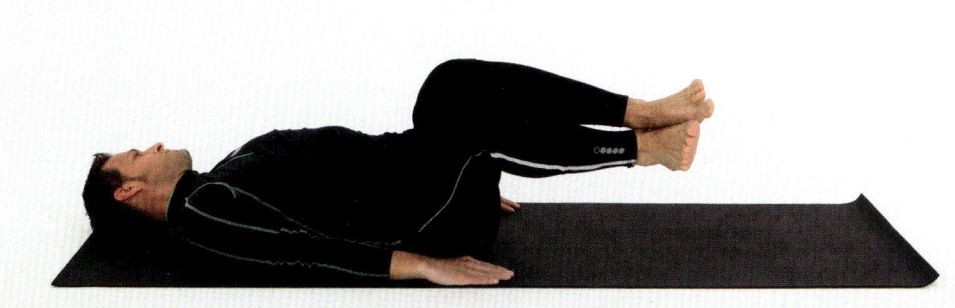

Wirkungen
- ***Kräftigung der Bauchmuskulatur***
- *Mobilisation des Rückens*

10 Wiederholungen zur jeder Seite

L 3

Schildkröte in der Rückenlage
In der Rückenlage werden die gebeugten Beine
zur Rumpfvorderseite herangezogen. Die Knie
gehen auseinander und die Füße kommen

zueinander. Die Arme gehen durch die Beinöff-
nung hindurch und bekommen die Füße oder
Knöchel zu fassen.

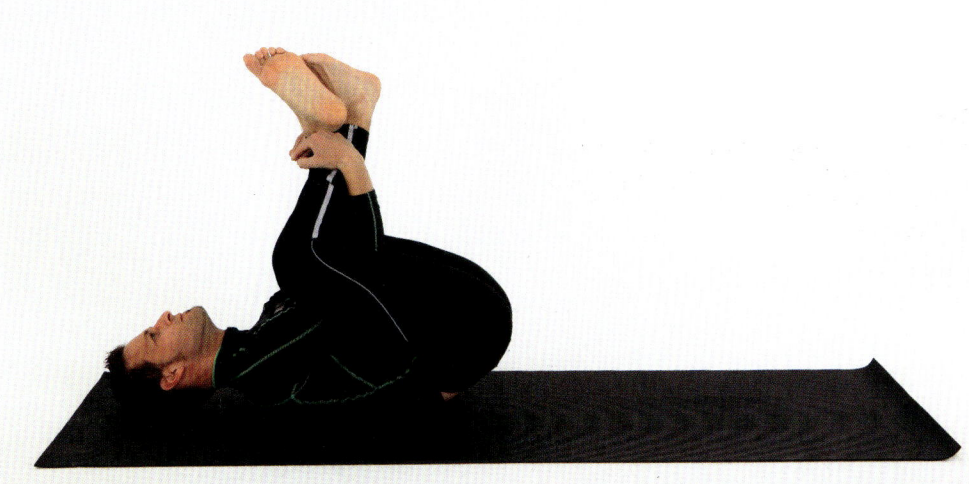

Wirkungen
- ***Dehnung der Adduktoren***
- *Anregung der Bauchorgane*
- *Anregung der Atmung im unteren Rücken*

20 Atemzüge

L 3 *Bogen in der Seitlage*
Vorbereitung:
Die Seitlage wird eingenommen.

Ausführung:
Die oben liegende Hand fasst den oben liegenden Fuß, danach Seitenwechsel.

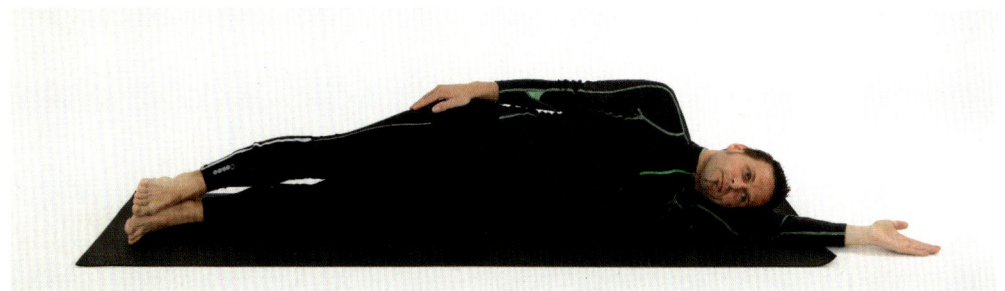

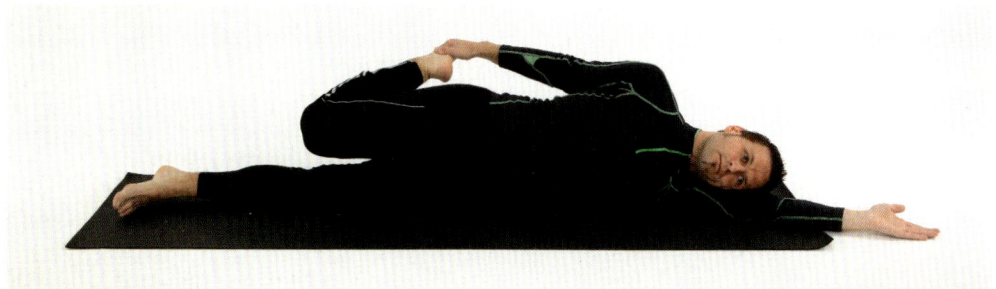

Wirkungen
- **Dehnung der Beinstrecker und Hüftbeuger**
- Dehnung der Schienbeinmuskulatur

Variation
Mit dem Einatmen drückt der Fuß gegen die Hand.

Jeweils 10 Atemzüge

L 3 *Brett III*
Vorbereitung:
Die Seitlage wird eingenommen. Das unten liegende Bein wird gebeugt. Die unten liegende Hand stützt den Oberkörper.

Ausführung:
Der Rumpf wird so hoch gestützt, dass Rumpf und Kopf eine gerade Linie bilden, danach Seitenwechsel.

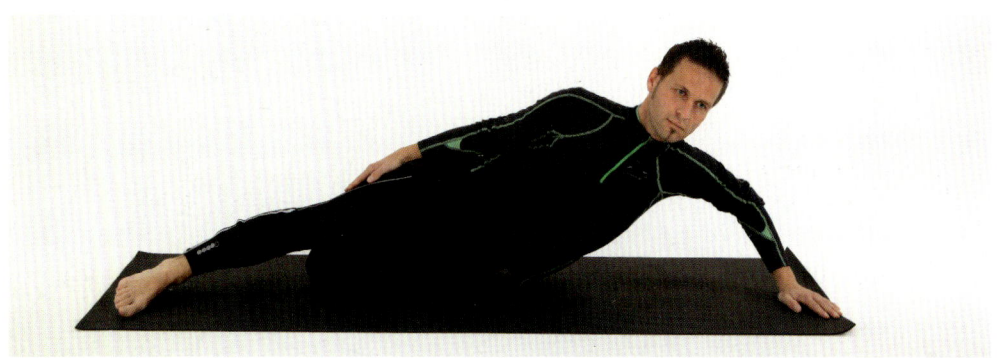

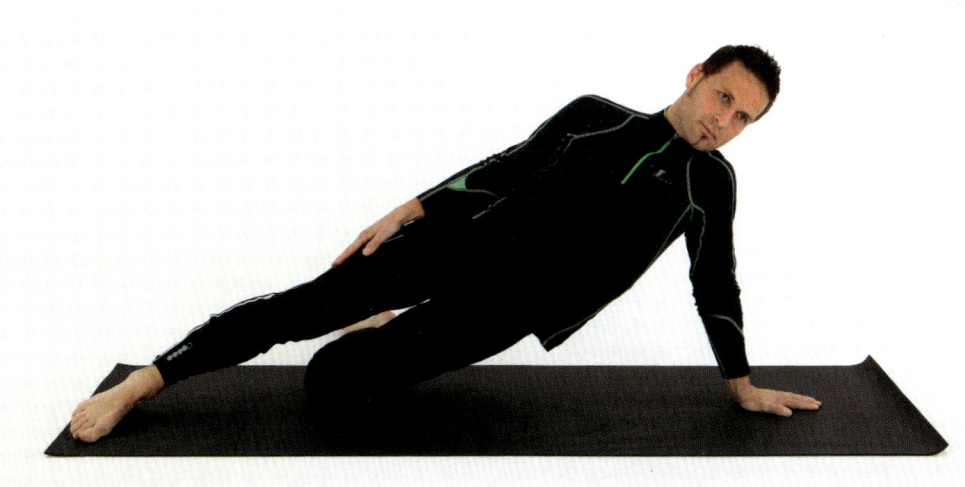

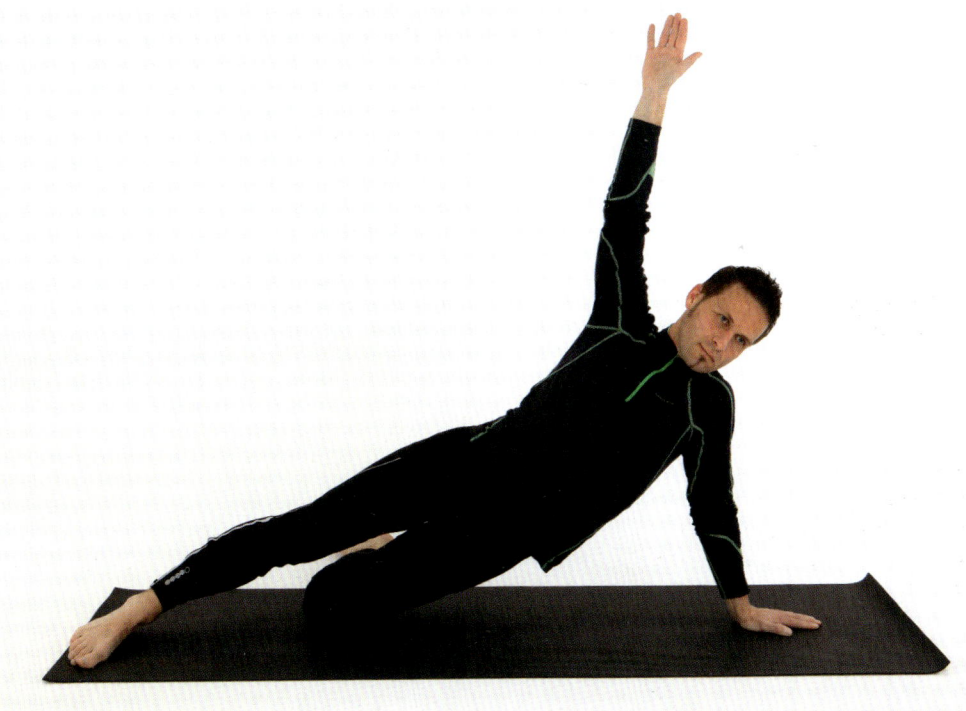

Wirkungen

- *Aufbau einer Ganzkörperspannung*
- *Kräftigung der seitlichen Rumpfmuskulatur, Abduktoren und Gesäßmuskulatur*

Variation
Der oben liegende Arm streckt nach oben.

Jeweils 8 Atemzüge

Vorneige aus der Schrittstellung I

Vorbereitung:
Das linke Bein geht nach vorne und leitet die Schrittstellung ein. Der hintere Fuß wird zur besseren Standfestigkeit leicht schräg aufgestellt.

Ausführung:
Der Oberkörper kommt bei gestreckter Beinhaltung in die Vorneige, wobei das Becken gerade ausgerichtet bleibt. Die Hände können sich am vorderen Oberschenkel abstützen, danach Seitenwechsel.

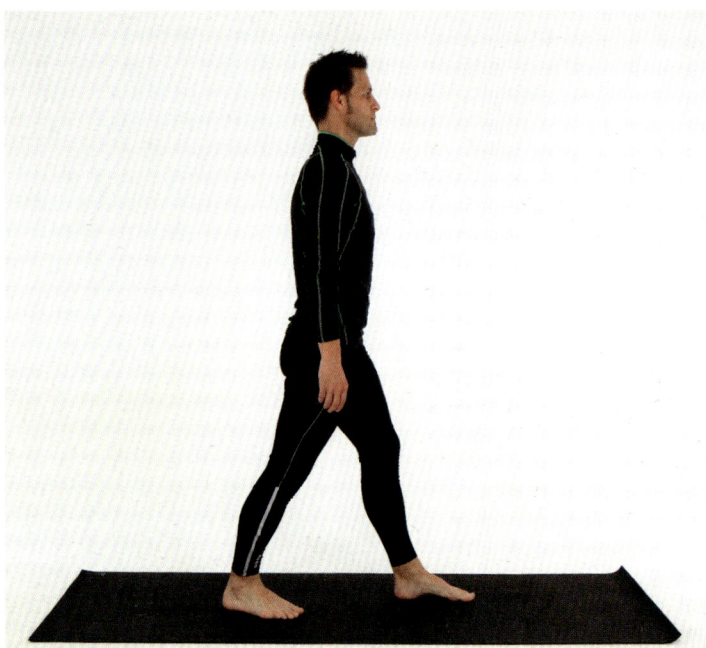

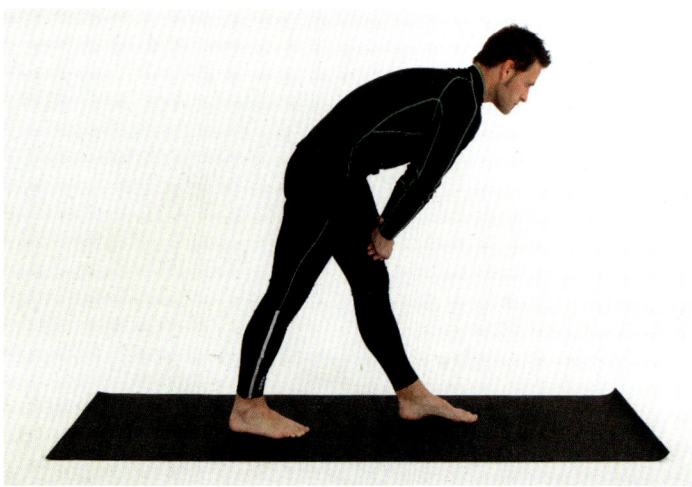

Wirkungen
- ***Dehnung der Beinbeuger***
- *Dehnung der Waden- und Gesäßmuskulatur*
- *Kräftigung der Bein- und Fußmuskulatur*   Jeweils 10 Atemzüge

Vorneige aus der Schrittstellung II
Vorbereitung:
*Das linke Bein geht nach vorne und leitet die
Schrittstellung ein. Der hintere Fuß wird zur bes-
seren Standfestigkeit leicht schräg aufgestellt.
Die Arme strecken nach oben.*

Ausführung:
*Der Oberkörper kommt bei gestreckter Beinhal-
tung in die Vorneige, wobei das Becken gerade
ausgerichtet bleibt, danach Seitenwechsel.*

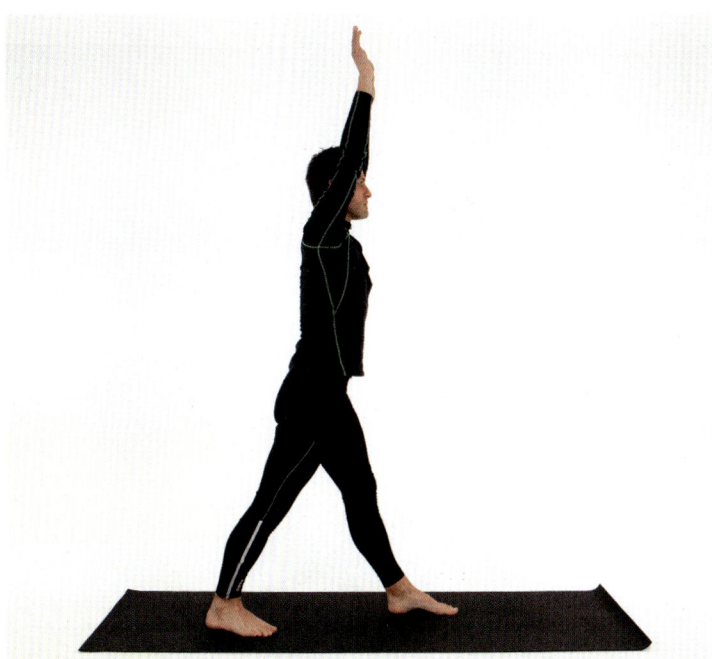

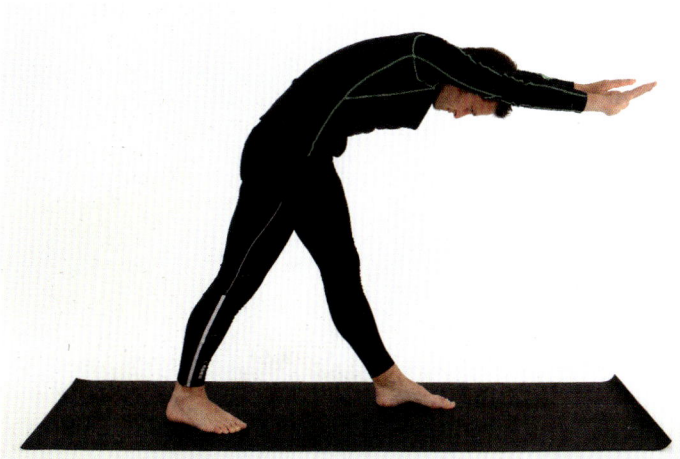

Wirkungen
- **Kräftigung der Rückenmuskulatur**
- *Kräftigung der Bein-, Fuß- und Nackenmuskulatur*
- *Dehnung der Beinbeuger, Waden- und Gesäßmuskulatur*   Jeweils 10 Atemzüge

Held II

Vorbereitung:
In der Grätschstellung werden beide Arme in die Seithalte gebracht. Der linke Fuß wird nach außen gedreht.

Ausführung:
Das linke Bein wird gebeugt. Der Blick geht über die linke Hand in die Ferne, danach Seitenwechsel.

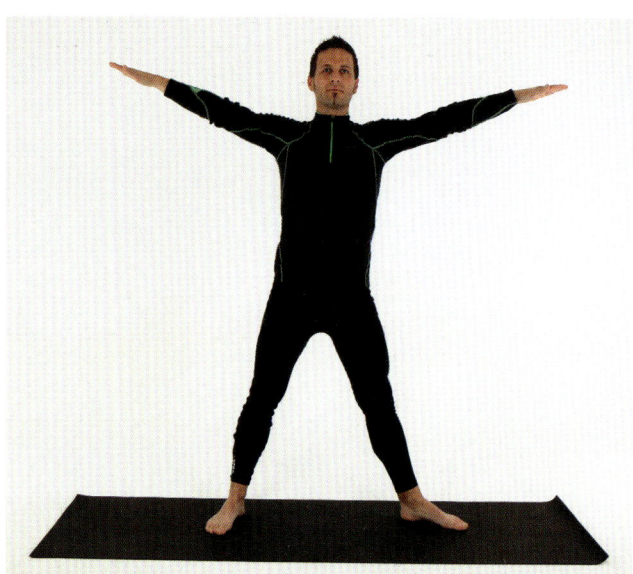

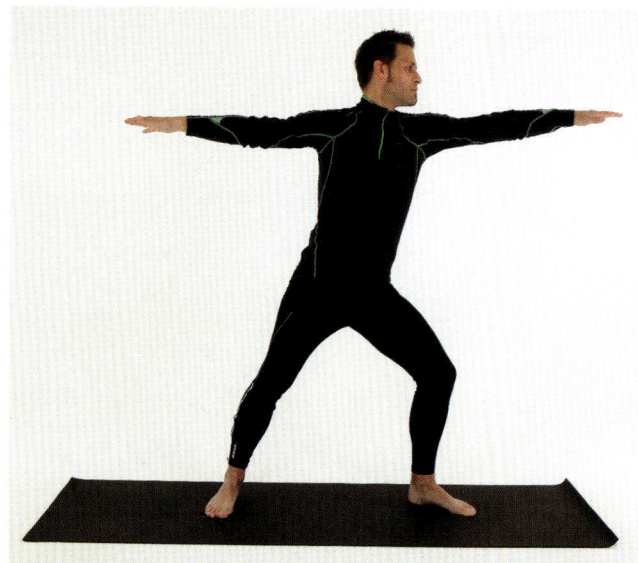

Wirkungen
- **Dehnung der Adduktoren**
- Dehnung der Beinbeuger
- Kräftigung der Fuß-, Oberschenkel- und Beckenbodenmuskulatur
- Öffnung des Brustraums

Jeweils 10 Atemzüge

Mittelschwere Programme

1. Programm

M 1

Tänzer I

Vorbereitung:
Der aufrechte Stand wird eingenommen.

Ausführung:
Die linke Hand greift den linken Fuß. Die Knie werden auf einer Höhe gehalten. Der rechte Arm strebt nach oben, danach Seitenwechsel.

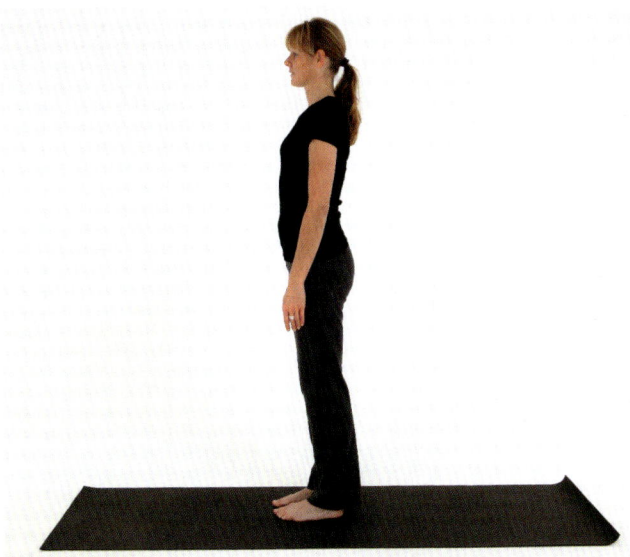

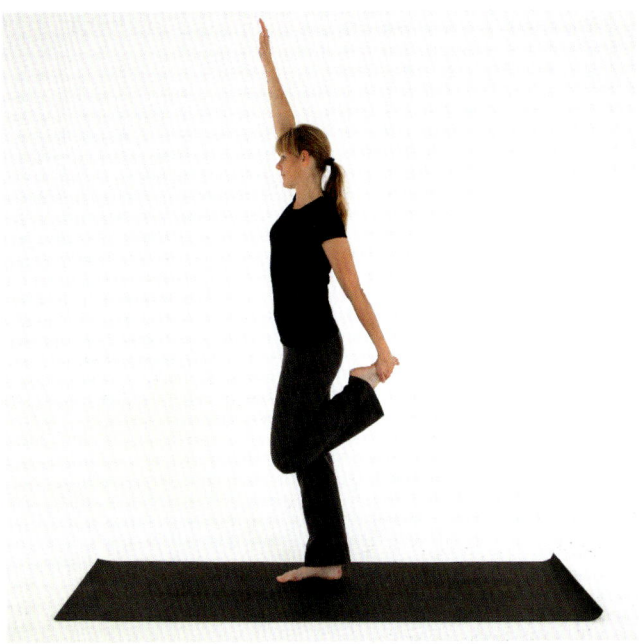

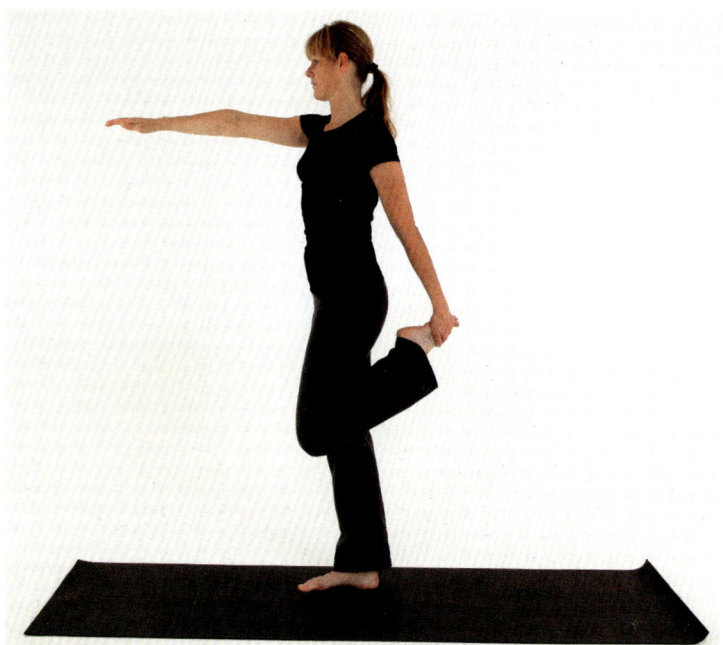

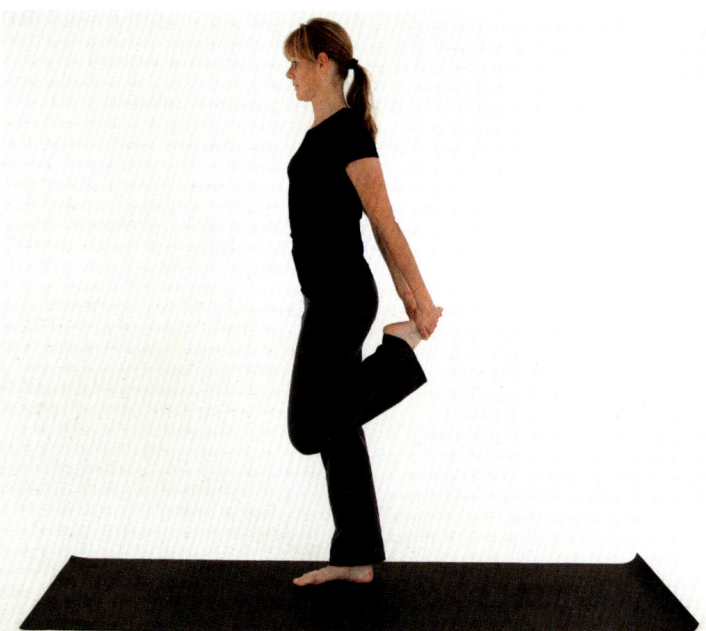

Wirkungen

- **Dehnung der Beinstrecker**
- Kräftigung der Bein-, Rücken- und Fußmuskeln
- Öffnung des Brustraumes
- Vertiefung der Atmung
- Schulung des Gleichgewichtssinns

Variationen

1) Der rechte Arm strebt nach vorne.
2) Die rechte Hand fasst ebenfalls den Fuß.

Jeweils 10 Atemzüge

Frosch
Aus dem Fersensitz heraus werden die Knie auseinander gebracht, wobei die Füße im Kontakt bleiben. Der Oberkörper neigt sich vor und die Stirn legt sich ab. Die Arme liegen vor dem Körper.

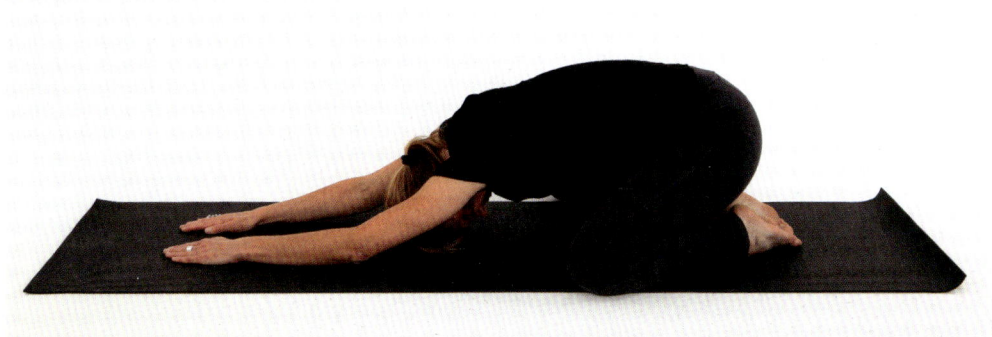

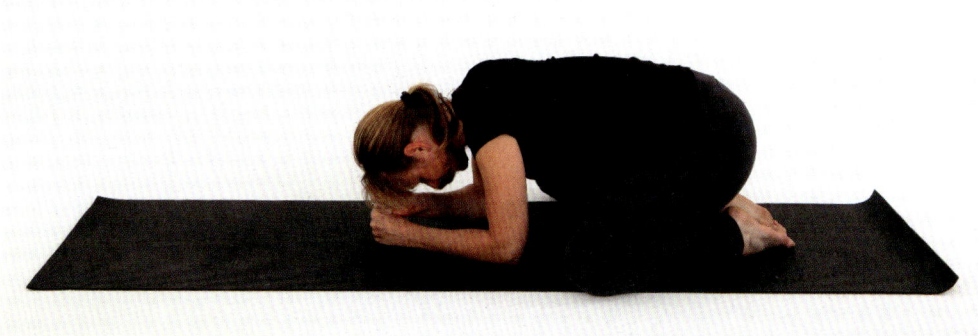

Wirkungen
- **Dehnung der Adduktoren**
- Entspannung der Rückenmuskulatur

Variation
Die Stirn kann sich auf dem »Fäusteturm« abstützen

20 Atemzüge

Schulterbrücke

Vorbereitung:

In der Rückenlage liegen die Arme neben dem Rumpf und die Füße werden nahe dem Gesäß aufgestellt. Der Beckenboden wird kontrahiert.

Wirbel für Wirbel löst sich der Rücken vom Boden (Einatmen).

Wirbel für Wirbel wird der Rücken wieder abgerollt (Ausatmen), danach Seitenwechsel.

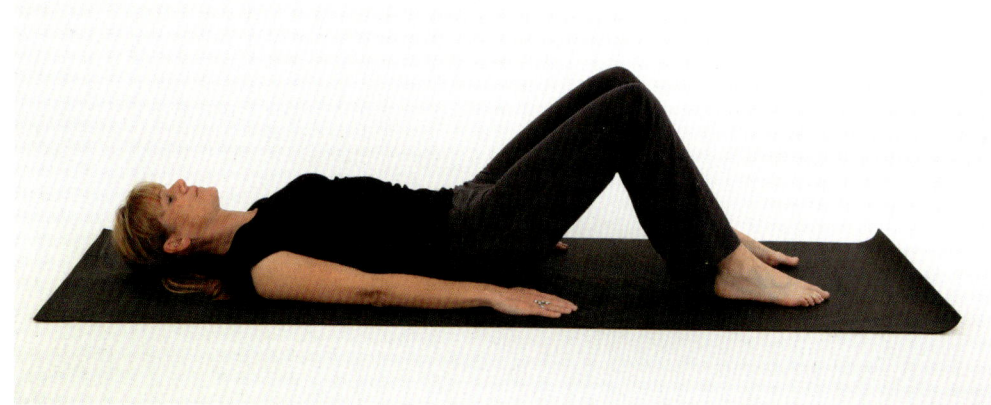

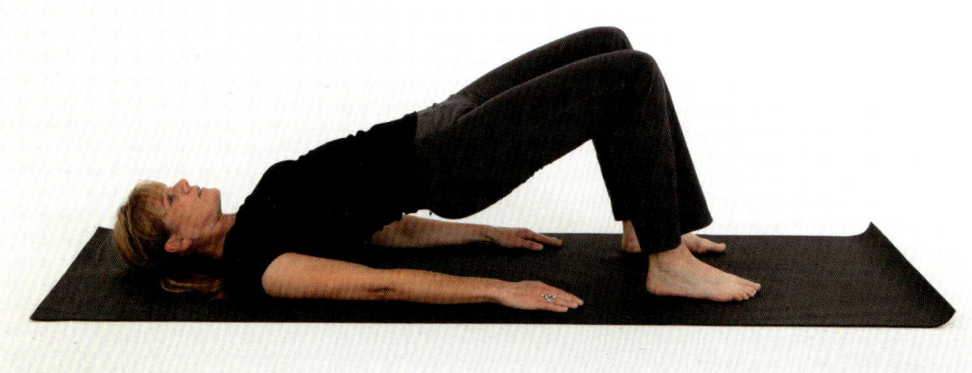

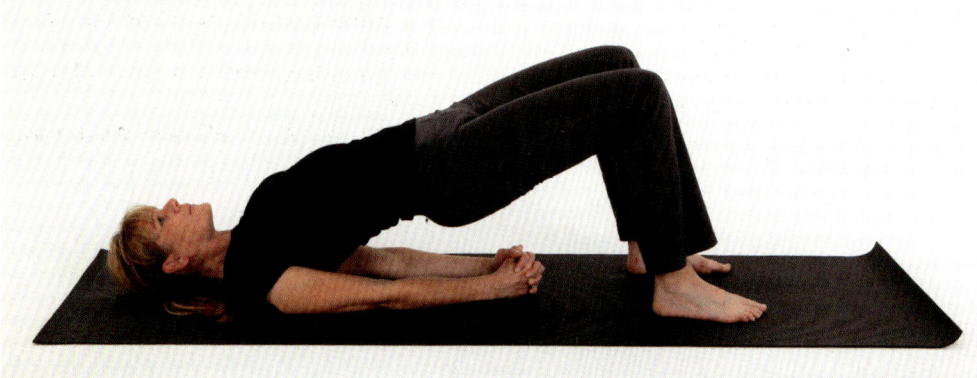

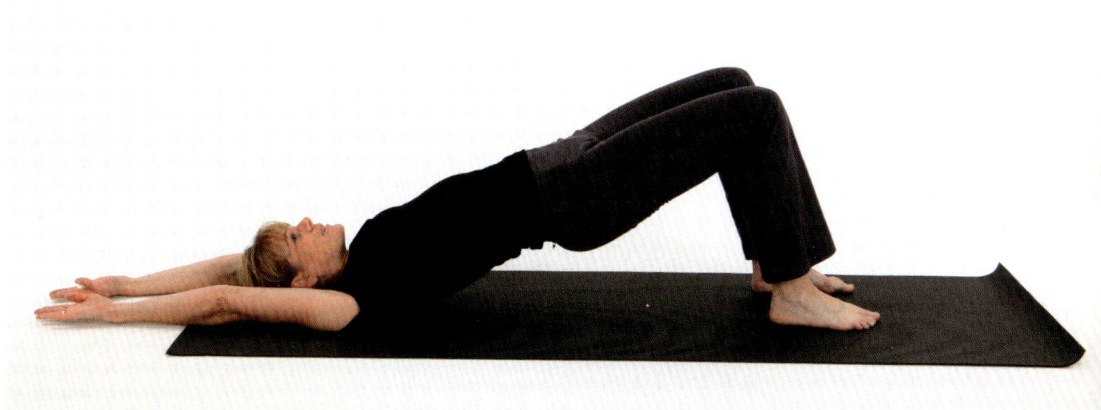

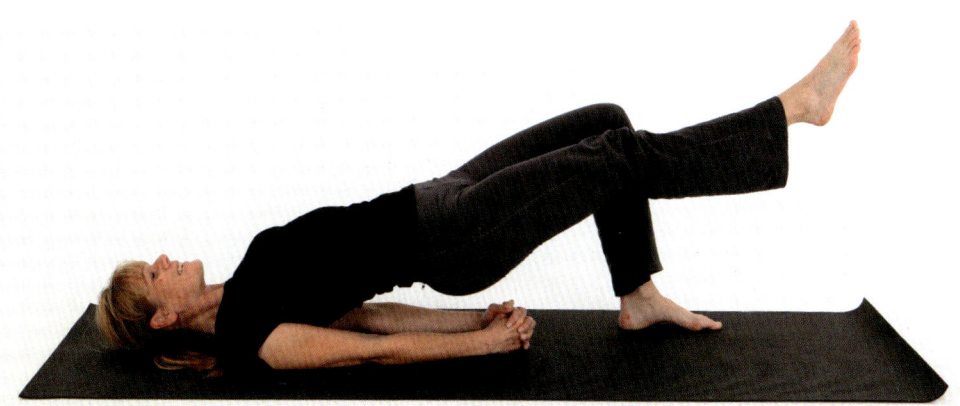

Wirkungen

- **Dehnung der Hüftbeuger**
- Mobilisation der Wirbelsäule
- Stärkung der Beckenbodenmuskulatur
- Kräftigung der Oberschenkel- und Rücken-
  muskulatur
- Dehnung des Nackens und der Brustmusku-
  latur

Variationen
1) Die Hände können sich unter dem Gesäß
   fassen.
2) Die Arme können sich hinter dem Körper ablegen.
3) Ein Bein kann gestreckt angehoben werden.

10 Atemzüge

Boot in der Rückenlage

Vorbereitung:
In der Rückenlage werden die Beine nach oben gestreckt.

Ausführung:
Die Hände drücken gegen die Knie.

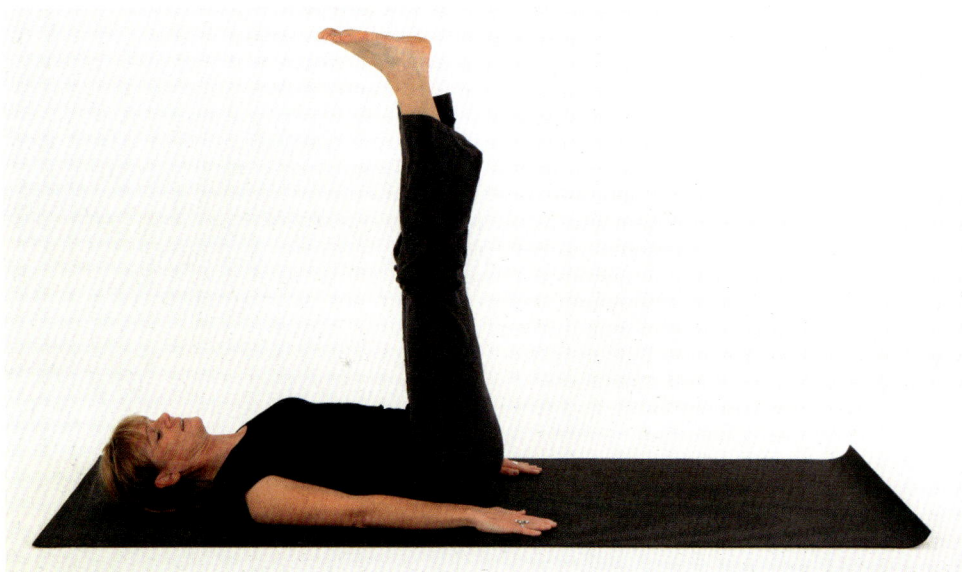

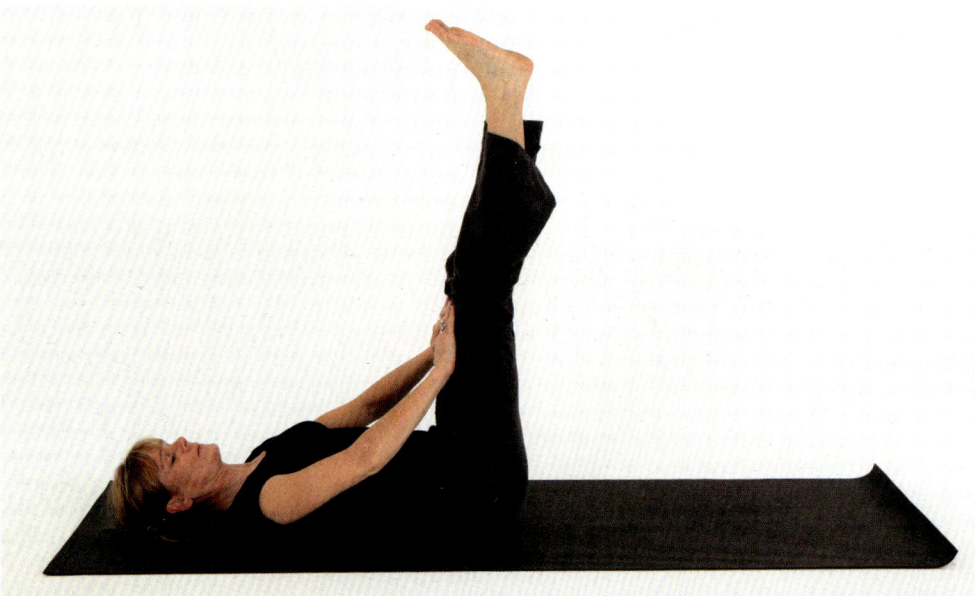

Wirkungen
- *Kräftigung der Bauchmuskulatur*

10 Atemzüge

Taube schlafend

Im Vierfüßlerstand mit aufgesetzten Knien wird das rechte Bein so vor das linke Bein gelegt, dass die Knie voreinander liegen.
Das linke Bein wird nun langsam nach hinten verlängert. Der Rumpf neigt sich nach vorne und die Stirn legt sich auf den »Fäusteturm«, danach Seitenwechsel.

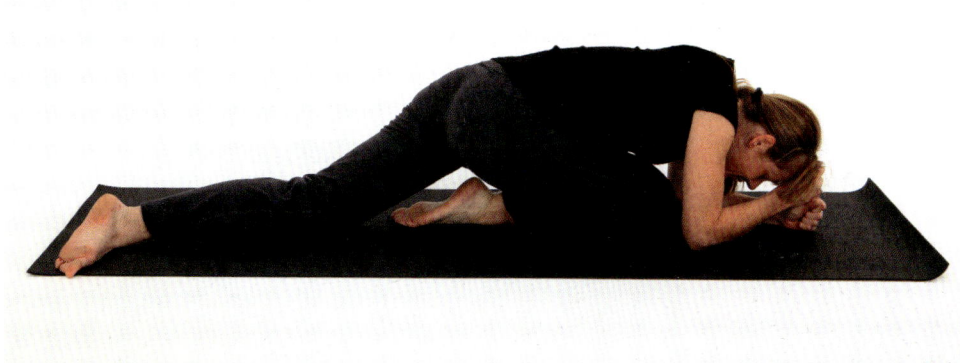

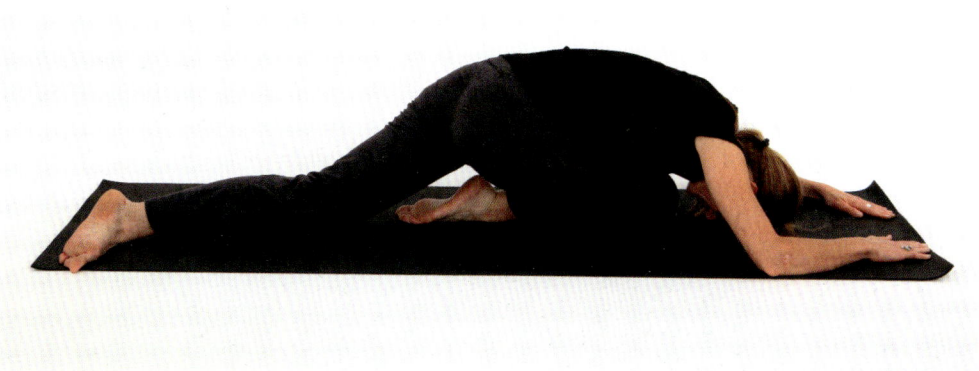

Wirkungen

* **Dehnung der Hüftbeuger**
* *Dehnung der Oberschenkel- und Gesäßmuskulatur*

Variation
Die Stirn wird aufgesetzt und die Arme legen sich vorne ab.

Jeweils 10 Atemzüge

Schranke

Vorbereitung:
Aus dem Kniestand heraus wird das rechte Bein seitlich abgespreizt. Der linke Arm streckt nach oben.

Ausführung:
Der Oberkörper wird über das gestreckte Bein geneigt, danach Seitenwechsel.

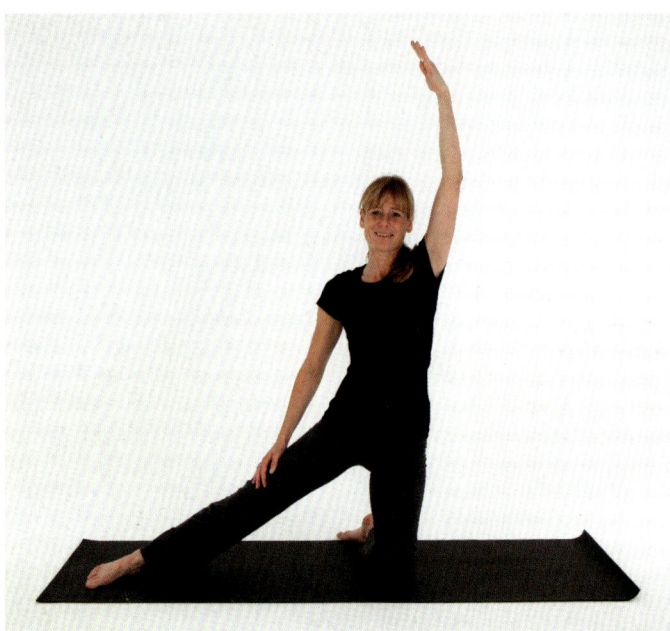

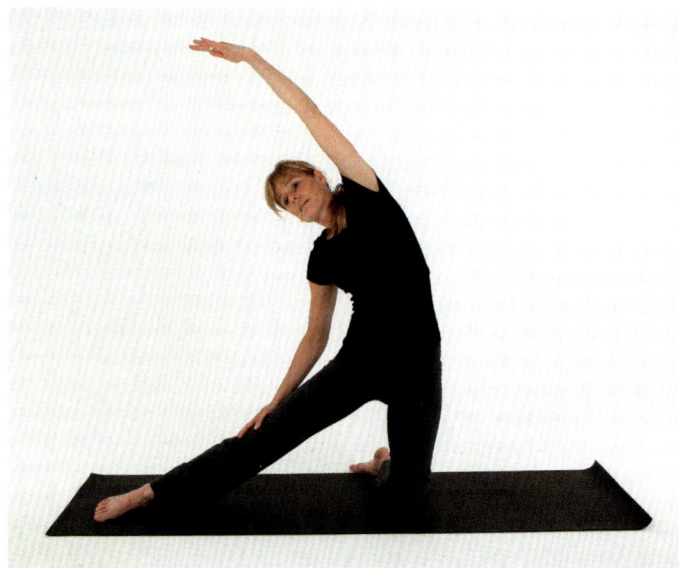

Wirkungen
- *Dehnung der Adduktoren*
- *Dehnung der Flanken*

Jeweils 8 Atemzüge

Waage II

Vorbereitung:
Im Vierfüßlerstand mit aufgesetzten Knien
wird bei gerader Rückenhaltung das linke Bein
gestreckt angehoben.

Ausführung:
Die Arme beugen gleichmäßig, so dass sich die
Stirn dem Boden annähert. Gleichzeitig wird das
linke Bein in Verlängerung des Rumpfes nach
oben geführt, danach Seitenwechsel.

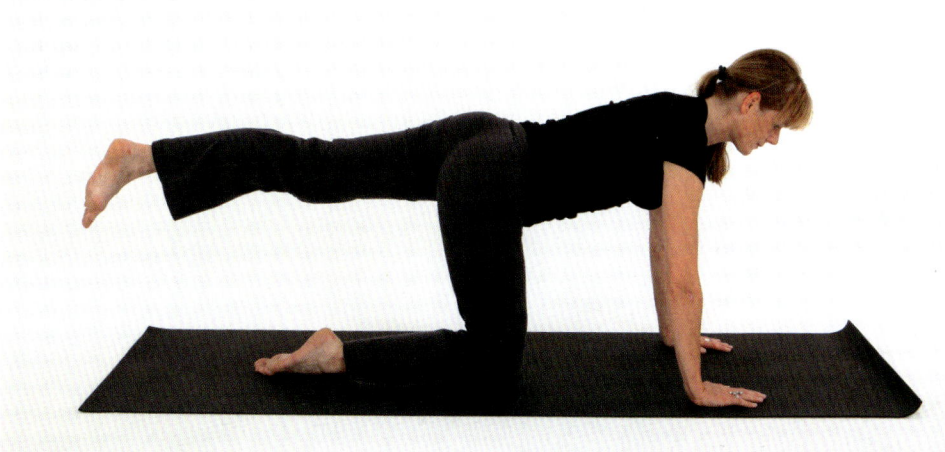

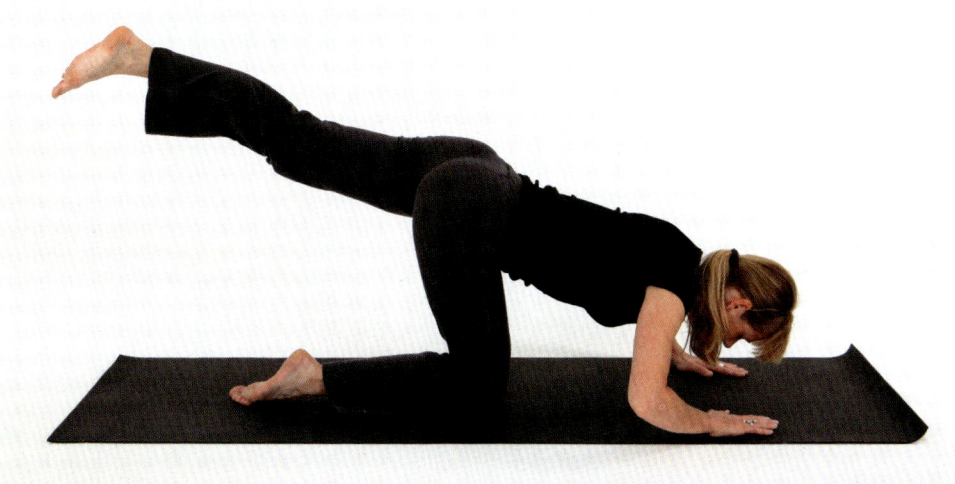

Wirkungen
- *Aufbau einer Ganzkörperspannung*
- *Kräftigung der Gesäßmuskulatur*
- *Kräftigung der Beinbeuger, Schulter- und Armmuskulatur*   Jeweils 8 Atemzüge

Brett IV
Vorbereitung:
In der Bauchlage legen sich sie Hände unter die
Schulterkugeln.
Ausführung:
Der Körper wird so nach oben gestützt, dass Bei-
ne, Rumpf und Kopf eine Linie bilden.

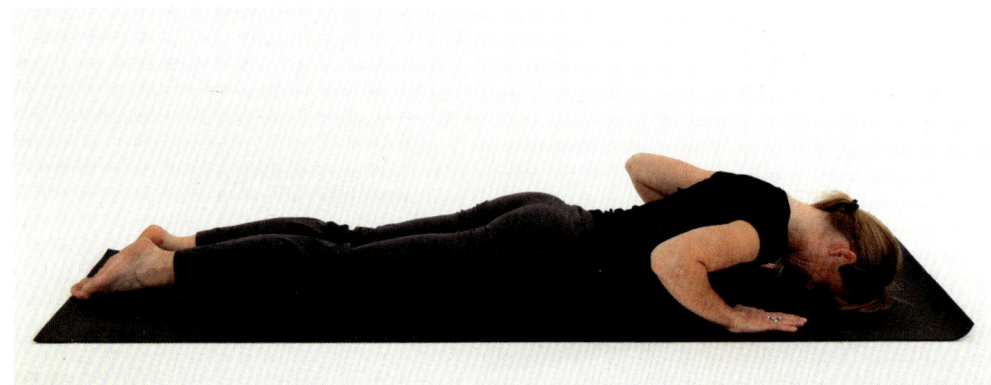

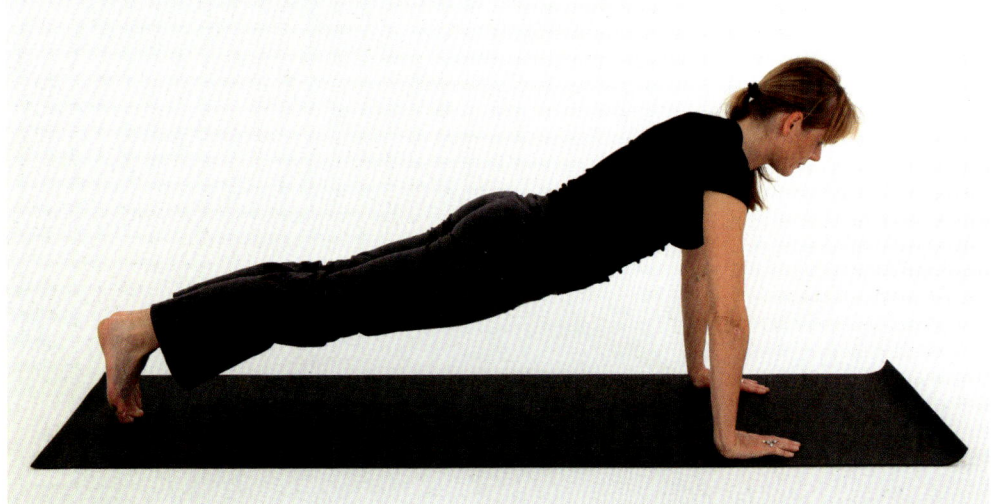

Wirkungen
* **Aufbau einer Ganzkörperspannung**

10 Atemzüge

M 1

Flankendehnung
Vorbereitung:
Im Grätschstand werden die Arme in der Seithalte gehalten. Die Beine sind gestreckt. Die Muskeln des Beckenbodens werden kontrahiert. Der rechte Fuß dreht nach außen.
Ausführung:
Das rechte Bein wird gebeugt. Der Rumpf neigt sich nach rechts. Der rechte Arm kann sich am Oberschenkel abstützen. Der linke Arm strebt nach oben, danach Seitenwechsel.

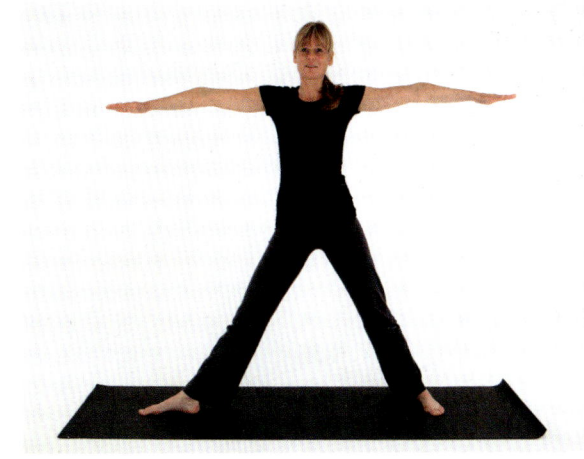

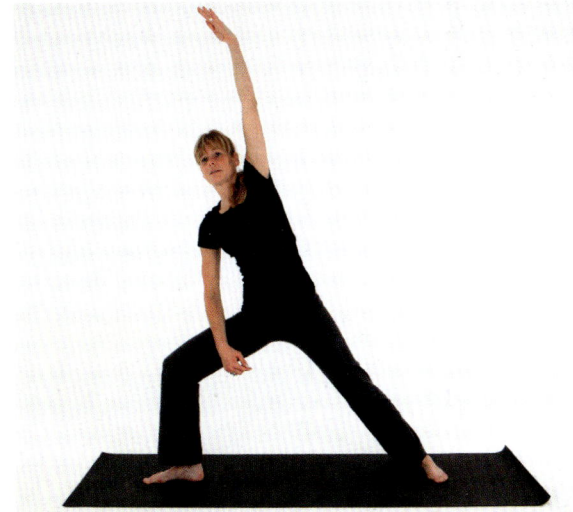

Wirkungen

- *Dehnung der Gesäß-, rückwärtigen Bein- und unterer Rückenmuskulatur*
- *Dehnung der Adduktoren*
- *Kräftigung der Fuß-, Oberschenkel- und schrägen Bauchmuskulatur*
- *Schulung des Gleichgewichtssinns*
- *Durch Dehnung der Flanken Anregung der Flankenatmung/Zwerchfellstimulation*

Variation
Die rechte Hand kann neben der Außenseite des rechten Fußes aufgesetzt werden.

Jeweils 8 Atemzüge

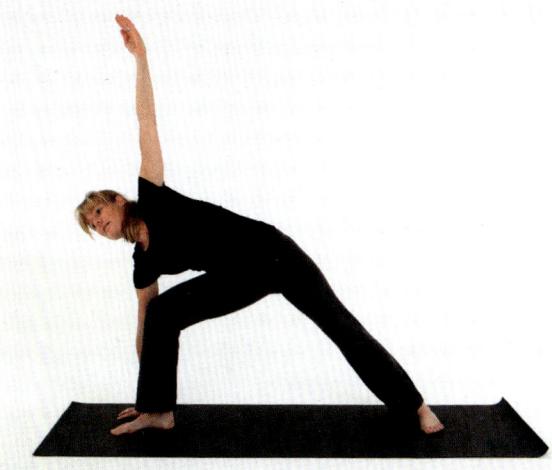

Held III

Vorbereitung:
In der Schrittstellung werden die Arme nach oben ausgerichtet.

Ausführung:
Der Oberkörper neigt sich vor, das hintere Bein löst vom Boden. Arme und Bein streben eine waagerechte Linie an, danach Seitenwechsel.

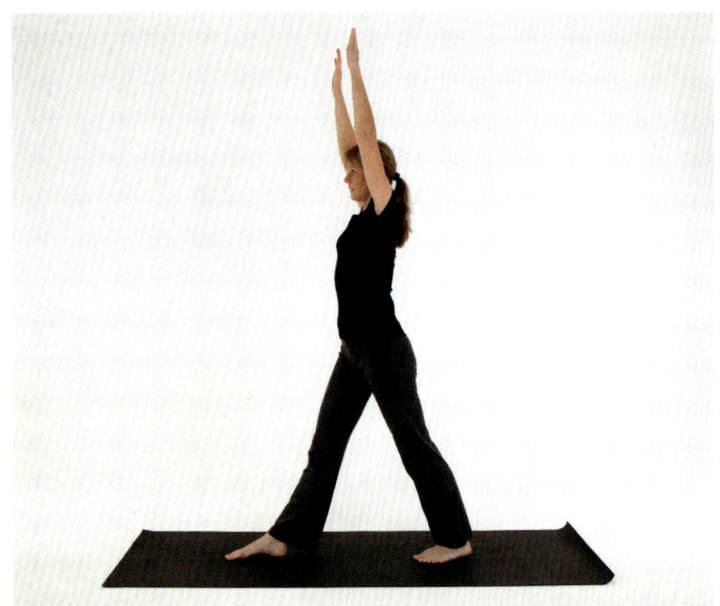

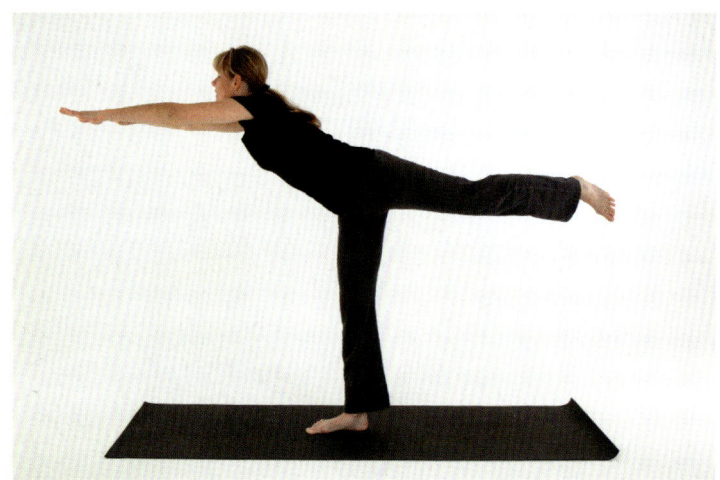

Wirkungen
- **Kräftigung der Rückenmuskulatur**
- **Kräftigung der Gesäßmuskulatur**
- Schulung des Gleichgewichtssinns
- Kräftigung der Oberschenkel-, Fuß- und Beckenbodenmuskulatur
- Dehnung der Beinbeuger
- Öffnung des Brustraums

Jeweils 8 Atemzüge

2. Programm

M 2

Baum

Vorbereitung:
Im aufrechten Stand wird die Konzentration gebündelt.

Ausführung:
Ein Fuß wird an die Innenseite des Knies oder Oberschenkel des Standbeins gesetzt. Das Bein wird durch Drehung im Hüftgelenk nach außen gebracht, danach Seitenwechsel.

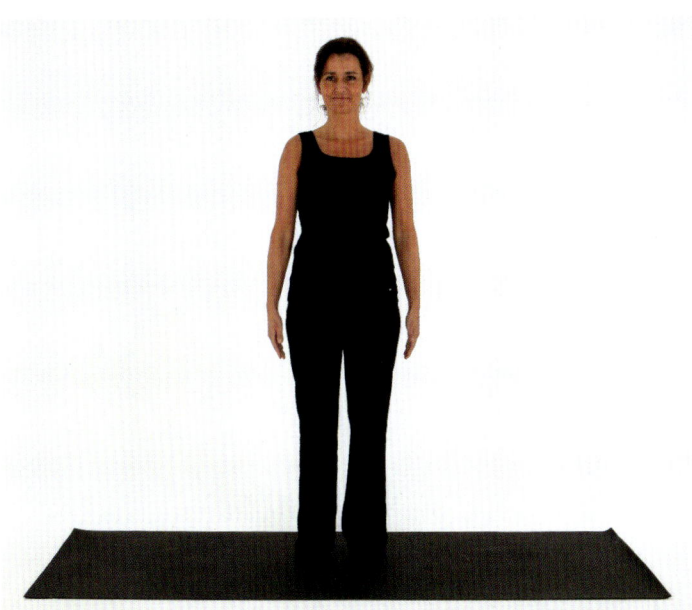

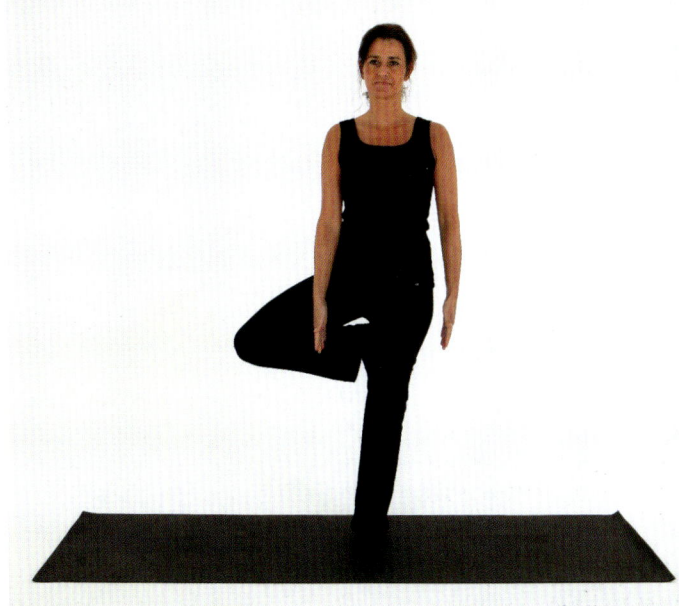

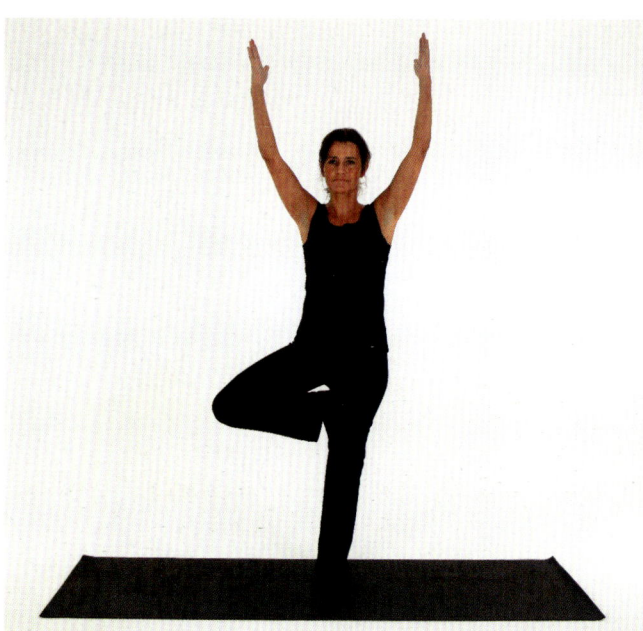

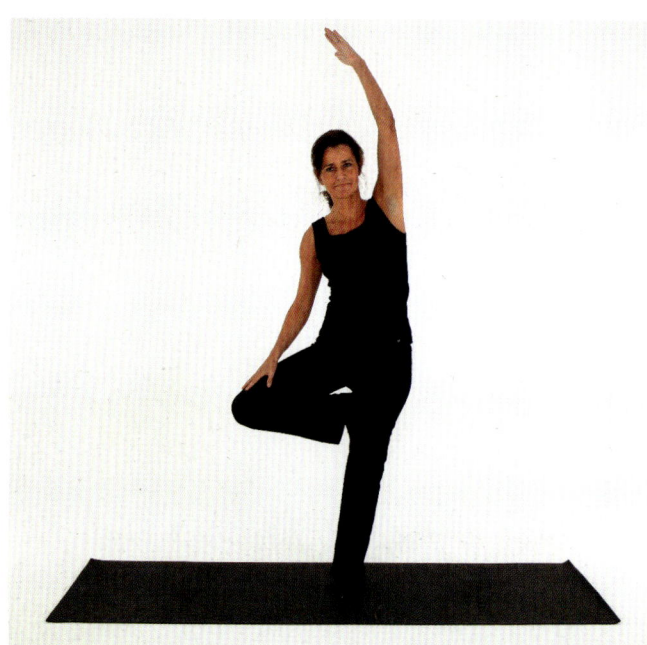

Wirkungen

- **Dehnung der Adduktoren**
- **Kräftigung der Fuß- und Beinmuskulatur**
- Schulung des Gleichgewichtssinns

Variationen
1) *Die Arme werden nach oben geführt.*
2) *Eine Hand legt sich auf das gebeugte Bein und eine Seitneigung über das gebeugte Bein wird ausgeführt.*

Jeweils 10 Atemzüge

Stellung des Kindes
Vorbereitung:
Der Fersensitz wird eingenommen.
Ausführung:
*Der Oberkörper neigt sich vor. Die Stirn wird aufge-
setzt und die Arme legen sich neben den Körper.*

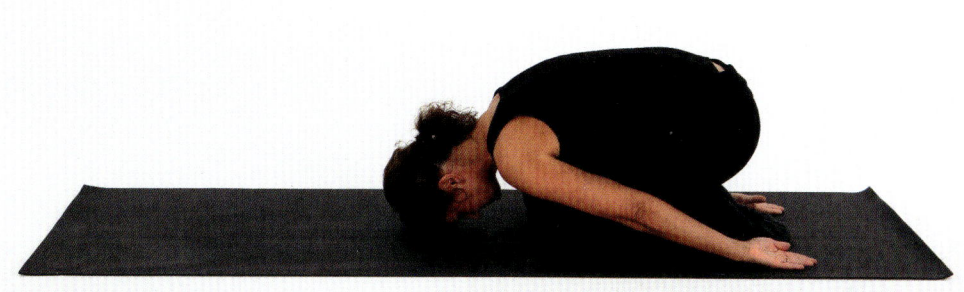

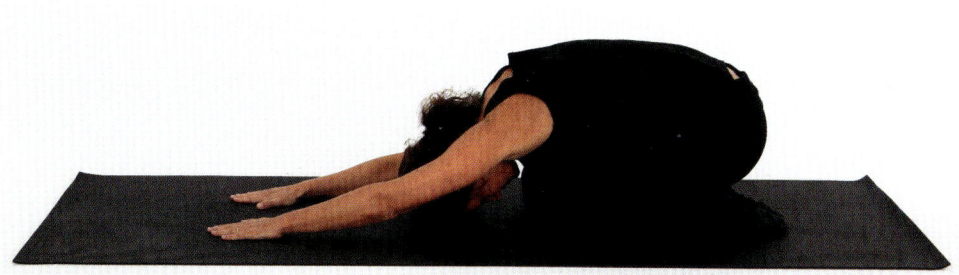

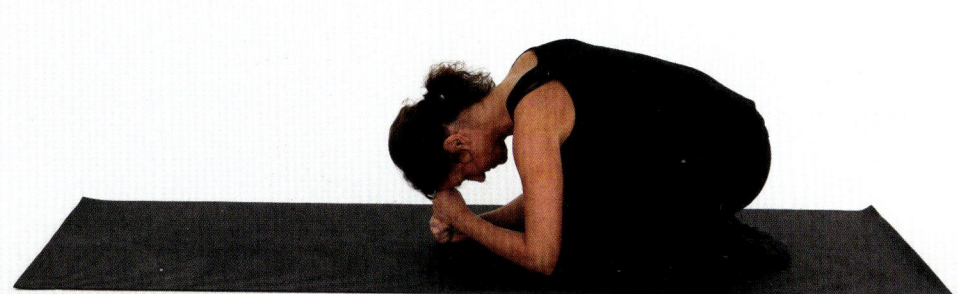

Wirkungen

- *Dehnung der Beinstrecker*
- *Entspannung der Rückenmuskulatur*

Variationen
1) *Die Arme werden nach vorne abgelegt.*
2) *Die Stirn wird auf dem »Fäusteturm« aufgesetzt.*

20 Atemzüge

Käfer II

Vorbereitung:
In der Rückenlage werden die Beine gegrätscht
nach oben gestreckt.

Ausführung:
Die Hände legen sich aneinander und schieben
durch die Beinöffnung. Kopf und Schultern werden dabei angehoben.

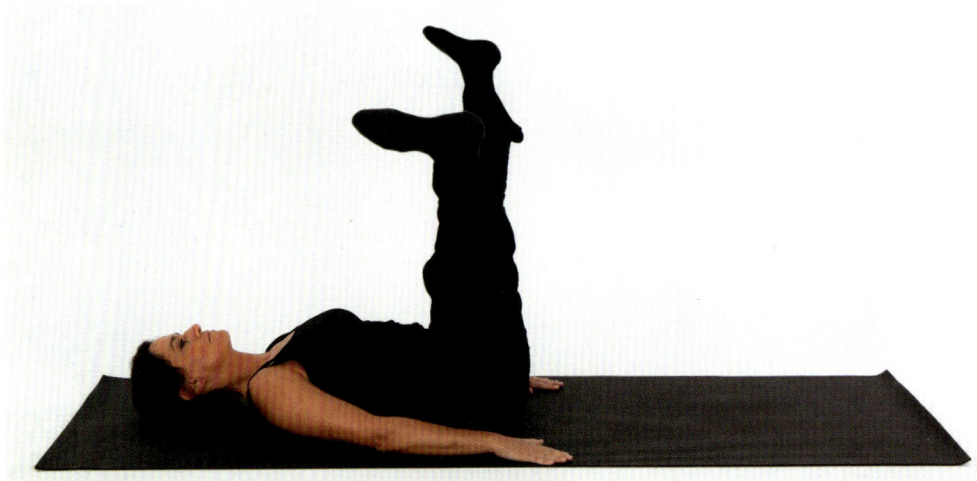

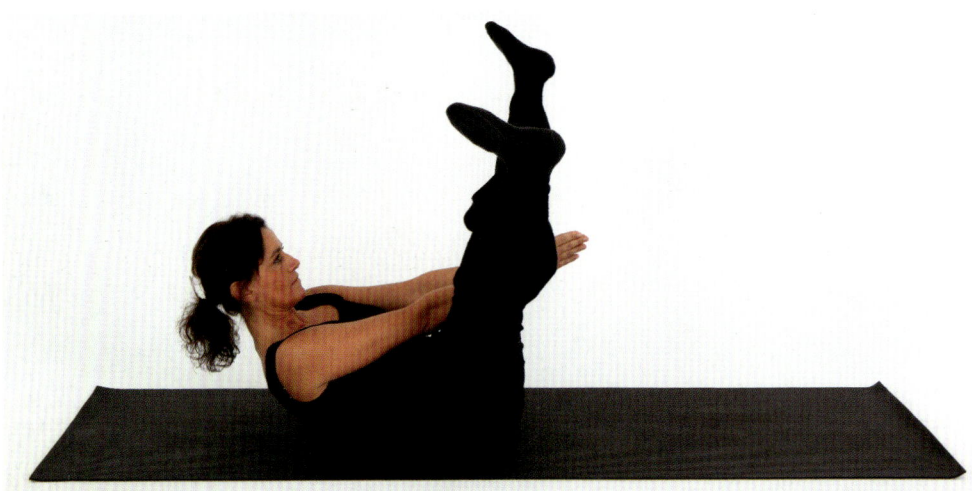

Wirkungen

- **Kräftigung der Bauchmuskulatur**
- *Dehnung der Adduktoren und der Beinbeuger*
- *Kräftigung der Oberschenkelmuskulatur*
- *Kräftigung der Halsmuskulatur*

8 Atemzüge

Bogen II
Vorbereitung:
In der Bauchlage fassen die Hände die Füße.
Ausführung:
Die Beine und der Kopf werden vom Boden an-gehoben.

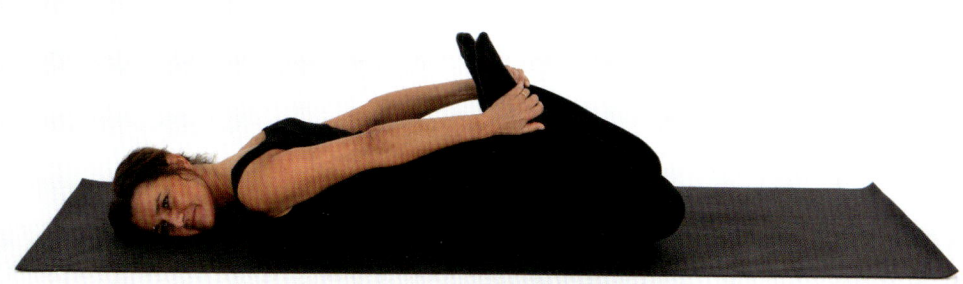

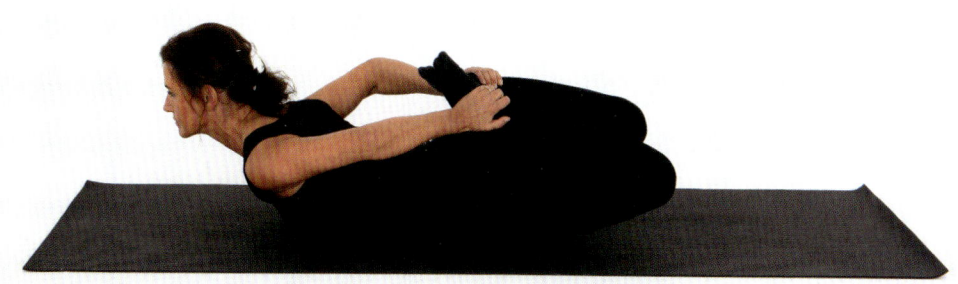

Wirkungen

- **Dehnung der Beinstrecker**
- **Kräftigung der Gesäßmuskulatur**
- Kräftigung der Rücken- und Nackenmuskulatur
- Öffnung des Brustraumes
- Vertiefung der Atmung
- Dehnung der Hüftbeuger

10 Atemzüge

Kobra

Vorbereitung:
In der Bauchlage ruht die Stirn auf dem Boden. Die Hände befinden sich unter den Schultergelenken und die Ellbogen weisen nach oben.

Ausführung:
Der Beckenboden wird aktiviert und die Beine drücken gegeneinander. Mit der Kraft aus dem Rücken neigt sich der Oberkörper nach oben. Das Brustbein strebt nach vorne-oben. Auf den Händen lastet kein Gewicht.

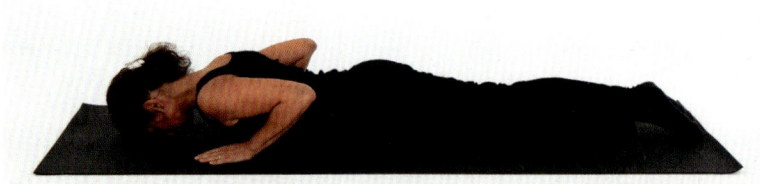

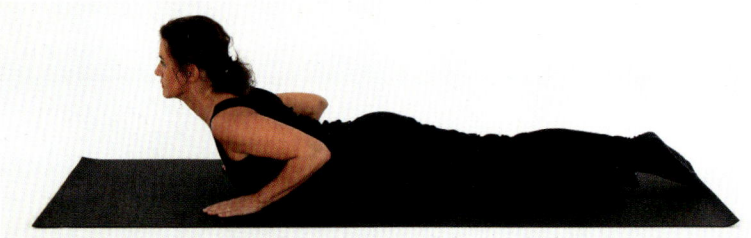

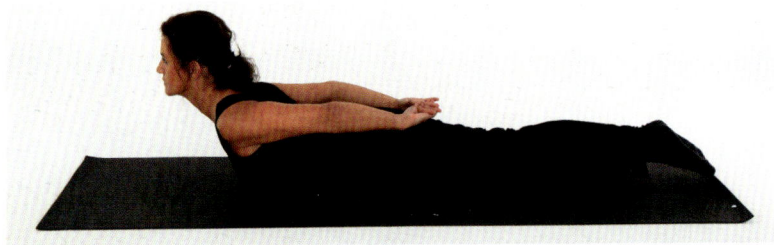

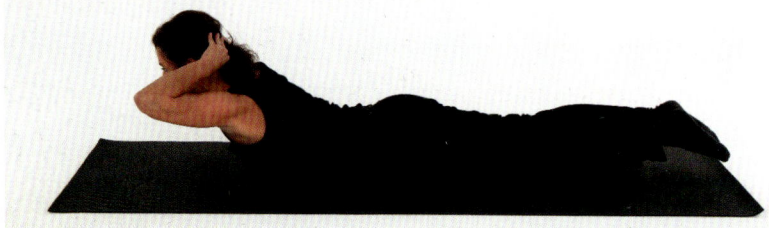

Wirkungen
- ***Kräftigung der Rückenmuskulatur***
- *Kräftigung des Beckenbodens*
- *Dehnung der Hüftbeuger*
- *Öffnung des Brustraums*
- *Kräftigung der Nackenmuskulatur*

Variationen
1) *Die Hände werden bei gestreckter Armhaltung hinter dem Rücken gehalten.*
2) *Die Hände werden am Hinterkopf verschränkt.*

12 Atemzüge

Brett V

Vorbereitung:
In der Bauchlage werden die Ellbogen unter die Schultergelenke gebracht. Die Hände werden aneinander gelegt.

Ausführung:
Der Körper wird nach oben gestützt, wobei Beine, Rumpf und Kopf eine gerade Linie anstreben.

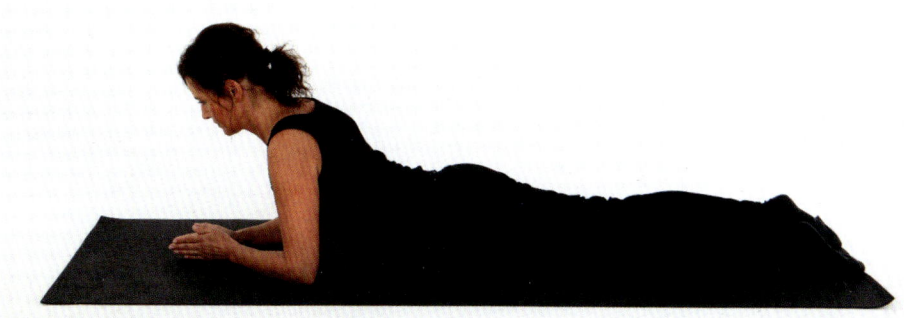

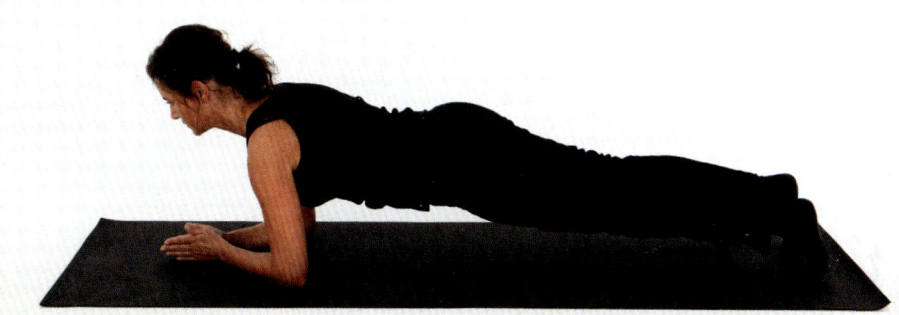

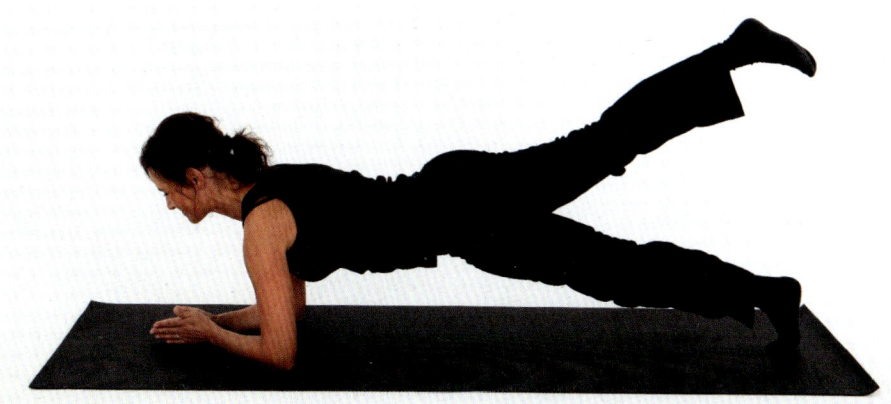

Wirkungen
* **Aufbau einer Ganzkörperspannung**

Variation
Ein Bein kann gestreckt angehoben werden.

8 Atemzüge

Kamel abgestützt
Vorbereitung:
Der Fersensitz wird eingenommen.
Ausführung:
Die Hände werden hinter dem Körper aufgesetzt und
das Gesäß strebt so weit nach oben, dass Oberschen-
kel und Rumpf eine geschwungene Linie bilden.

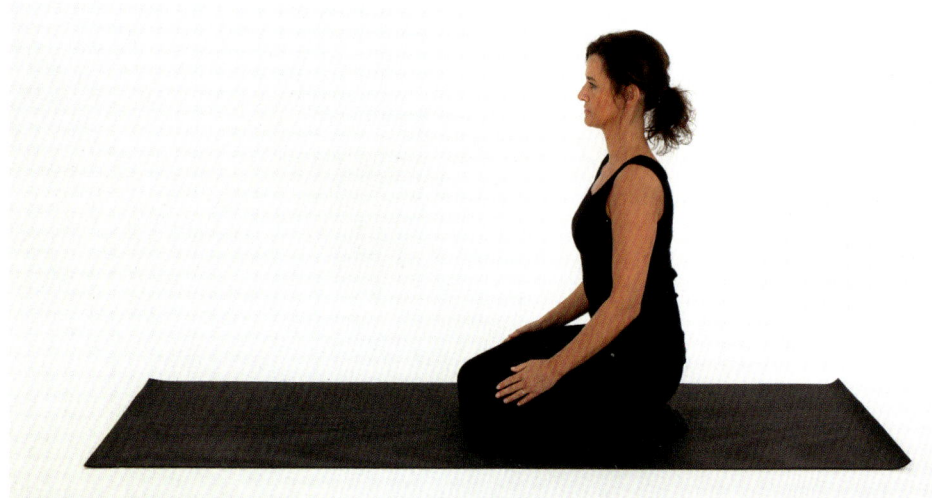

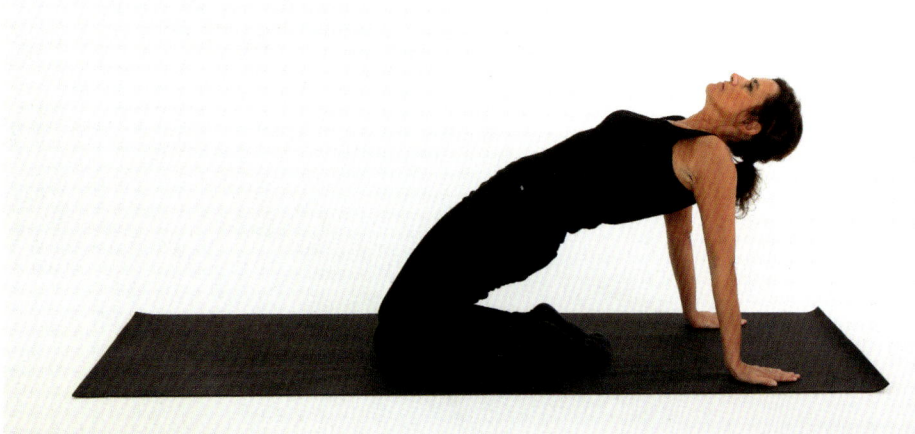

Wirkungen
- **Dehnung der Hüftbeuger**
- *Dehnung der Oberschenkel- und Brustmus-
  kulatur*
- *Kräftigung der Halsmuskulatur*

10 Atemzüge

M 2 *Drehsitz*

Vorbereitung:
*Im Langsitz wird das linke
Bein gebeugt und der linke
Fuß wird an der Außenseite
des rechten Knies/Ober-
schenkels aufgesetzt. Die
rechte Hand fasst das linke
Knie und stabilisiert die
Haltung.*

Ausführung:
*Die linke Hand stützt sich
hinter dem Gesäß ab. Langsam dreht nun die Wirbel-
säule gegen das Becken nach
links, die Schultern bleiben
auf einer Höhe und die beiden Gesäßhälften behalten
festen Bodenkontakt, da-
nach Seitenwechsel.*

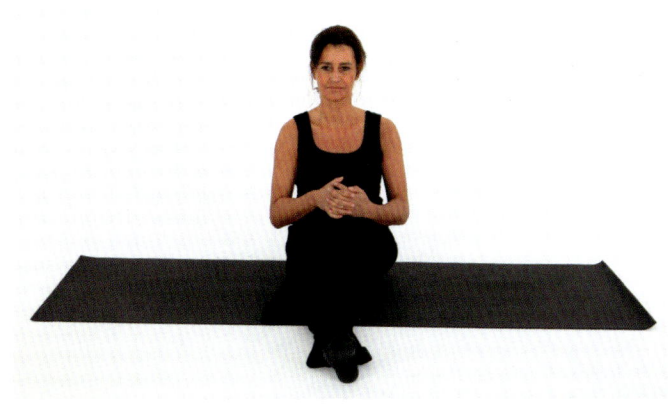

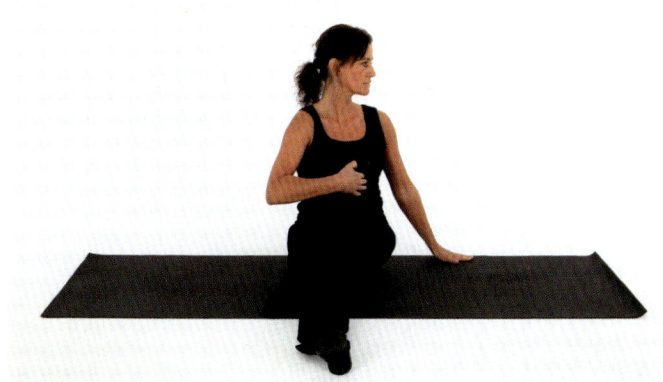

Wirkungen
- **Kräftigung der Rückenmuskulatur**
- *Dehnung der Gesäß-
  muskulatur*
- *Vertiefung der Flankenatmung*
- *Mobilisation der Brustwirbelsäule*

*Variation
Das rechte Bein kann vor der
Drehung ebenfalls gebeugt
abgelegt werden.*

Jeweils 10 Atemzüge

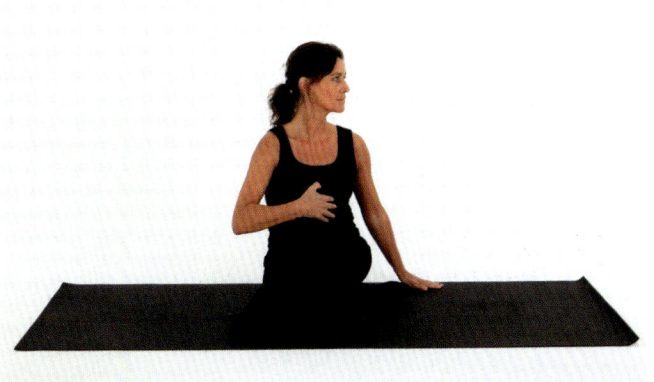

Dreieck gedreht

Vorbereitung:
Das linke Bein geht nach vorne und leitet die Schrittstellung ein. Der hintere Fuß wird zur besseren Standfestigkeit leicht schräg aufgestellt. Der Oberkörper kommt bei gestreckter Beinhaltung in die Vorneige, wobei das Becken gerade ausgerichtet bleibt. Die Hände können sich am vorderen Oberschenkel abstützen.

Ausführung:
Die Drehung nach links wird eingeleitet, die rechte Hand wird neben den linken Fuß aufgesetzt. Der linke Arm, linker Brustraum und die linke Schulter streben nach oben. Der Kopf wird soweit nach oben geführt, wie es für den Nacken angenehm ist, danach Seitenwechsel.

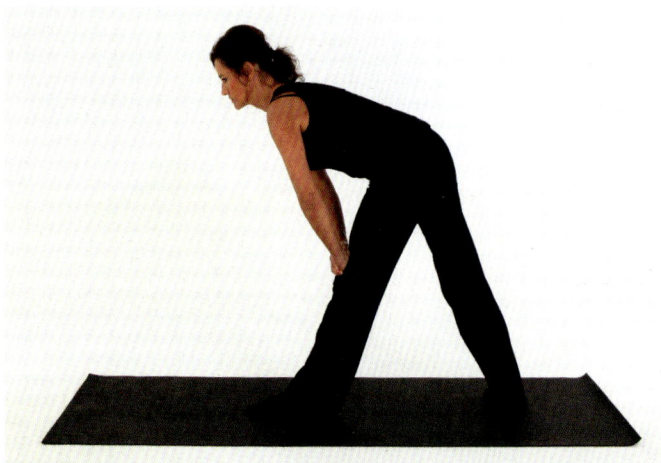

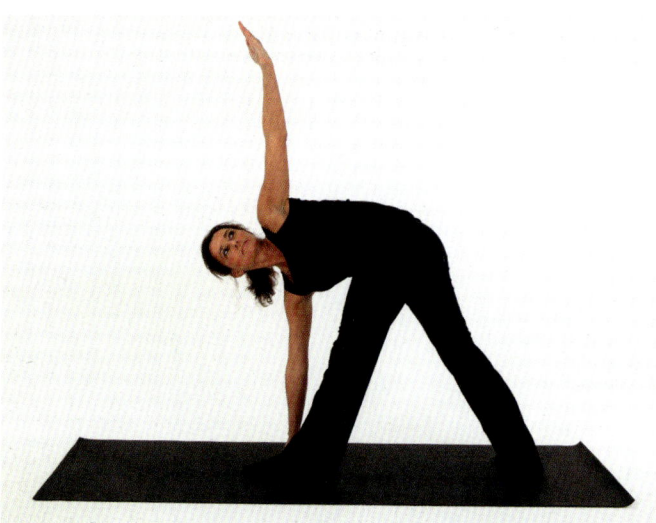

Wirkungen
- **Dehnung der Beinbeuger**
- **Dehnung der Waden**
- **Kräftigung der Rückenmuskulatur**
- Kräftigung der Fuß-, Oberschenkel-, Bauch-, Schulter- und Nackenmuskulatur

- Anregung der Flankenatmung
- Schulung des Gleichgewichtssinns

Jeweils 10 Atemzüge

3. Programm

Tänzer I
Vorbereitung:
Der aufrechte Stand wird eingenommen.
Ausführung:
*Die linke Hand greift den linken Fuß. Die Knie
werden auf einer Höhe gehalten. Der rechte
Arm strebt nach oben, danach Seitenwechsel.*

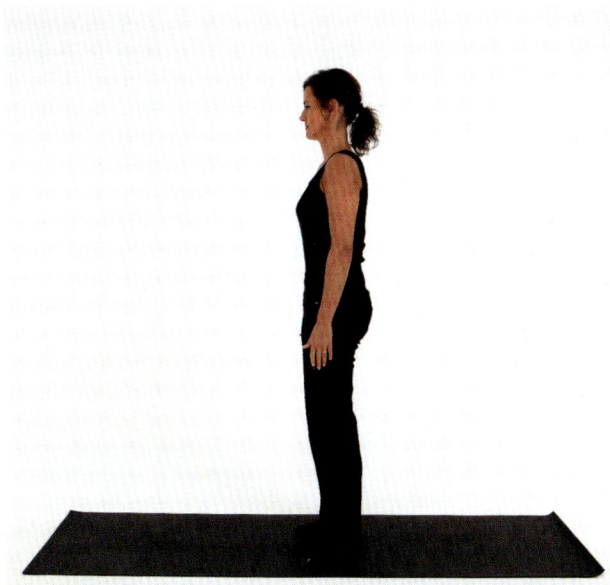

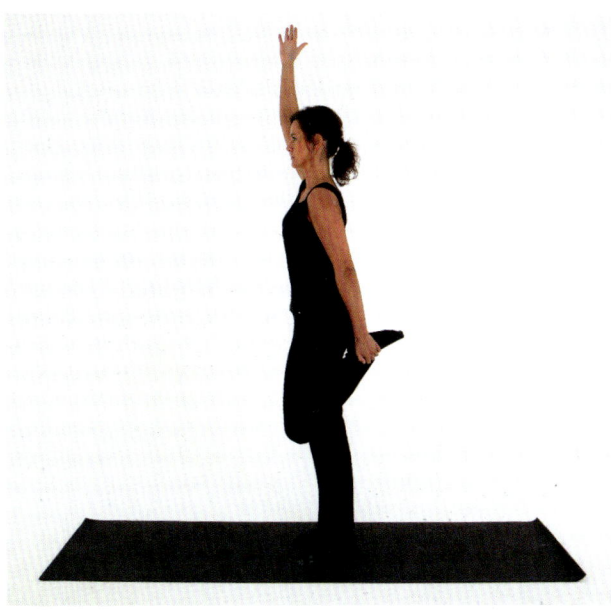

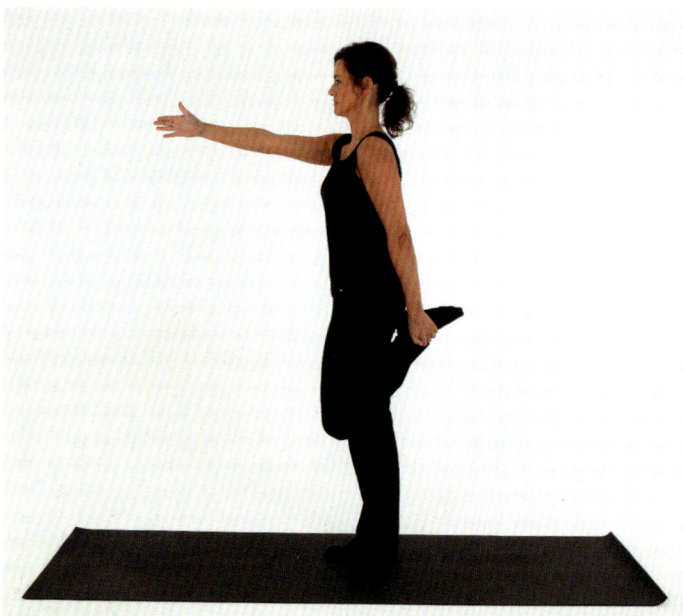

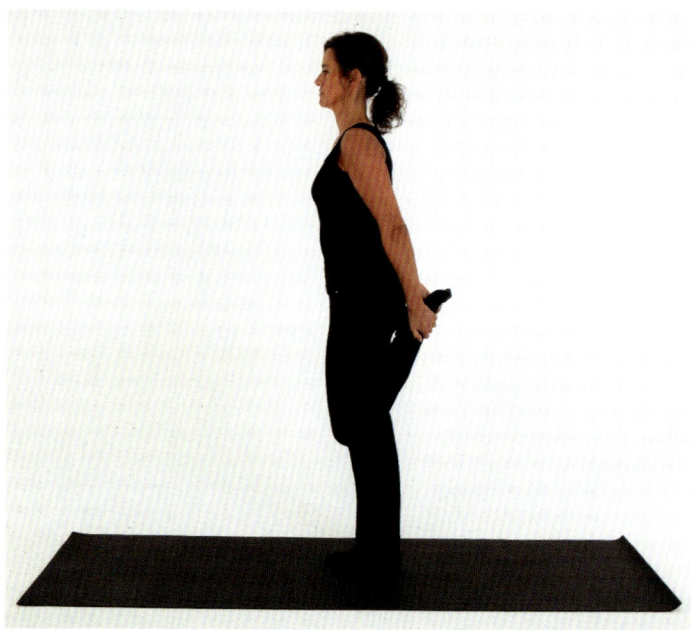

Wirkungen

- ***Dehnung der Beinstrecker***
- *Kräftigung der Rücken-, Bein- und Fußmuskulatur*
- *Öffnung des Brustraumes*
- *Vertiefung der Atmung*
- *Schulung des Gleichgewichtssinns*

Variationen
1) *Der rechte Arm strebt nach vorne.*
2) *Die rechte Hand fasst ebenfalls den Fuß.*

Jeweils 10 Atemzüge

Kaninchen

Vorbereitung:

Aus dem Kniestand heraus werden die Hände
vor den Knien aufgesetzt. Bei Beugung der Arme
wird der Scheitel des Kopfes zwischen die Hände
abgelegt, wobei der Kopf unbelastet bleibt. Das
Gesäß strebt weiter nach oben.

Ausführung:

Die Hände fassen die Füße oder Knöchel.

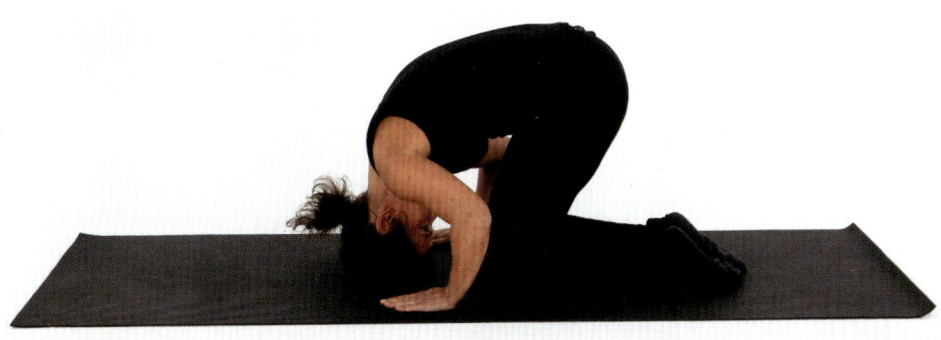

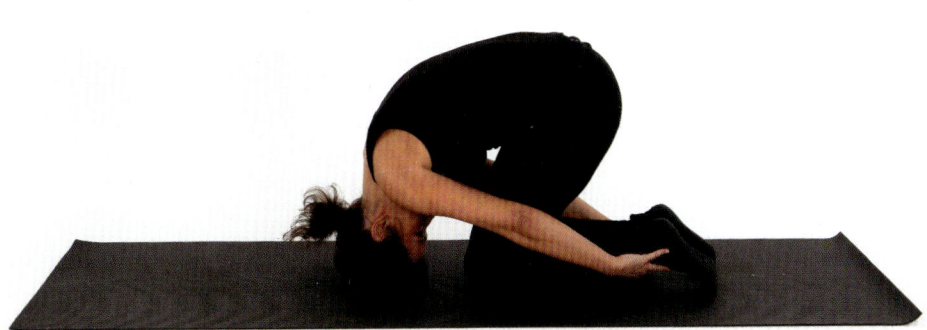

Wirkungen

- Entstauchung des unteren Rückens
- Dehnung des Nackens
- Verstärkte Durchblutung des Kopfes

10 Atemzüge

Zange in der Rückenlage II
Vorbereitung:
Die Rückenlage wird mit aufgestellten Füßen eingenommen
Ausführung:
Beine und Arme werden nach oben gestreckt. Die Beine werden gegrätscht. Die Hände umfassen von hinten die Beine. Kopf und Nacken lösen vom Boden.

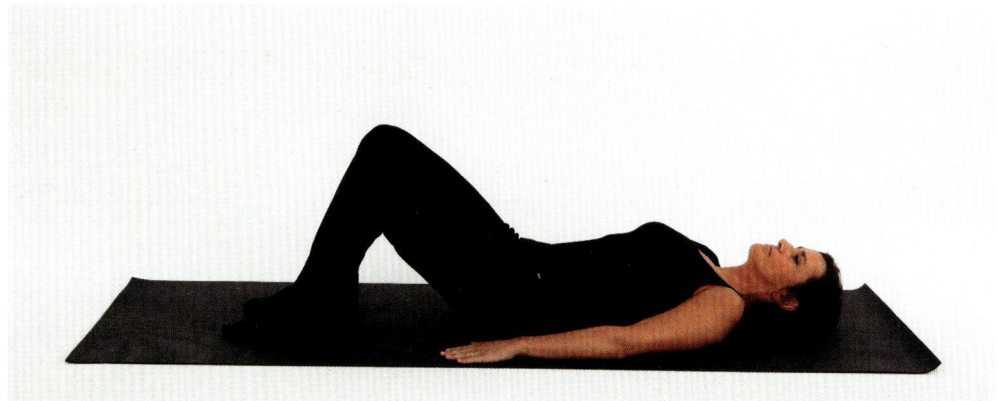

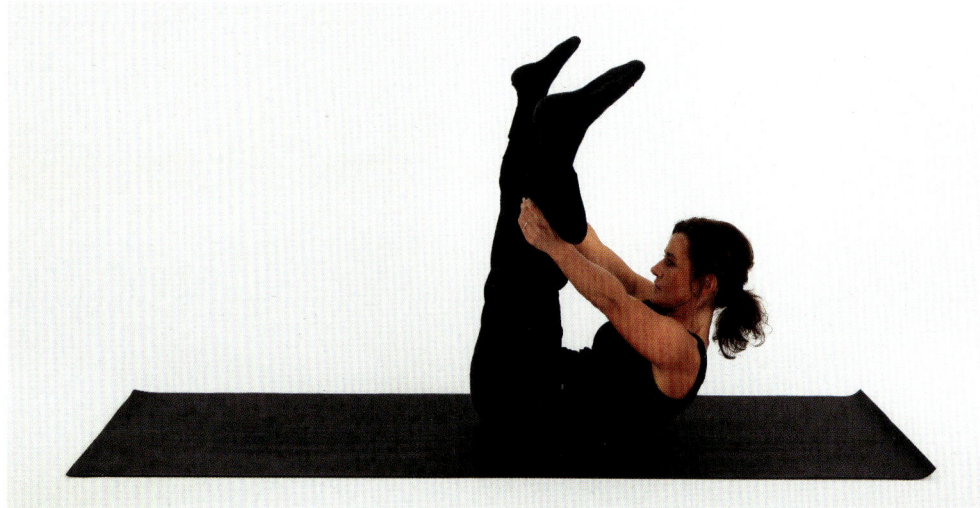

Wirkungen
- **Dehnung der Adduktoren**
- **Dehnung der Beinbeuger**
- *Kräftigung der Halsmuskulatur*
- *Entstauchung des unteren Rückens*

10 Atemzüge

(M 3) *Heuschrecke*

Vorbereitung:
In der Bauchlage wird das Kinn aufgesetzt. Die Arme sind gestreckt, die Hände werden mit den Handinnenseiten nach unten unter die Oberschenkel geführt.

Ausführung:
Die Beckenbodenmuskulatur wird kontrahiert und beide Beine werden aus den Hüftgelenken heraus gedehnt und strecken sich unter Zuhilfenahme des Drucks durch die Hände nach oben.

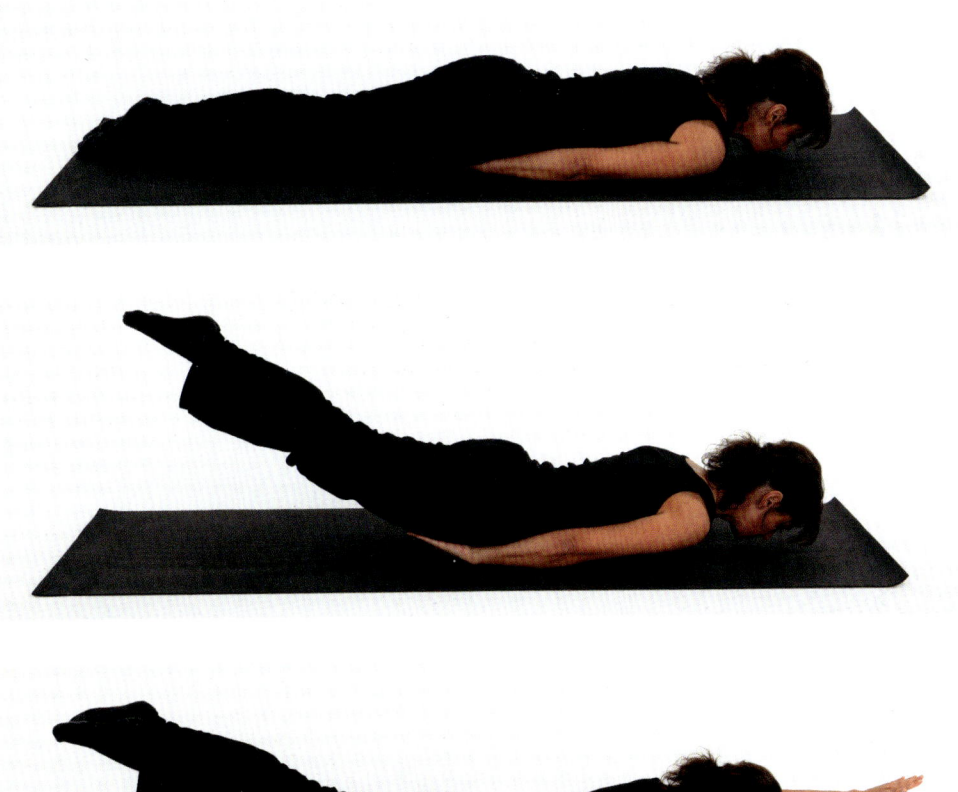

Wirkungen

- **Kräftigung der Rückenmuskulatur**
- **Dehnung der Hüftbeuger**
- **Kräftigung der Gesäßmuskulatur**
- Kräftigung der Schulter-, Arm- und Beinbeuger
- Verstärkte Durchblutung der Bauchorgane
- Anregung der Schilddrüse

Variation
Die Arme können vor dem Körper zusammen mit dem Kopf anheben.

8 Atemzüge

Halbmond aus dem Kniestand

Vorbereitung:

Aus dem Kniestand heraus wird ein Bein weit vor dem Körper aufgesetzt. Der Fuß wird eine Fußbreite weiter nach außen verschoben. Die Arme werden nach oben geführt, die Daumen ineInander verhakt.

Ausführung:

Bei Kontraktion des Beckenbodens und stabiler Beckenhaltung wird der Oberkörper langsam in die Rückbeuge gebracht, wobei der Kopf stabil gehalten und das vordere Bein stärker gebeugt wird, danach Seitenwechsel.

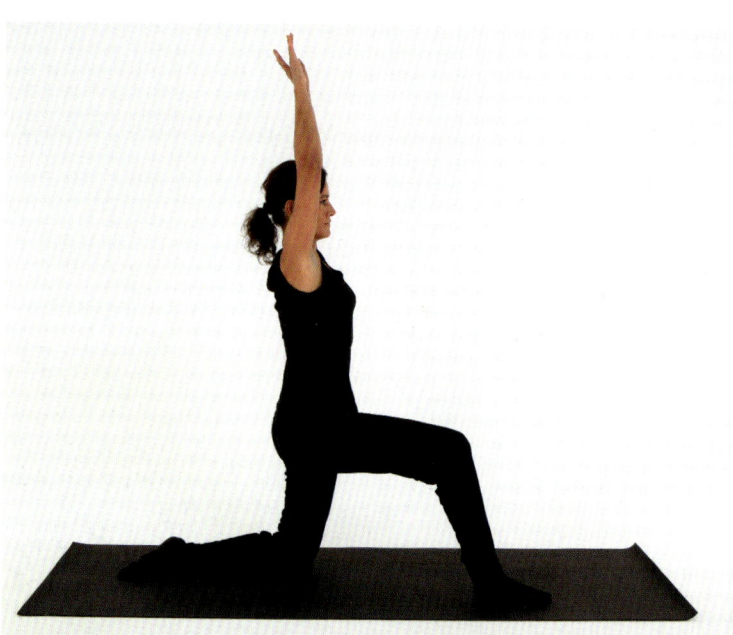

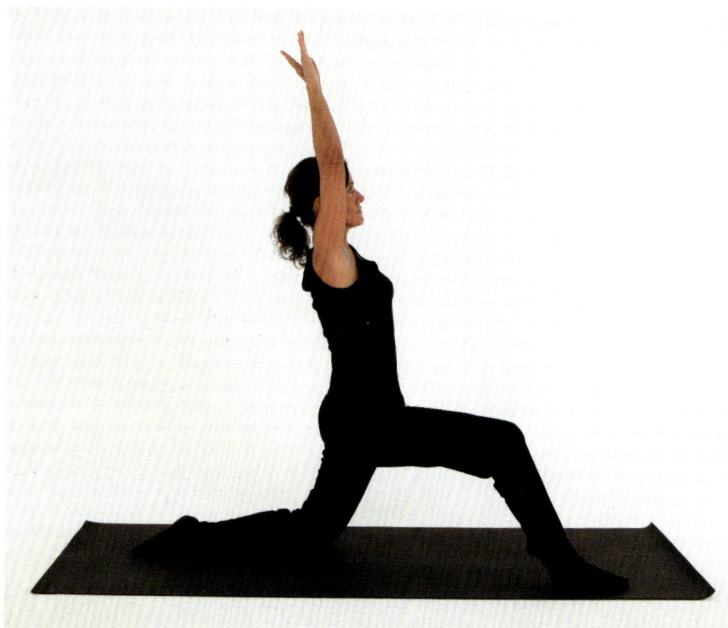

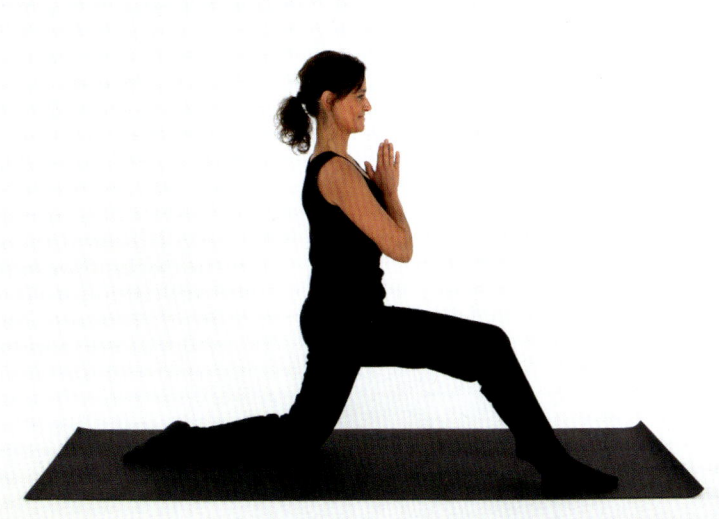

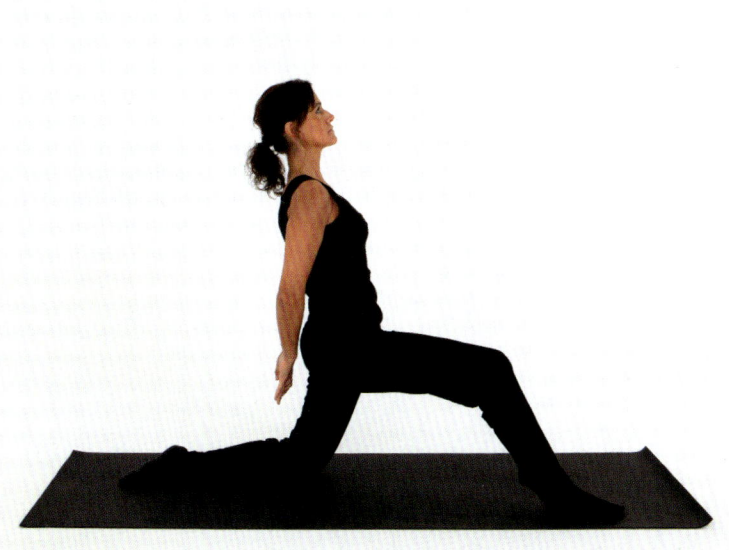

Wirkungen

- ***Dehnung der Hüftbeuger***
- *Kräftigung der Rücken- und Halsmuskulatur*
- *Anregung der Schilddrüse*

Variation

1) *Die Hände können in der Grußhaltung zusammen kommen.*
2) *Die Hände können sich hinter dem Rücken fassen.*

Jeweils 10 Atemzüge

Brett VI

Vorbereitung:
*Der Körper wird mit den Händen und Füßen ab-
gestützt und formt eine schiefe Ebene.*
Ausführung:
*Der Körper dreht sich so, dass er nur noch von
der linken Hand abgestützt wird. Der rechte Arm
strebt nach oben, danach Seitenwechsel.*

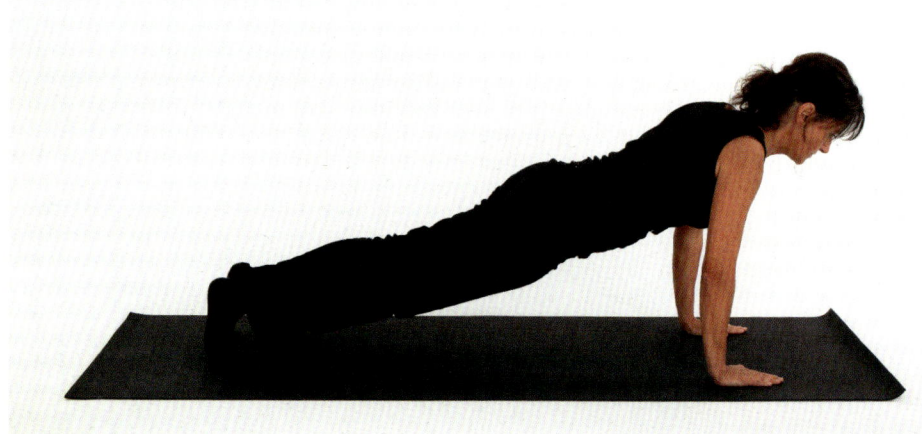

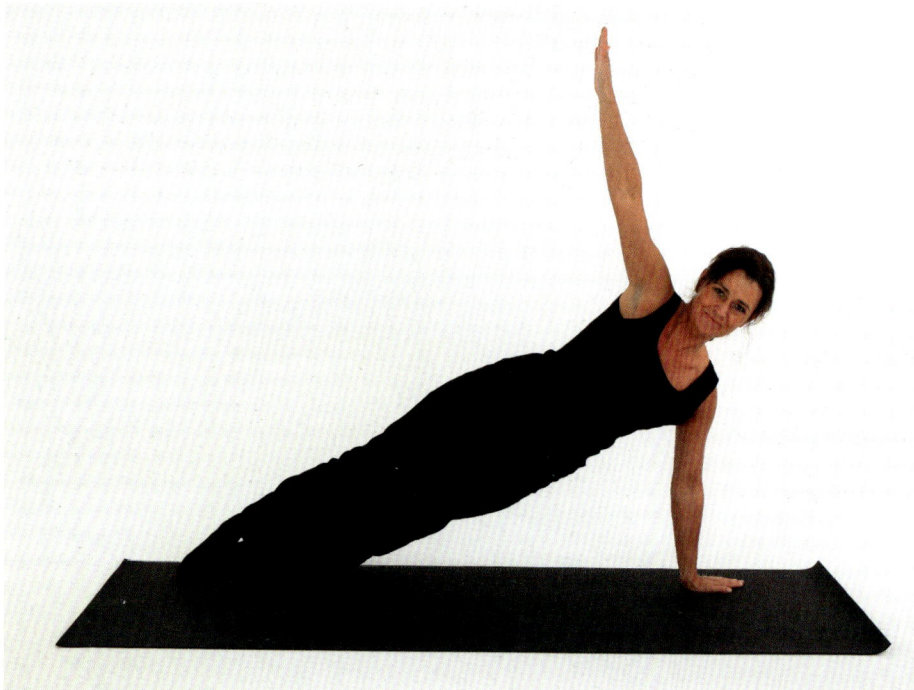

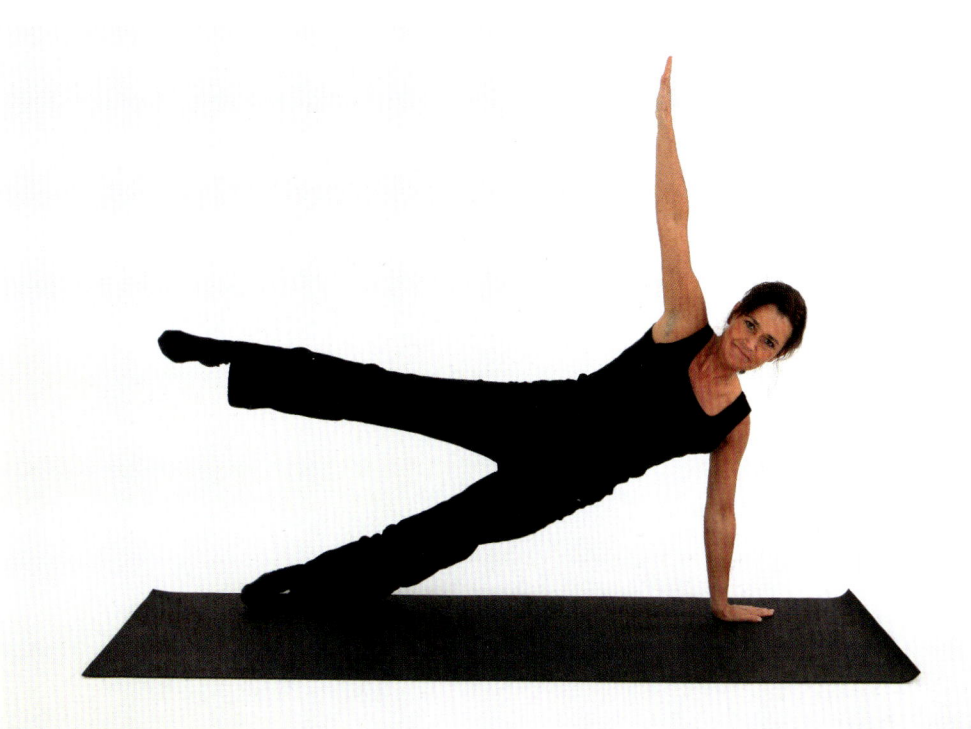

Wirkungen
- *Aufbau einer Ganzkörperspannung*
- *Kräftigung der Seitlichen Rumpfmuskulatur*

Variation
Das oben liegende Bein wird nach oben gestreckt.

Jeweils 8 Atemzüge

M 3 *Giraffe*

Vorbereitung:
Im Grätschstand fassen die Hände in die Ellbogen.
Ausführung:
Der Rücken rundet sich und der Oberkörper kommt
in die tiefe Vorneige.

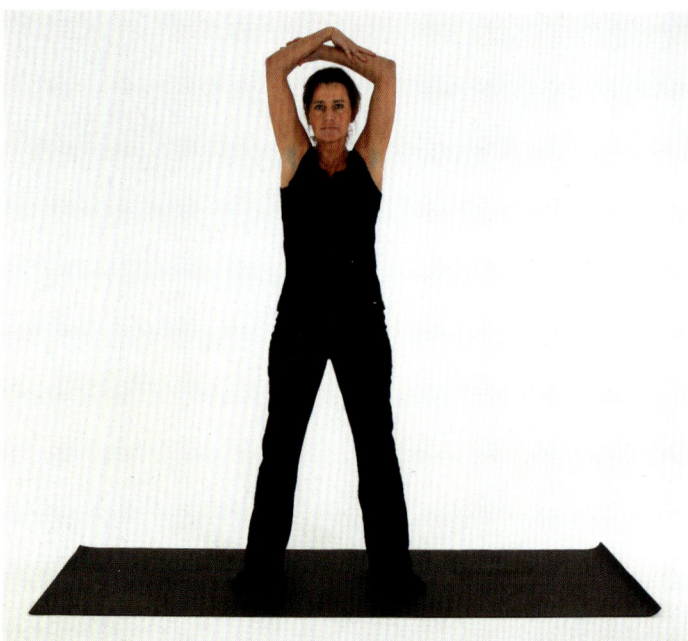

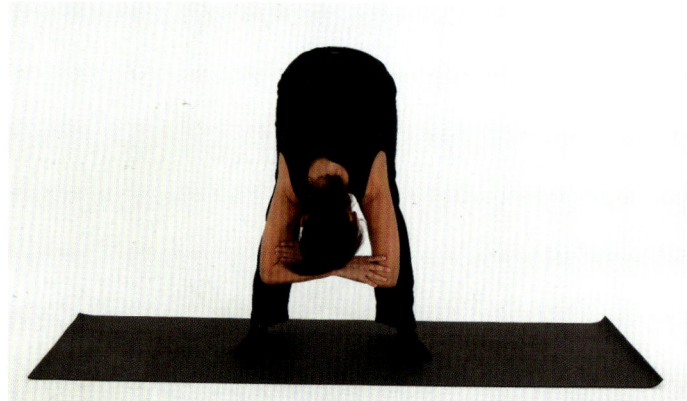

Wirkungen

- **Dehnung der Beinbeuger**
- **Dehnung der Adduktoren**
- Entstauchung des unteren Rückens
- Verstärkte Durchblutung des Kopfes

10 Atemzüge

M3

Pyramide

Vorbereitung:
Im Grätschstand kommt der Rumpf in die Vorneige. Die Hände werden so aufgesetzt, dass der Kopf mittig aufgesetzt werden könnte.

Ausführung:
Die Hände wandern etwas nach vorne. Die Arme werden gebeugt und der Scheitel des Kopfes wird aufgesetzt. Das Gewicht wird von den Füßen und den Händen gleichermaßen aufgefangen. Kopf und Nacken bleiben unbelastet.

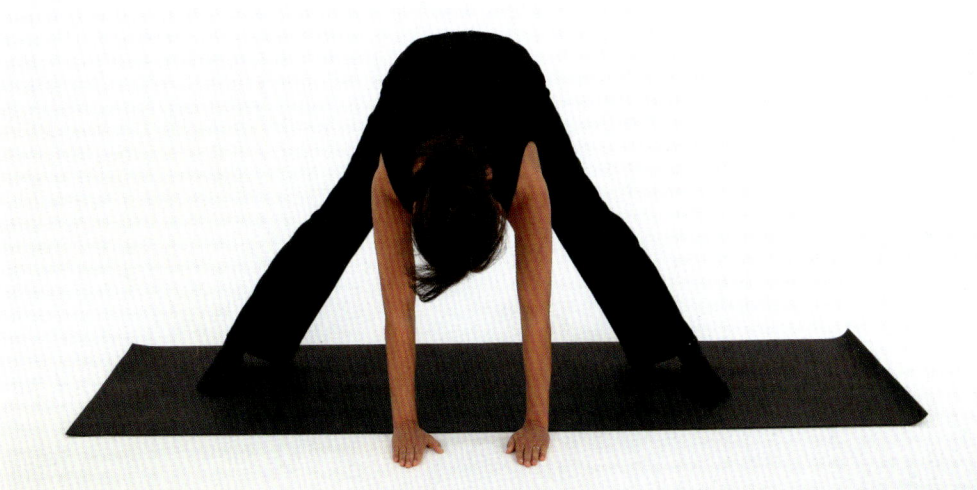

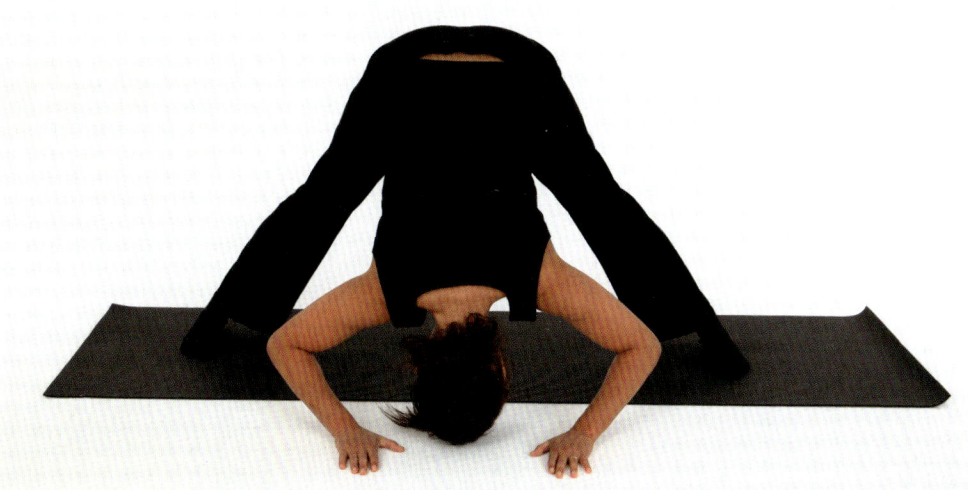

Wirkungen

- *Dehnung der Beinbeuger*
- *Dehnung der Adduktoren*
- Mobilisation der Hüfte
- Kräftigung der Schulter- und Armmuskulatur
- Entstauchung des unteren Rückens

8 Atemzüge

Dreieck

Vorbereitung:
Im Grätschstand werden die Arme in der Seithalte gehalten. Der rechte Fuß und das rechte Knie drehen nach außen. Die Beine sind gestreckt, jedoch nicht durchgedrückt. Die Muskeln des Beckenbodens werden kontrahiert.

Ausführung:
Der Oberkörper dehnt sich über das rechte Bein in den Raum hinein. Der rechte Arm neigt sich nach unten und findet einen Platz an der Außenseite des rechten Beines oder auf dem Boden. Gleichzeitig strebt der linke Arm nach oben. Der Blick folgt dem linken Arm, danach Seitenwechsel.

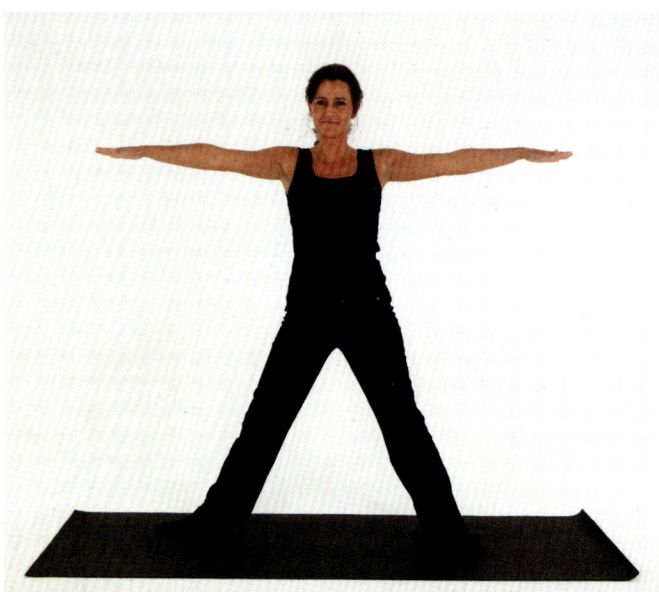

Wirkungen
- **Dehnung der unteren Wirbelsäule**
- Dehnung der Adduktoren und Beinbeuger
- Kräftigung der Fuß-, Oberschenkel-, Rücken-, Schulter- und Nackenmuskulatur
- Schulung des Gleichgewichtssinns
- Dehnung der Flanken
- Anregung der Flankenatmung

Jeweils 8 Atemzüge

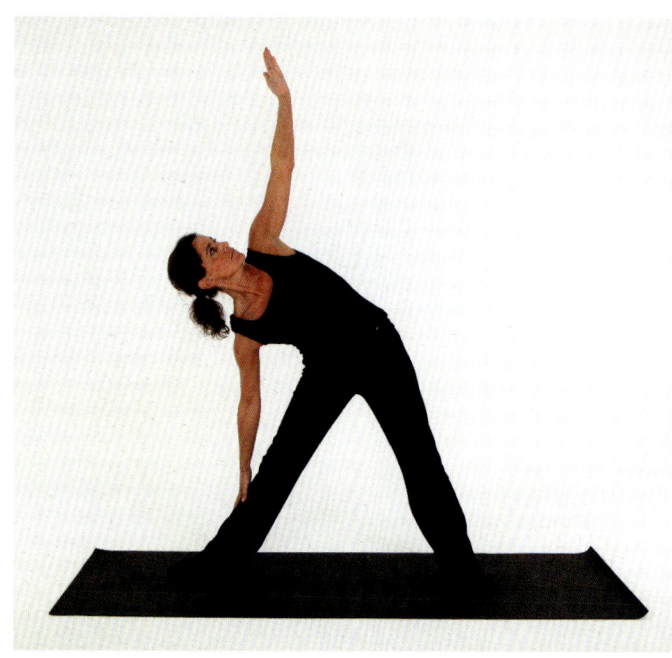

Komplexe Programme

1. Programm

 Adler
Vorbereitung:
Im aufrechten Stand streben die Arme gestreckt nach oben.
Ausführung:
Die Beine werden gebeugt und das Gesäß strebt nach hinten-unten. Der Oberkörper kommt in die Vorneige und die Arme breiten sich seitlich aus.

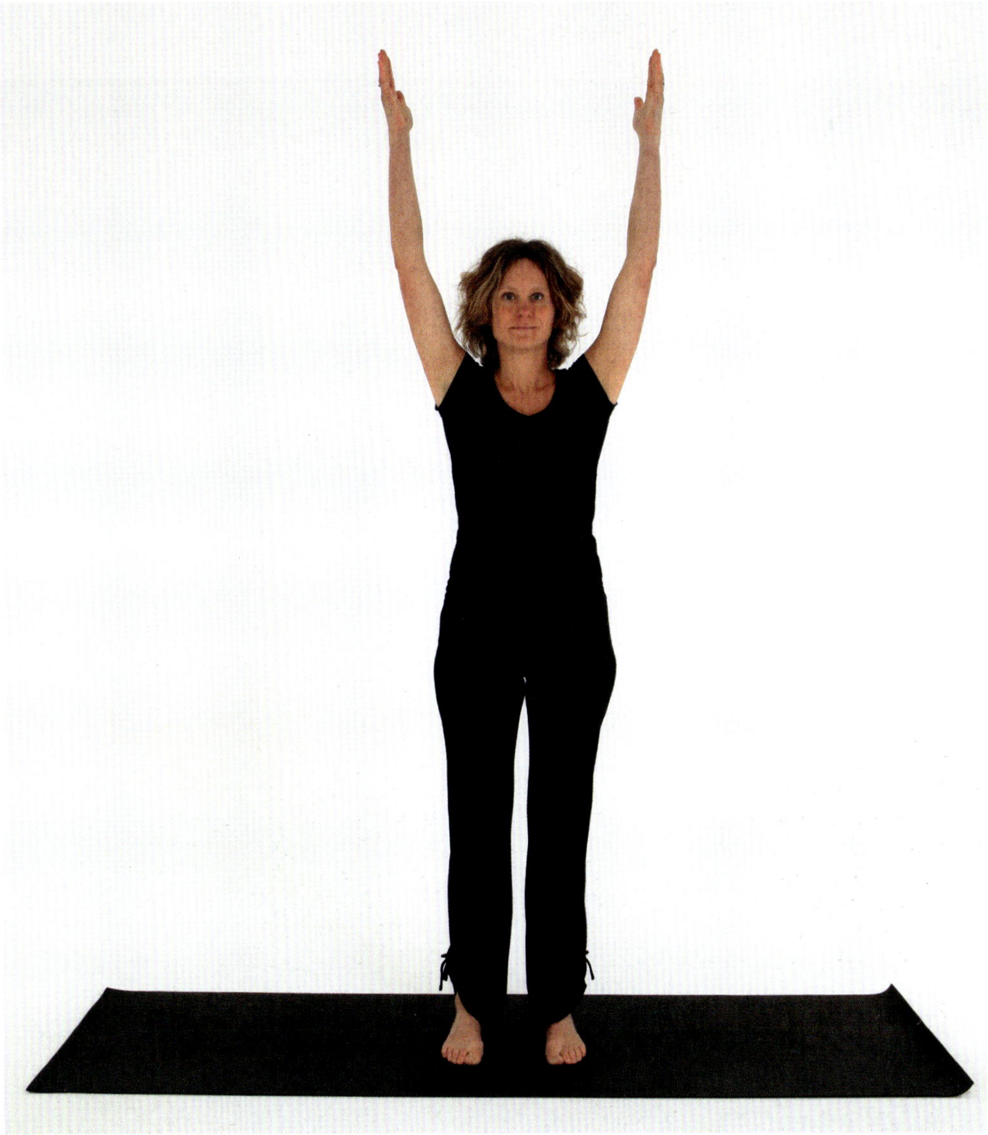

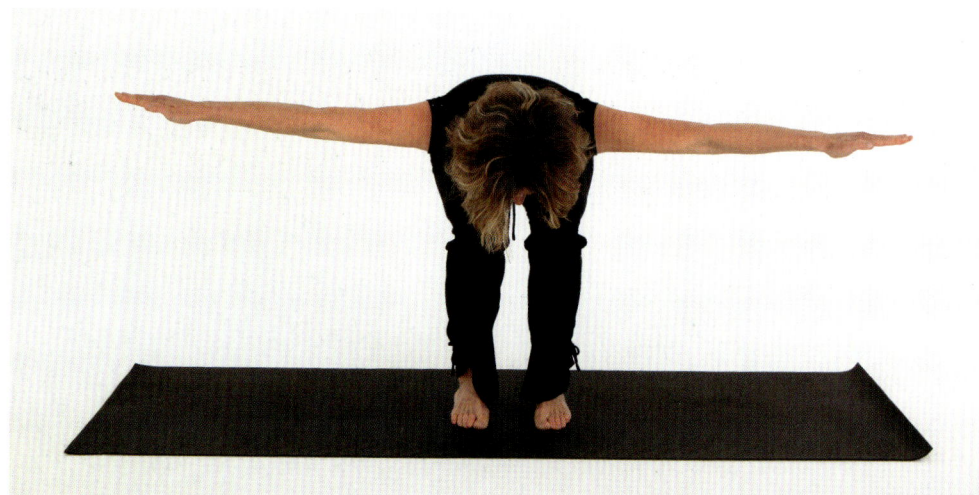

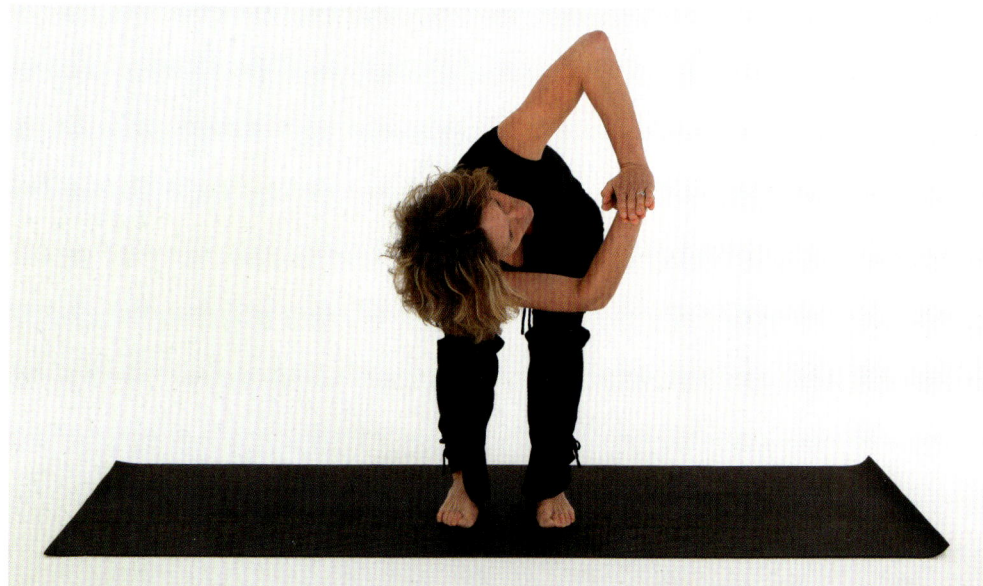

Wirkungen

- ***Dehnung der Wade***
- *Kräftigung der Fuß-, Oberschenkel- und Rückenmuskulatur*
- *Mobilisation der Wirbelsäule (in der Variation)*

Variation
In der Vorneige kann sich der Rumpf seitlich drehen und die Hände in der Grußhaltung gehalten werden.

10 Atemzüge

Boot

Vorbereitung:
Im Sitz mit aufgestellten Füßen fassen die Hände die Knie. Das Gewicht des Oberkörpers verlagert sich bei geradem Rücken nach hinten, ohne dass der Kontakt mit den Sitzknochen verloren geht. Die Arme werden hierbei langsam in Streckung gebracht.

Ausführung:
Die Füße lösen sich vom Boden, die Handfassung wird aufgelöst, wobei die Arme parallel zum Boden gehalten werden. Es wird ein rechter Winkel zwischen Rumpf und Oberschenkel angestrebt.

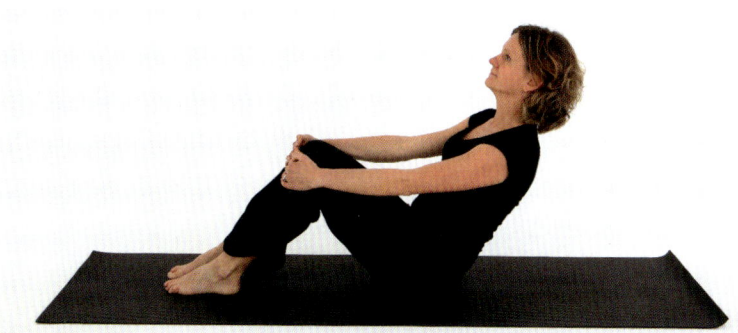

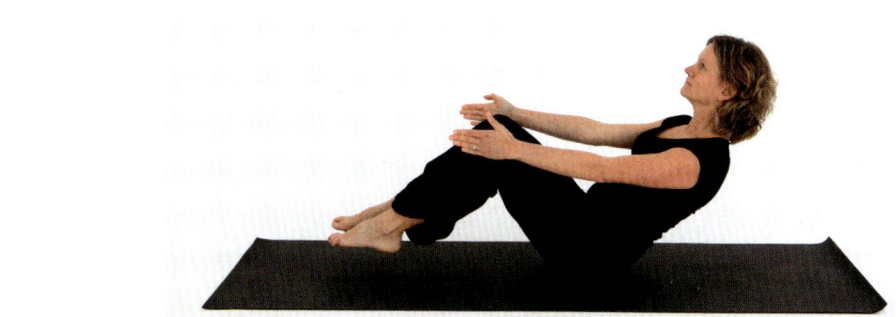

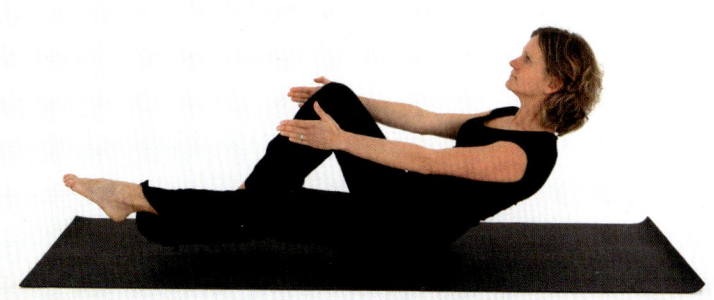

Wirkungen

- **Kräftigung der Bauchmuskulatur**
- Kräftigung der Hals-, Rücken- und Oberschenkelmuskulatur
- Schulung des Gleichgewichtssinns

Variation
Im Wechsel kann jeweils ein Bein gestreckt werden.

10 Atemzüge

(K 1) *Ruhender Vishnu*
Vorbereitung:
In der Seitenlage wird der Kopf abgestützt.
Ausführung:
*Das oben liegende Bein wird nach oben ge-
streckt und gehalten, danach Seitenwechsel.*

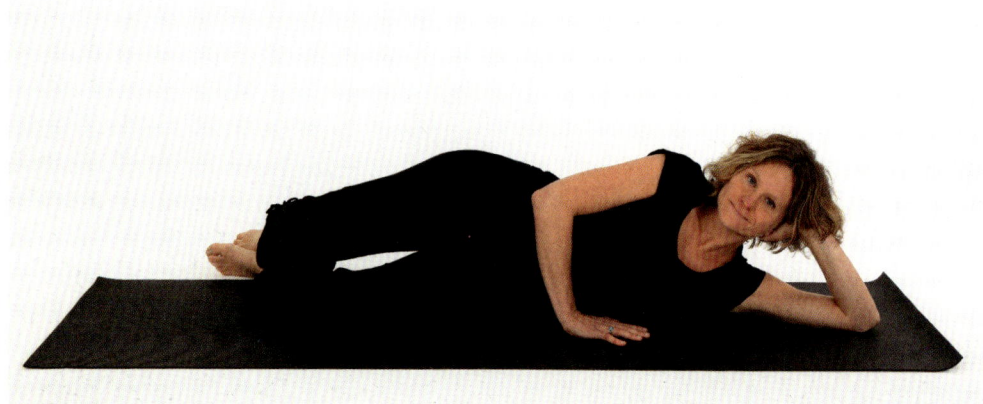

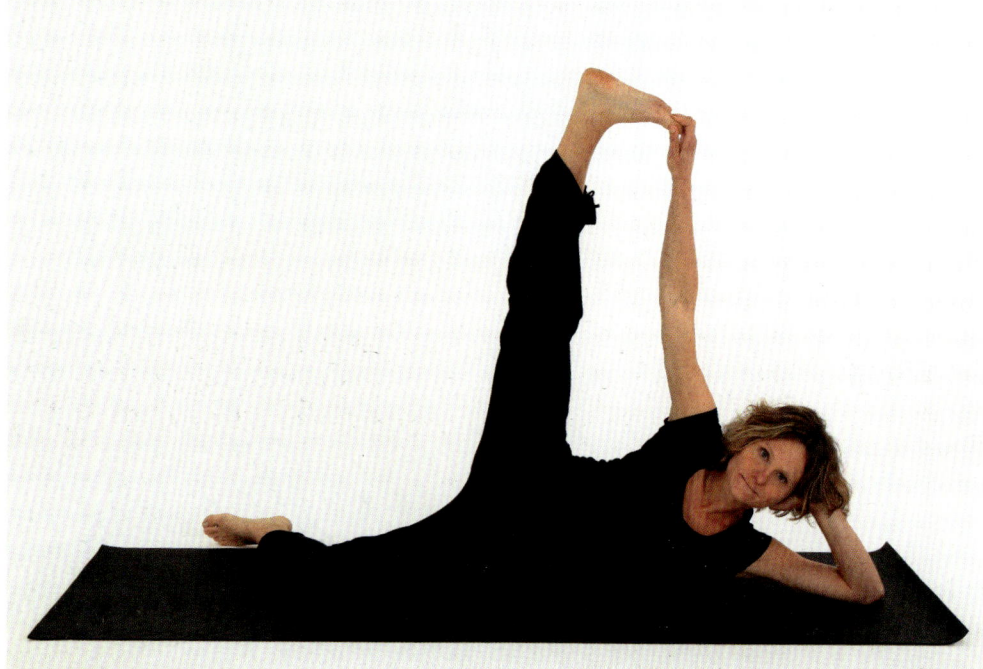

Wirkungen
- ***Dehnung der Beinbeuger***
- *Dehnung der Adduktoren*

Jeweils 15 Atemzüge

K 1 *Schildkröte*

Vorbereitung:

In der geschlossenen Winkelhaltung neigt sich der Oberkörper vor und die Arme gehen unter die Beine hindurch und umfassen die Außenknöchel der Füße. Der Kopf wird entspannt gehalten, während der Rumpf mit jedem Ausatmen tiefer sinkt.

Ausführung:

Nacheinander schiebt erst der eine, dann der andere Arm nach hinten.

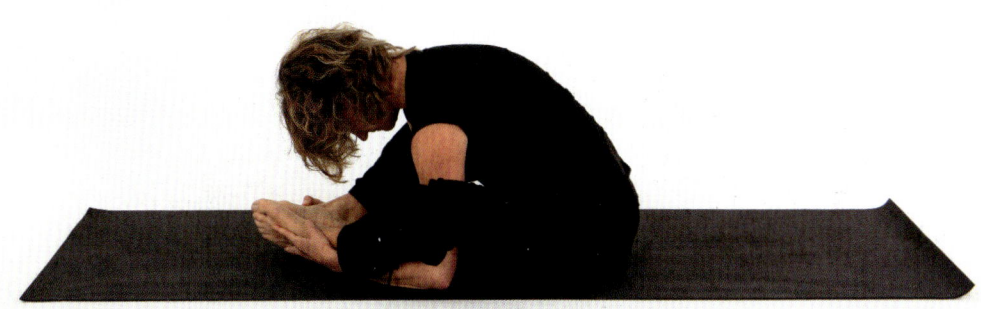

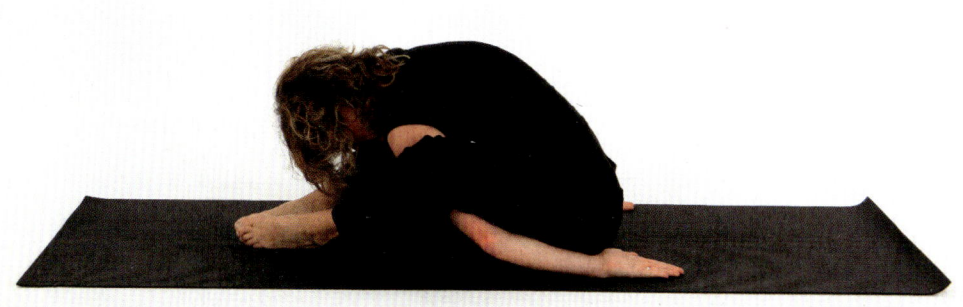

Wirkungen

- *Dehnung der Adduktoren*
- Dehnung der Beinbeuger
- Dehnung der Rückseite des Rumpfes
- Entspannung von Schultern und Nacken

16 Atemzüge

Liegender Held

Vorbereitung:
Im Fersensitz werden die Hände zu den Füßen gebracht.

Ausführung:
Bei kontrahierter Beckenbodenmuskulatur wird das Gewicht nach hinten verlagert und das Gewicht des Oberkörpers wird mit aufgestützten Unterarmen aufgefangen.

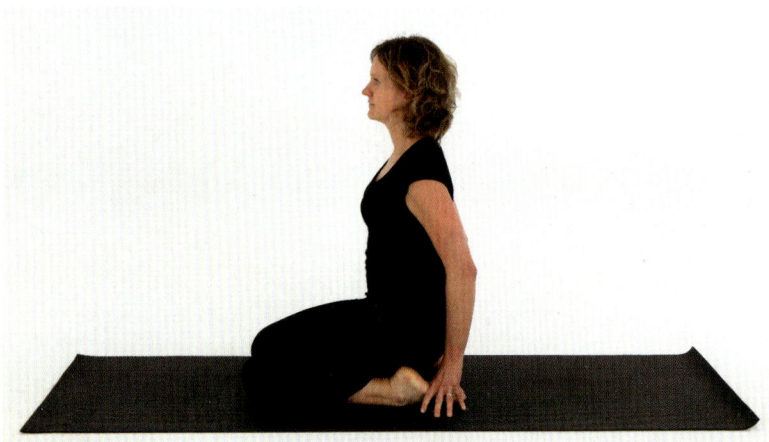

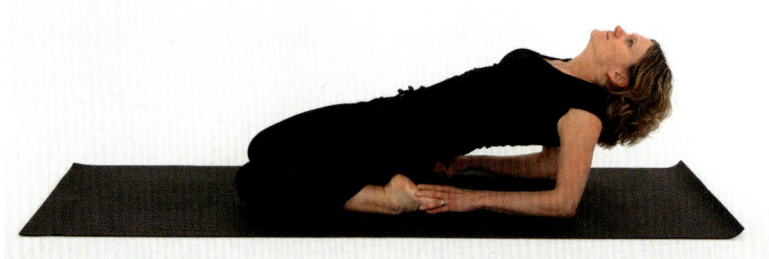

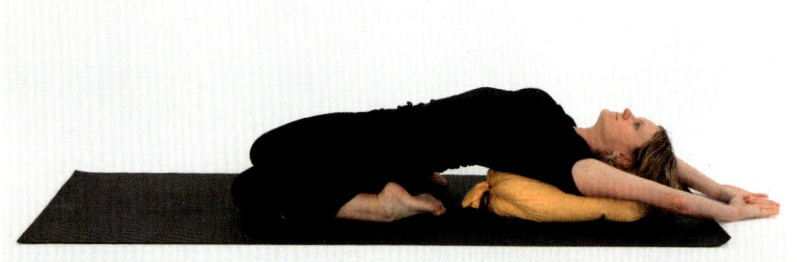

Wirkungen
- **Dehnung der Hüftbeuger**
- Dehnung der Beinstrecker
- Öffnung des Brustraums
- Verstärkte Durchblutung der Bauchorgane

Variation
Ein Kissen kann zur Unterstützung unterlegt werden. Die Arme werden nach hinten gelegt.

16 Atemzüge

Taube

Vorbereitung:

Im Vierfüßlerstand mit aufgesetzten Knien wird das linke Bein so vor das rechte Bein gelegt, dass die Knie voreinander liegen. Das rechte Bein wird nun langsam nach hinten verlängert. Der Rumpf neigt sich nach vorne und die Stirn setzt sich auf den Fäusteturm..

Ausführung:

Die Hände setzen sich neben das vordere Knie. Der Oberkörper richtet sich langsam auf, wobei die Hüfte tief gehalten wird. Das Brustbein strebt nach vorne-oben. Ist der Oberkörper weit aufgerichtet, sollte kaum Gewicht auf den Armen ruhen

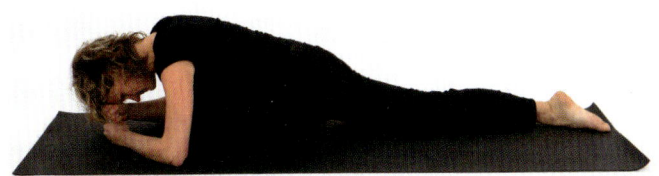

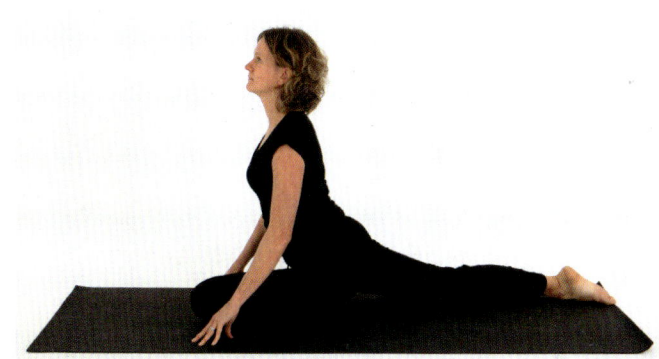

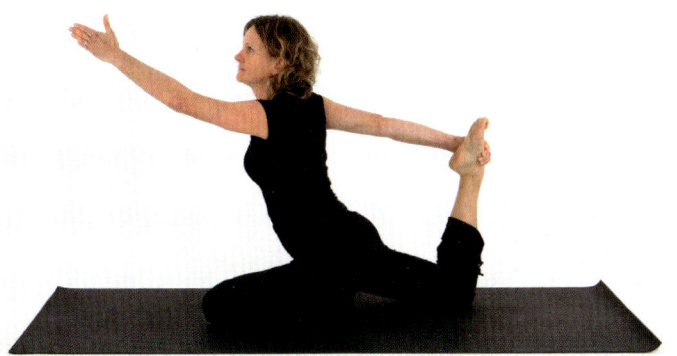

Wirkungen

- ***Kräftigung der Rückenmuskulatur***
- *Dehnung der Beinstrecker*
- *Dehnung der Gesäß-, Brustmuskulatur und Hüftbeuger*
- *Kräftigung der Nackenmuskulatur*

Variation
Die rechte Hand kann den rechten Fuß fassen, während der linke Arm nach vorne strebt.

Jeweils 10 Atemzüge

Schiefe Ebene
Vorbereitung:
Im Langsitz setzen die Hände neben dem Gesäß auf.
Ausführung:
*Der Körper wird so nach oben gestützt, dass Beine
Rumpf und Kopf eine geschwungene Linie bilden.*

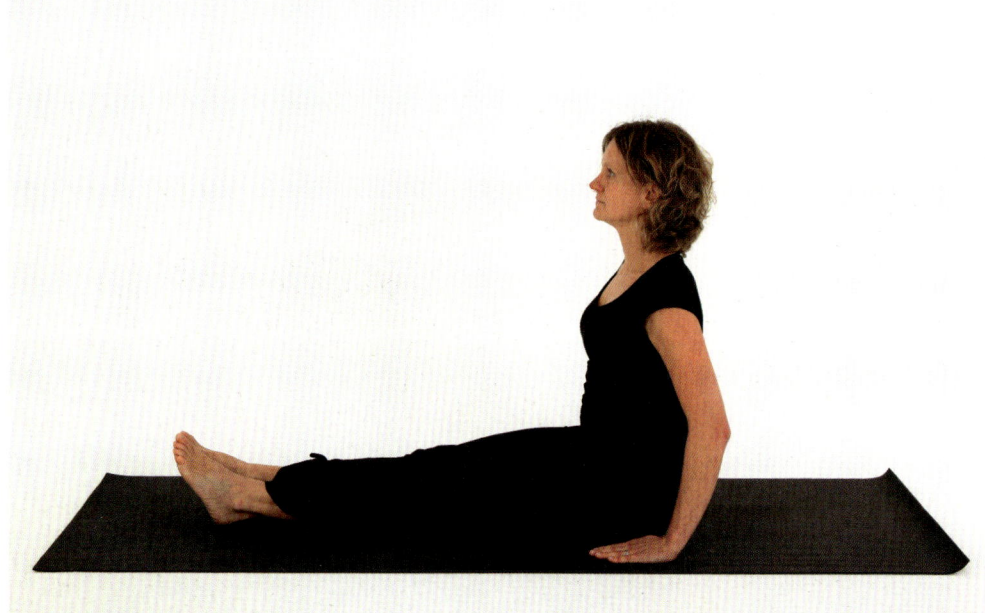

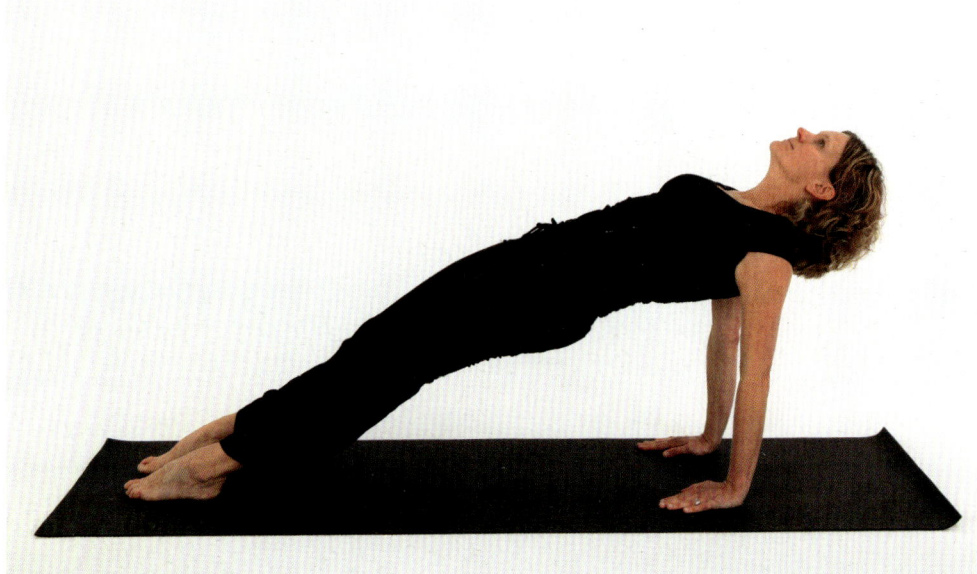

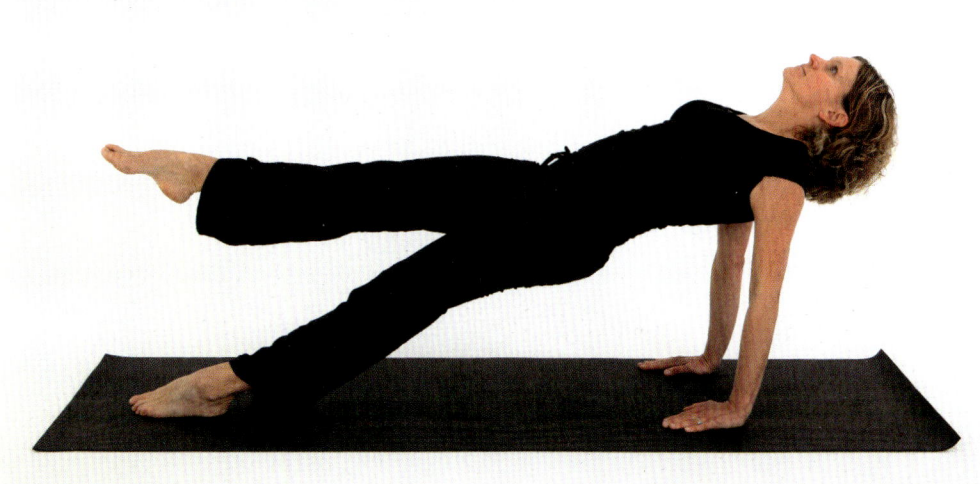

Wirkungen
- ***Dehnung der Hüftbeuger***
- ***Kräftigung der Gesäßmuskulatur***
- *Aufbau einer Ganzkörperspannung*
- *Öffnung des Brustraums*
- *Dehnung der Unterarme*
- *Kräftigung der Arm-, Hals-, Schulter-, und Oberschenkelmuskulatur*

Variation
Ein Bein kann angehoben werden.

8 Atemzüge

(K 1) *Krähe*

Vorbereitung:
In der Hocke werden die Arme zwischen den Beinen gehalten, wobei Hände schulterbreit aufgesetzt werden und die Finger gespreizt werden. Die
Ellbogen werden nach außen geführt, so dass die
Knie/Oberschenkel auf die Oberarme gelegt werden können. Die Fersen lösen vom Boden.

Ausführung:
Das Gewicht wird zunehmend nach vorne, auf
die Hände verlagert, so dass die Füße abwech-
selnd angehoben werden können.

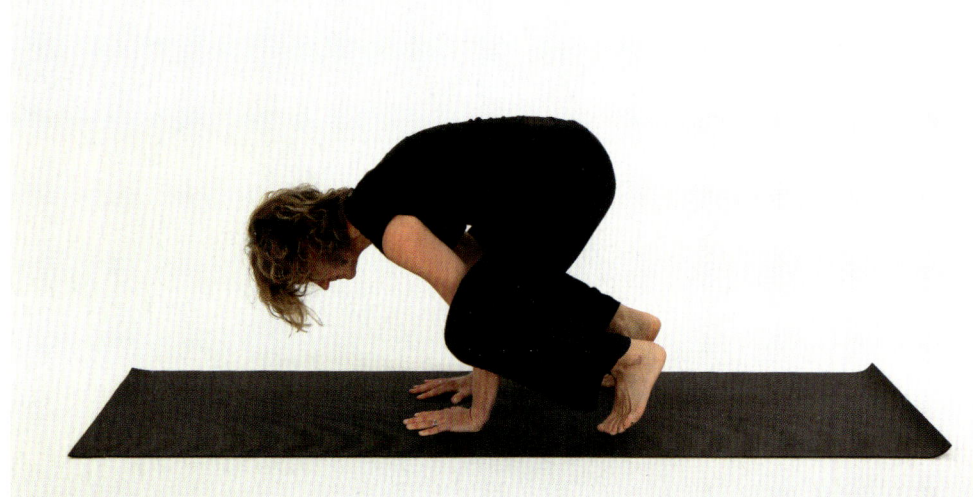

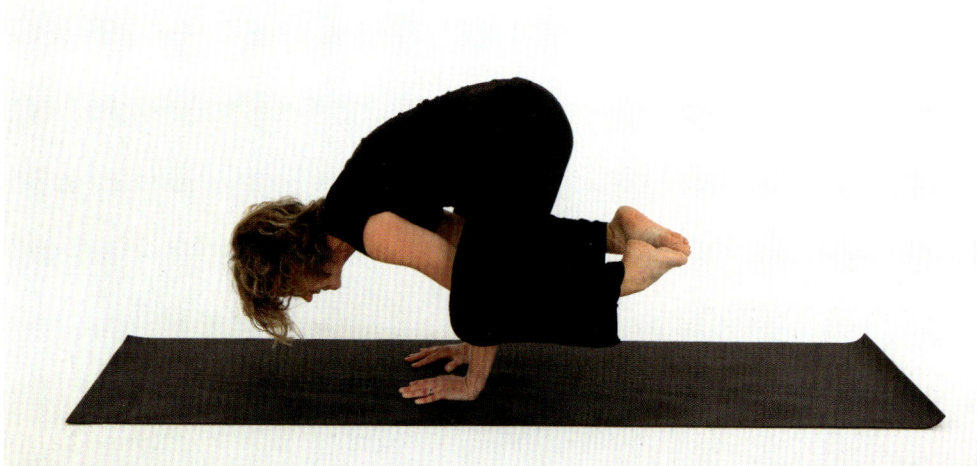

Wirkungen
- *Aufbau einer Ganzkörperspannung*
- Dehnung der Unterarme

8 Atemzüge

K
1

Halbmond aus dem Stand

Vorbereitung:
In der Grätschstellung wird der rechte Fuß nach außen gedreht und die Arme in die Seithalte genommen. Die Konzentration wird gebündelt.

Ausführung:
Das Gewicht wird auf das rechte Bein verlagert, so dass das linke Bein seitlich angehoben werden kann. Der linke Arm strebt nach oben, danach Seitenwechsel.

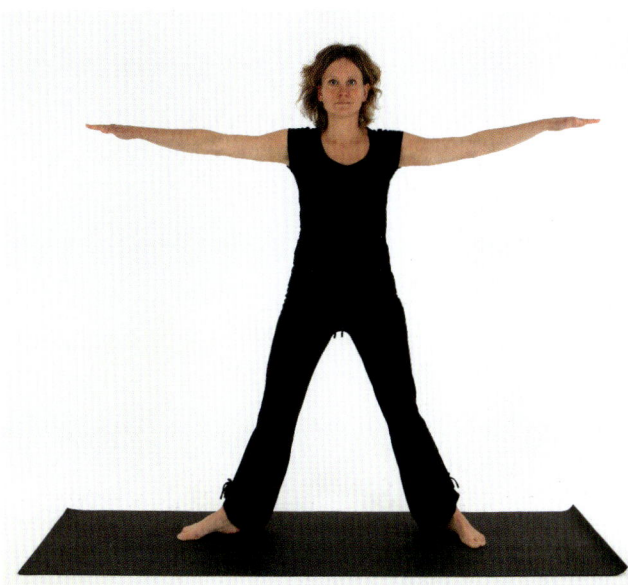

Wirkungen

- *Dehnung der Adduktoren*
- Schulung des Gleichgewichtssinns
- Kräftigung der Oberschenkel-, Gesäß-, Rücken-, Schulter- und Nackenmuskulatur
- Anregung der Flankenatmung

Jeweils 8 Atemzüge

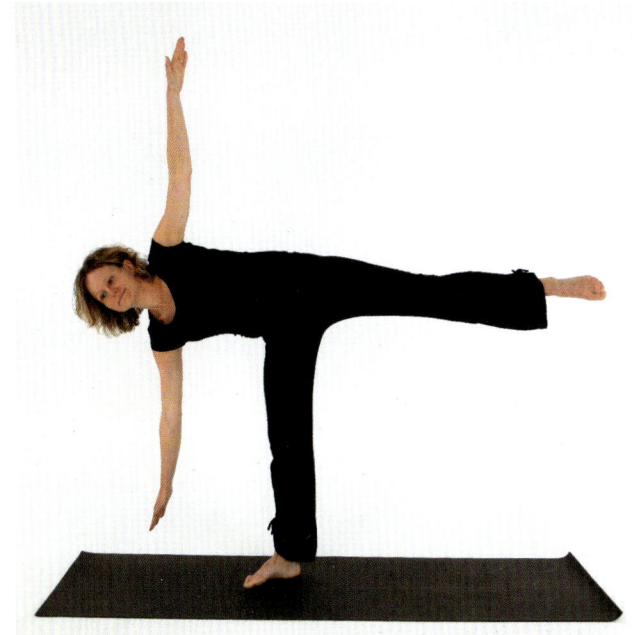

2. Programm

Tänzer II
Vorbereitung:
Im Stand wird das Gewicht auf das linke Bein verlagert. Das Becken wird aufgerichtet, indem der Beckenboden kontrahiert wird. Das nicht belastete Bein wird hinten angehoben und mit der rechten Hand am Knöchel/Fußrücken umfasst und nach oben geführt. Der linke Arm streckt nach oben.

Ausführung:
Der Körper wird langsam nach vorne gekippt, der rechte Fuß vom Gesäß weggestreckt, danach Seitenwechsel.

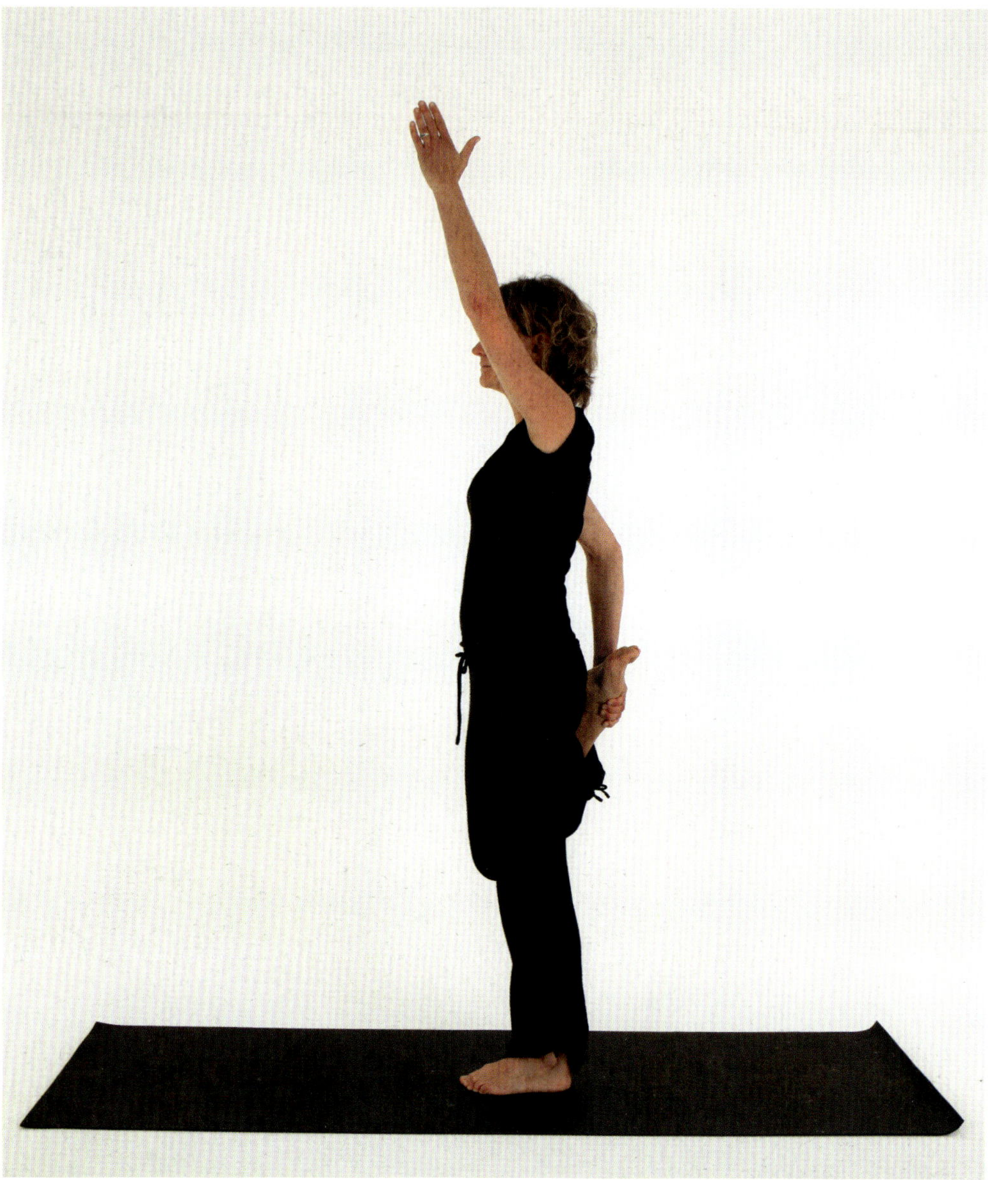

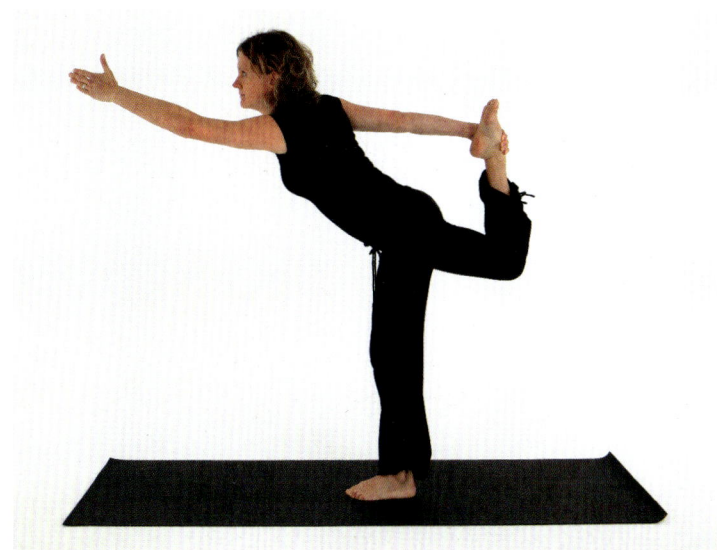

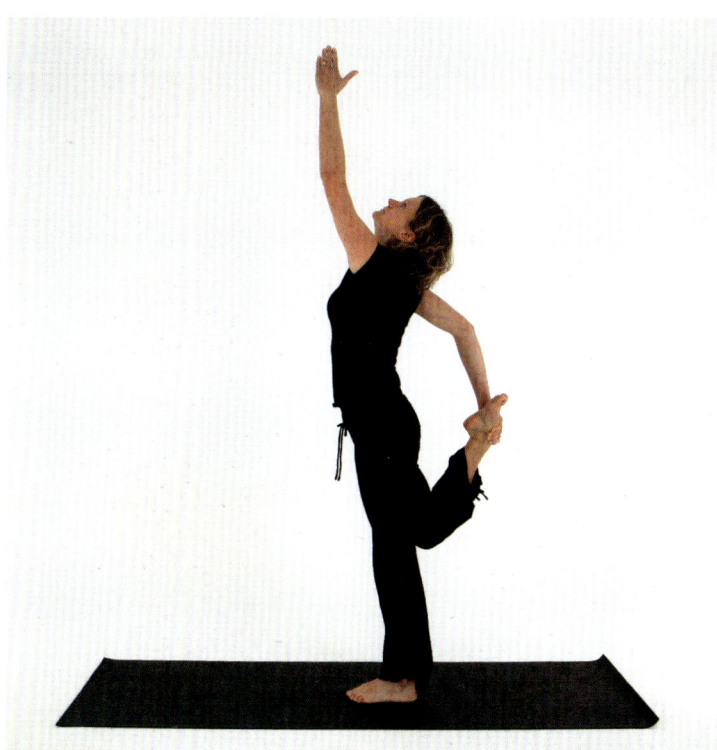

Wirkungen

- ***Dehnung der Beinstrecker***
- *Kräftigung der Bein-, Fuß- und Rückenmuskulatur*
- *Öffnung des Brustraums*
- *Schulung des Gleichgewichtssinns*

Variation
Der Körper kann statt in die Vorneige stärker rückgeneigt werden.

Jeweils 10 Atemzüge

K 2 *Zange im halben Lotus*

Vorbereitung:
Im Sitz wird das rechte Bein gestreckt und der linke Unterschenkel bei gebeugter Beinhaltung etwas über den rechten Oberschenkel abgelegt. Der rechte Arm strebt nach oben.

Ausführung:
Der Oberkörper neigt sich vor, so dass die rechte Hand den rechten Fuß fassen kann, danach Seitenwechsel.

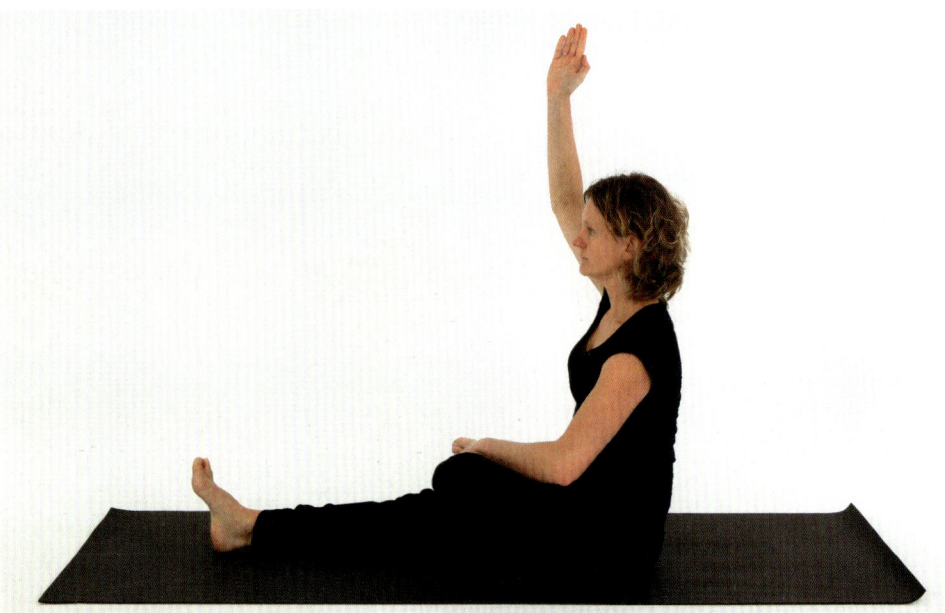

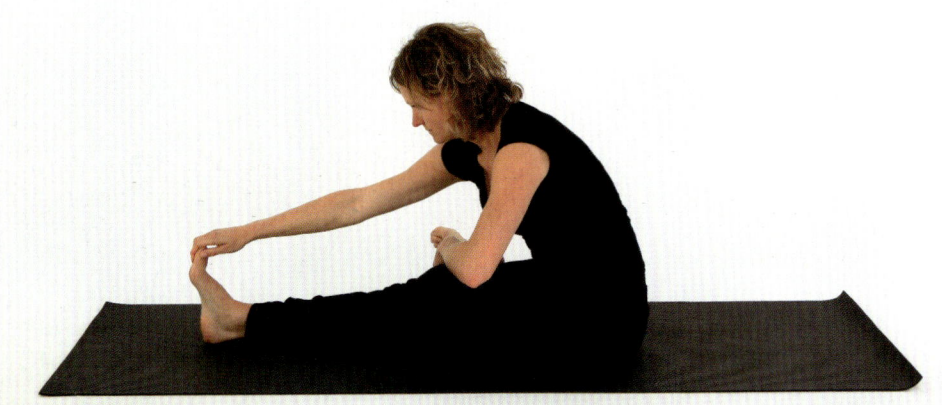

Wirkungen
- **Dehnung der Beinbeuger**
- *Dehnung der Rückseite des Körpers*
- *Dehnung der Gesäßmuskulatur*
- *Mobilisation der Hüfte*

Jeweils 8 Atemzüge

K 2

Schere
Vorbereitung:
In der Rückenlage wird ein Bein gebeugt zum Rumpf heran gezogen, während das andere Bein knapp über den Boden streckt.
Ausführung:
Die seitenentsprechende Hand drückt gegen das Knie, danach Seitenwechsel.

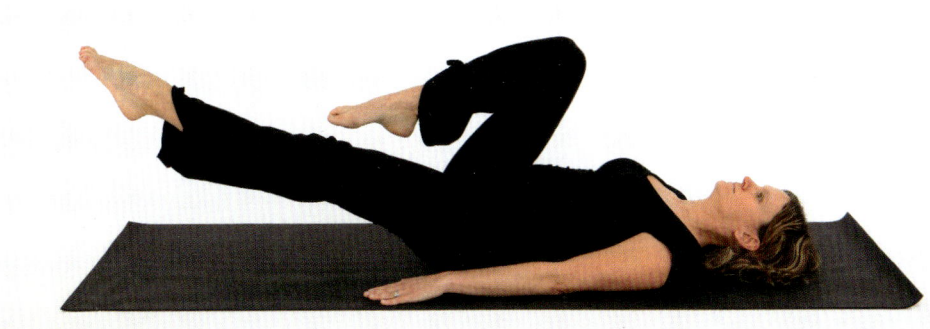

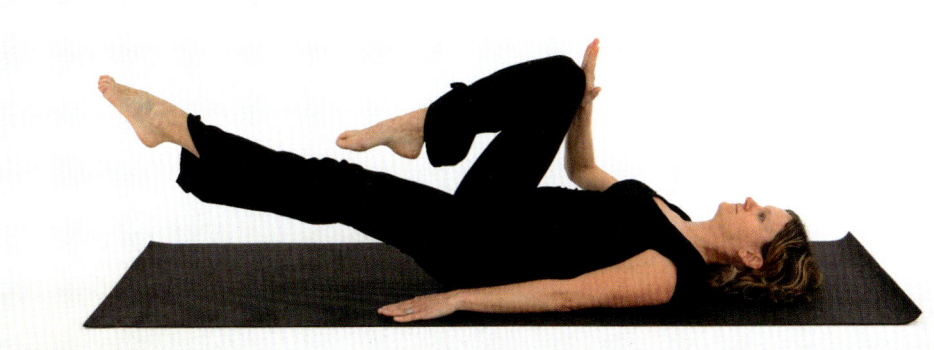

Wirkungen

- ***Kräftigung der Bauchmuskulatur***
- *Mobilisation der Hüfte*

Jeweils 10 Atemzüge

Heuschrecke in der Seitlage II

Vorbereitung:
Die Seitlage wird eingenommen, wobei der Kopf von einem Kissen gestützt wird und der unten liegende Arm im rechten Winkel zum Rumpf abgelegt wird.

Ausführung:
Beide Beine werden angehoben und kommen in eine leichte Grätsche, danach Seitenwechsel.

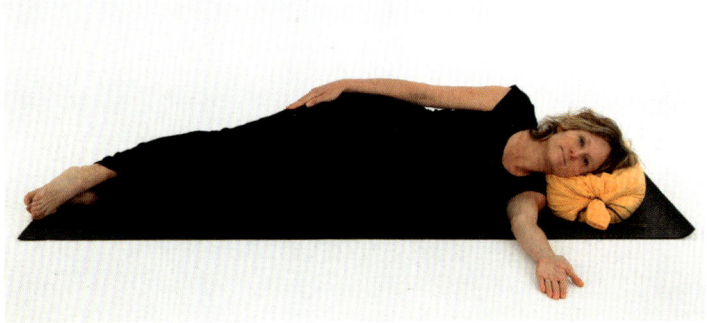

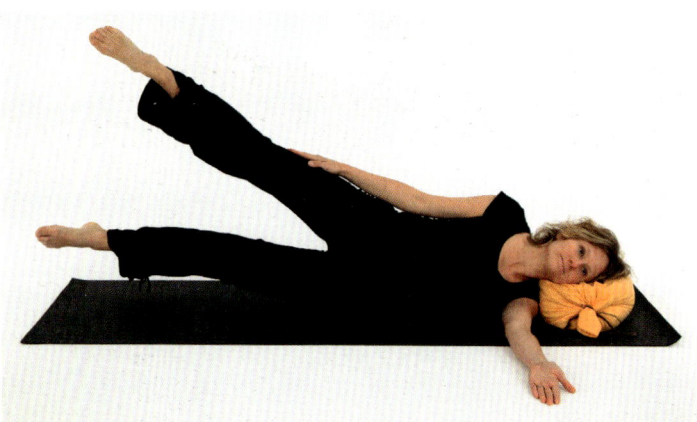

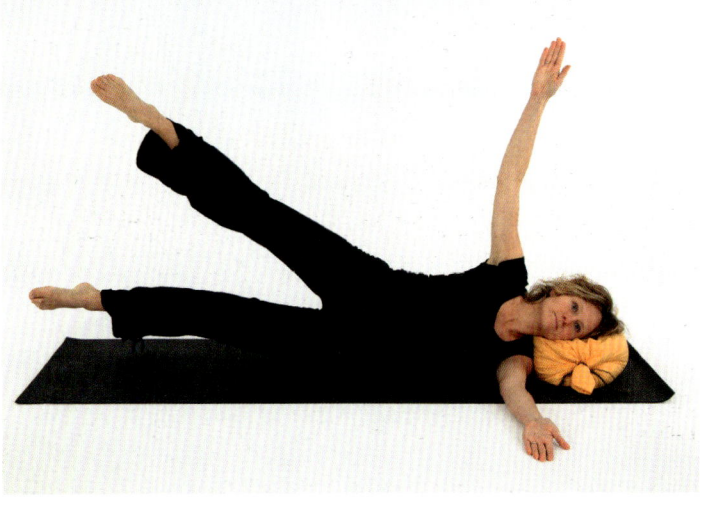

Wirkungen
- *Kräftigung der seitlichen Rumpfmuskulatur*
- *Kräftigung der Abduktoren*
- *Aufbau einer Ganzkörperspannung*

Variation
Der oben liegende Arm kann angehoben werden.

Jeweils 8 Atemzüge

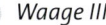

Waage III
Vorbereitung:
Im Vierfüßlerstand mit aufgesetzten Knien wird
der Rücken gerade gehalten.
Ausführung:
Der linke Arm und das rechte Bein werden ge-
streckt angehoben, danach Seitenwechsel.

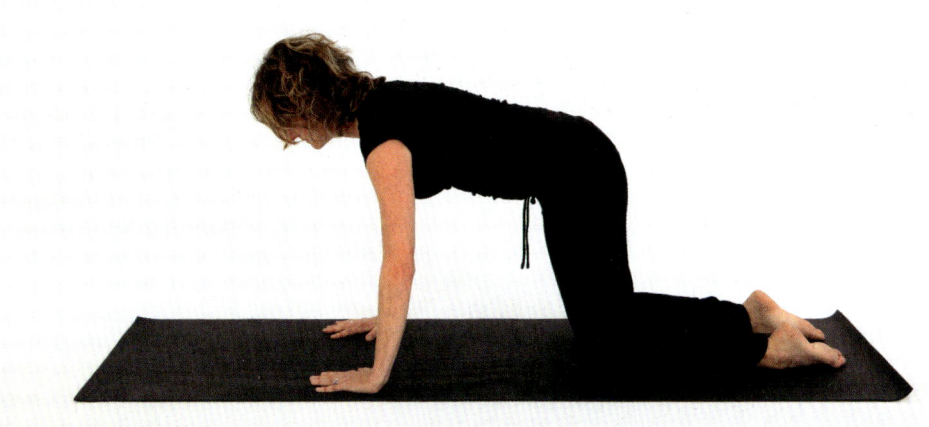

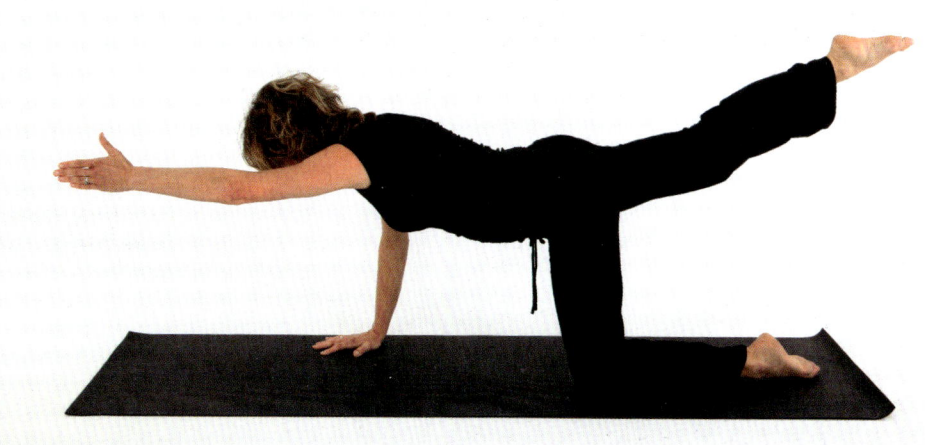

Wirkungen

- ***Kräftigung der Rückenmuskulatur***
- *Kräftigung der Gesäß- und Oberschenkelmuskulatur*
- *Schulung des Gleichgewichtssinns*

Jeweils 10 Atemzüge

K 2 *Kuhgesicht*

Vorbereitung:

Im Vierfüßlerstand auf den Knien wird das rechte Bein vor das linke gelegt, so dass die Knie voreinander liegen. Das Gesäß sinkt nach unten, bis die linke Ferse Kontakt mit dem Becken aufnimmt. Der Oberkörper richtet sich auf.

Ausführung:

Der linke Arm geht hinter den Rücken und die linke Hand wird mit der Handfläche nach außen entlang der Wirbelsäule nach oben geführt. Der rechte Arm streckt zunächst nach oben, beugt sich dann nach unten und die Hände fassen ineinander, danach Seitenwechsel.

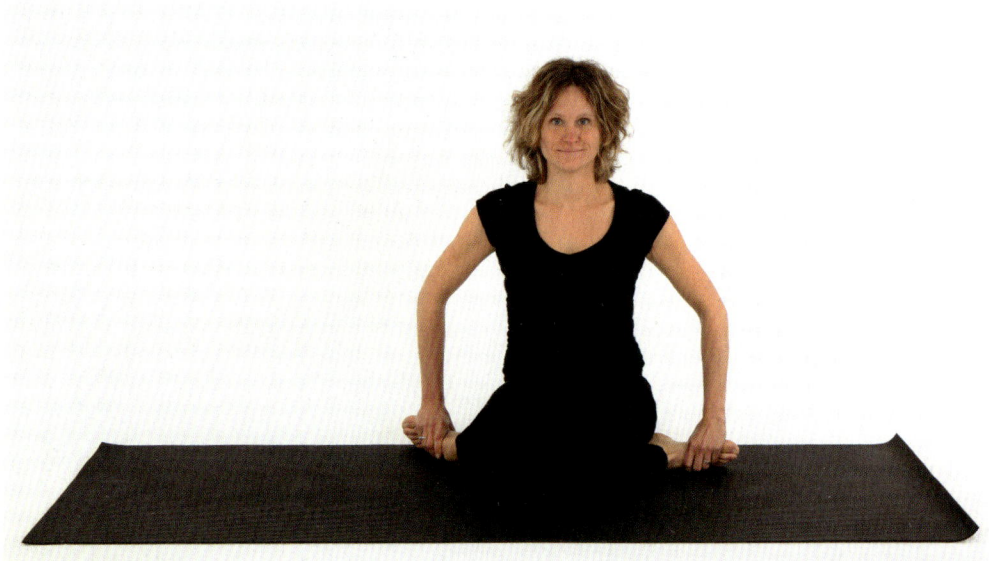

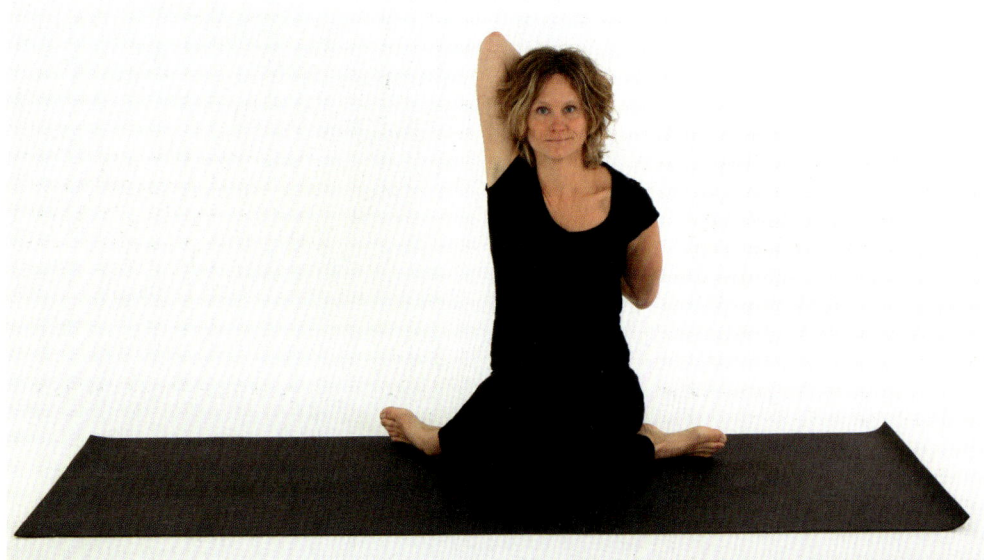

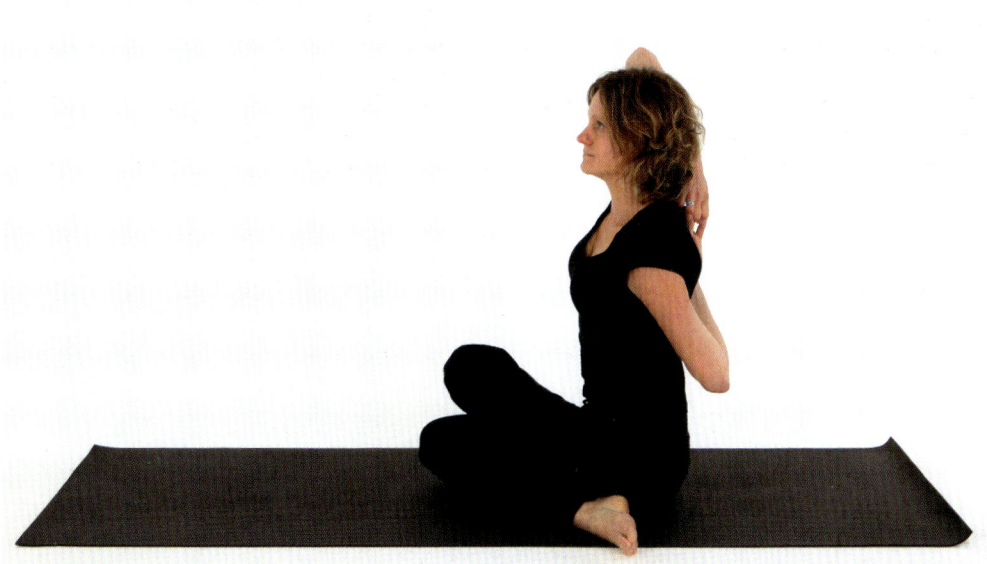

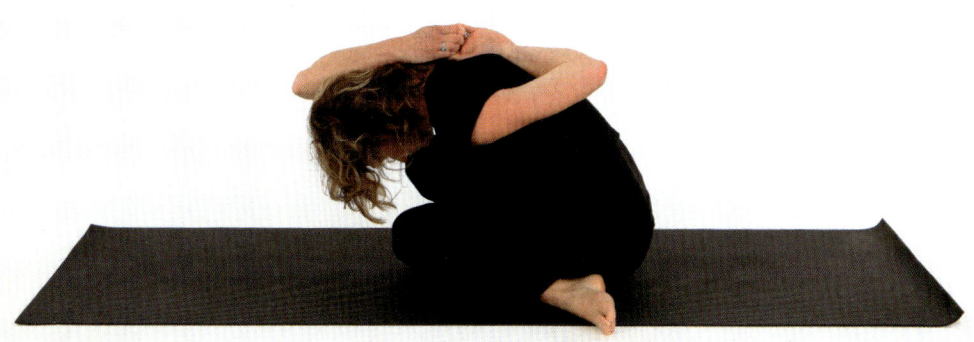

Wirkungen

- ***Dehnung der Gesäßmuskulatur***
- *Mobilisation der Schultergelenke*
- *Dehnung der Beinstrecker, Oberarm- und Brustmuskulatur*

Variation
In der Haltung neigt sich der Oberkörper nach vorne.

Jeweils 10 Atemzüge

K 2 *Rad*

Vorbereitung:
In der Rückenlage mit aufgestellten Füßen werden die Hände so neben den Kopf aufgesetzt, dass die Finger zur Schulter weisen.
Ausführung:
Der Körper wird nach oben gestützt.

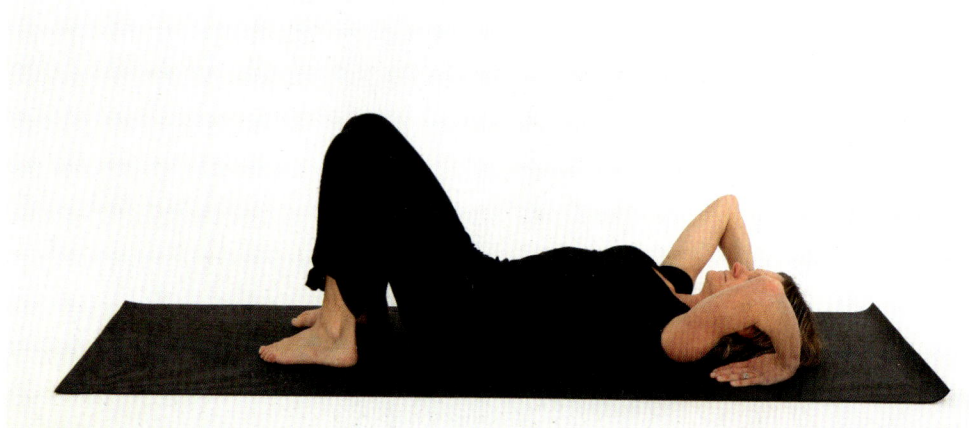

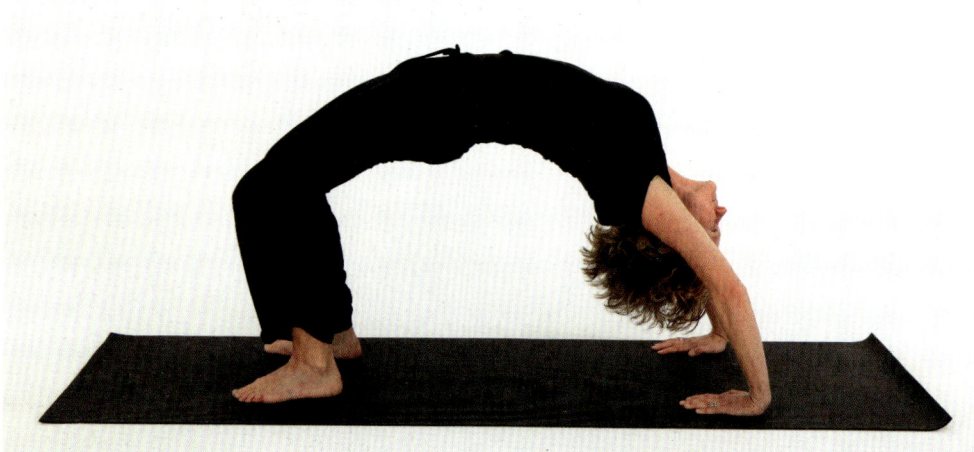

Wirkungen

- **Dehnung der Hüftbeuger**
- **Kräftigung der Gesäßmuskulatur**
- Öffnung des Brustraums
- Dehnung der Unterarme
- Kräftigung der Arm-, Schulter-, und Oberschenkelmuskulatur

8 Atemzüge

K 2 *Schulterstand*

Vorbereitung:

In der Rückenlage, bei der die Arme eng am Körper anliegen, streben die Beine nach oben.

Ausführung:

Mit Unterstützung durch den Druck der Arme kann sich das Gesäß anheben. Rumpf und Beine befinden sich in einem 90°-Winkel. Das Becken wird mit den Händen abgestützt, die Ellbogen und Schulterblätter werden zusammen gezogen. Das Brustbein strebt zum Kinn, so dass der Nacken lang wird.
Das Becken und die Beine werden nach oben gebracht.

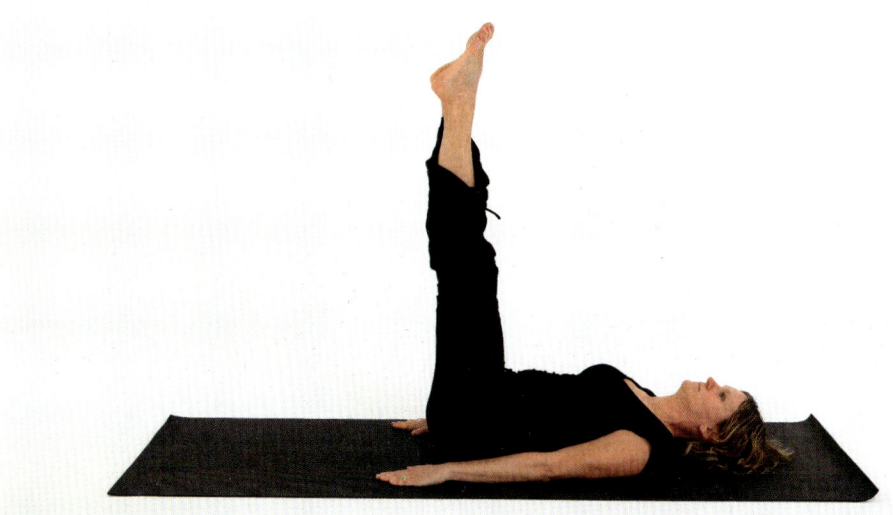

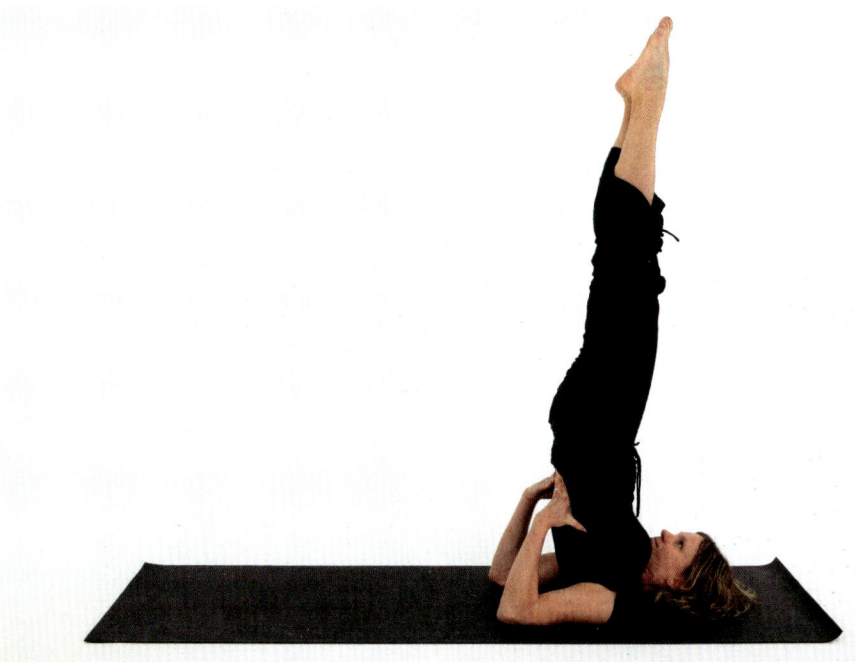

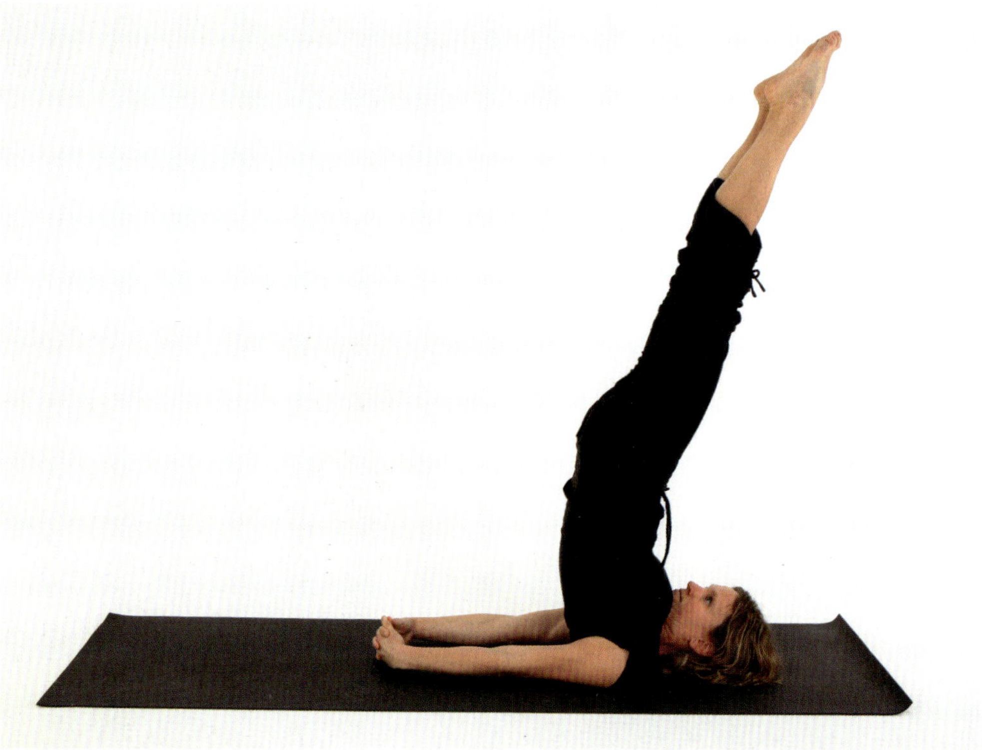

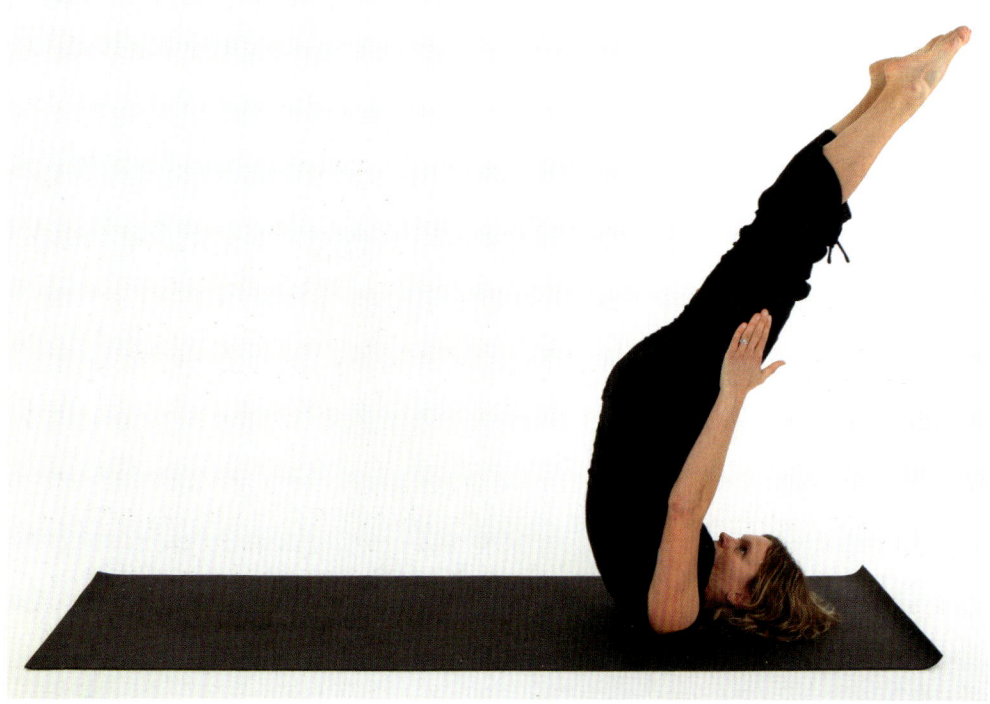

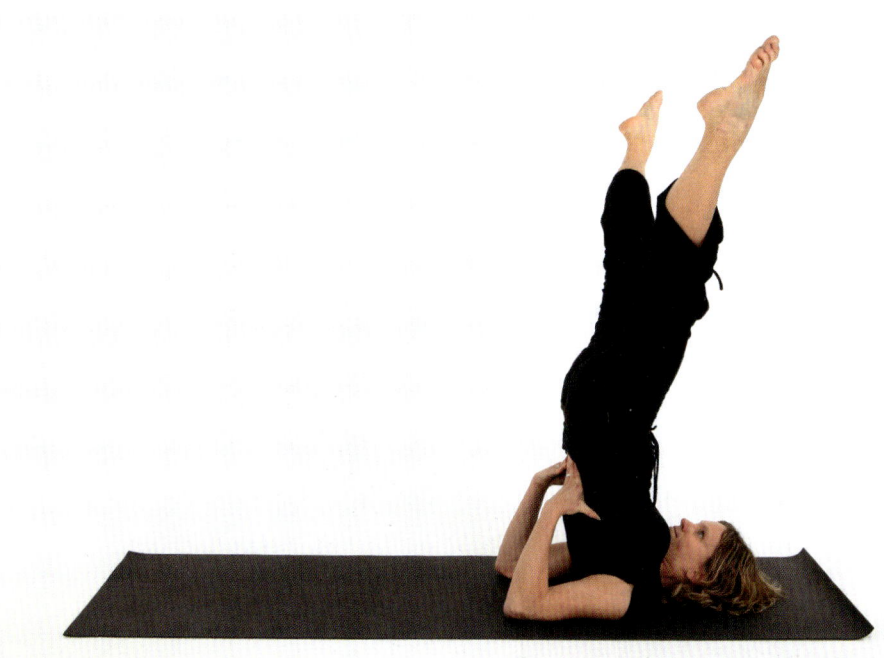

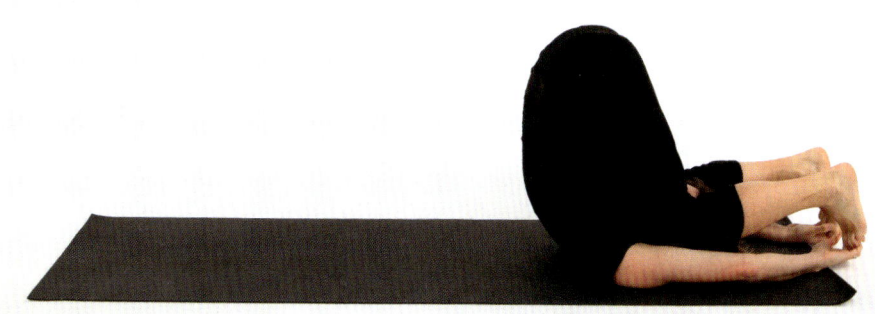

Wirkungen

- ***Aufbau einer Ganzkörperspannung***
- *Entlastung des Herzens*
- *Entstauung der Beine*
- ***Dehnung der Adduktoren***
  (in der Variation 2)

Variationen

1) *Die Arme können am Boden gehalten wer-*
   den oder nach oben strecken.
2) *Die Beine können gegrätscht werden.*
3) *Die Beine werden so nach unten gebeugt, dass*
   die Knie an die Ohren gelegt werden können.

20 Atemzüge

K 2 *Fisch*

Vorbereitung:
In der Rückenlage liegen die Hände bei gestreckter Armhaltung unter den Oberschenkeln.

Ausführung:
Die Ellbogen werden angewinkelt und stemmen sich in den Boden. Der Oberkörper kann sich abgestützt hoch drücken. Der Kopf wird in den Nacken genommen und die Kopfoberseite nimmt Kontakt mit dem Boden auf, so dass der Brustraum weit wird. Das Gewicht bleibt hierbei auf den Armen.

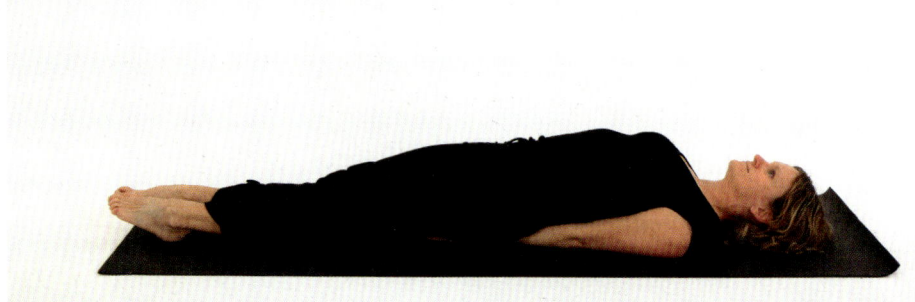

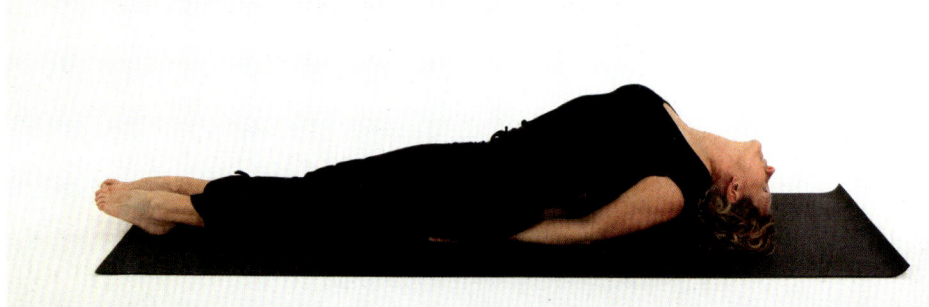

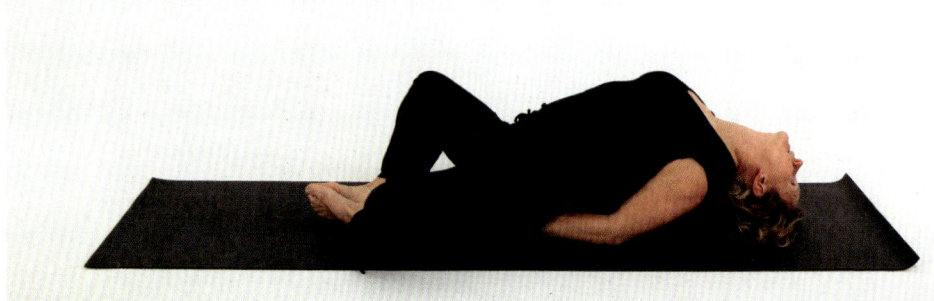

Wirkungen
- ***Kräftigung der Rückenmuskulatur***
- *Kräftigung der tiefen Hals- und Schultermuskulatur*
- *Öffnung des Brustraums*
- *Anregung der Schilddrüse*

Variation
Die Beine können im geschlossenen Winkel gehalten werden.

8 Atemzüge

3. Programm

Kraftvolle Haltung

Vorbereitung:
Im aufrechten Stand streben die Arme gestreckt nach oben.

Ausführung:
Die Beine werden gebeugt und das Gesäß strebt nach hinten-unten. Der Oberkörper wird hierbei nur leicht in der Vorneige gehalten und zieht nach oben.

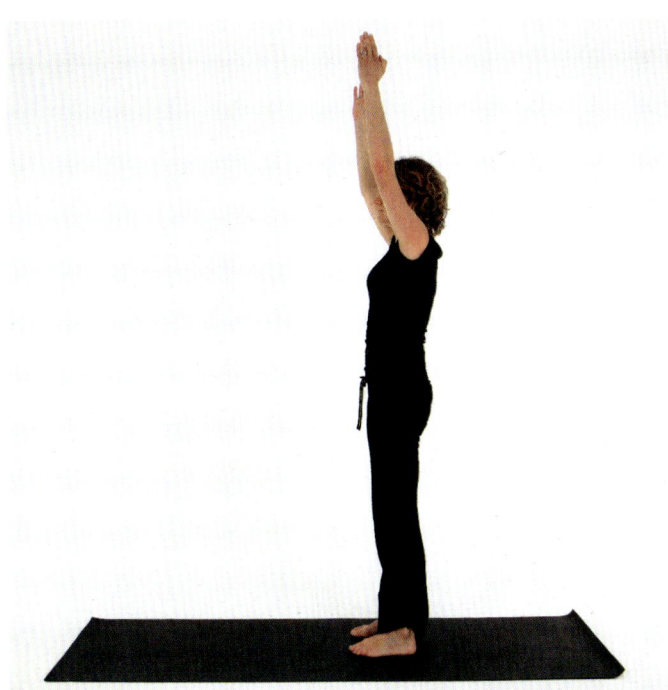

Wirkungen

- **Dehnung der Wade**
- *Kräftigung der Fuß-, Oberschenkel- und Rückenmuskulatur*

10 Atemzüge

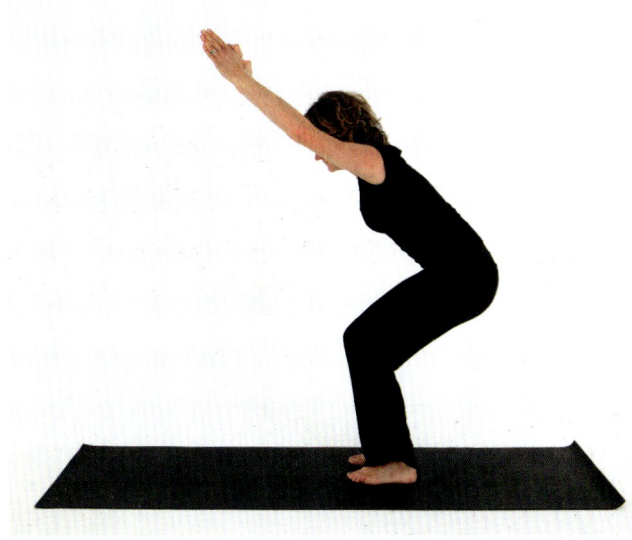

K 3　*Boot in der Rückenlage*
Vorbereitung:
In der Rückenlage werden die Beine nach oben gestreckt.
Ausführung:
Die Hände drücken gegen die Knie.

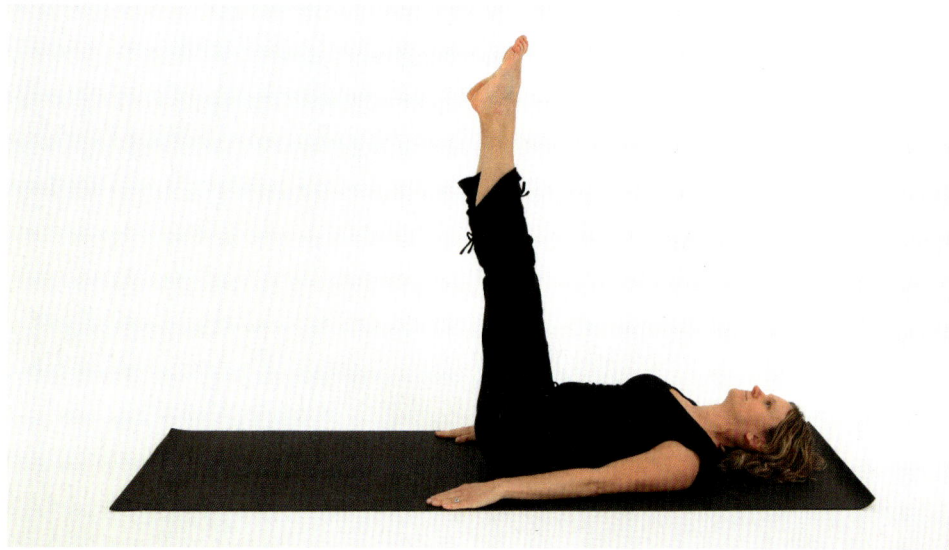

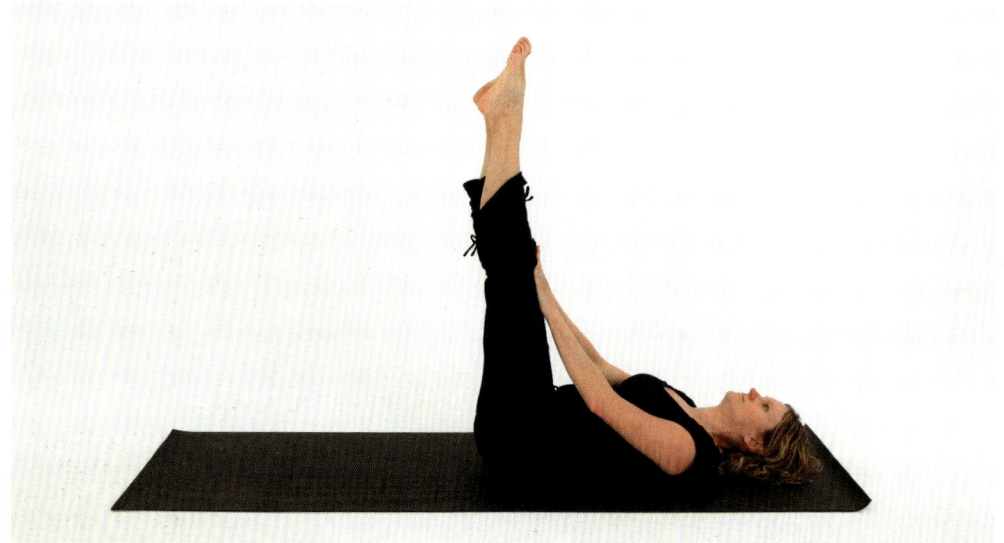

Wirkungen
- ***Kräftigung der Bauchmuskulatur***
- *Dehnung der Beinbeuger*

10 Atemzüge

Kamel
Vorbereitung:
Im Kniestand wird der Beckenboden kontrahiert.
Die Leisten werden nach vorn geschoben

Ausführung:
Die Zehen werden aufgestellt. Der Oberkörper
kommt in die Rückbeuge. Nacheinander umfassen die Hände die Fersen. Der Kopf befindet sich
in der Verlängerung der Wirbelsäule. Der Mund
wird leicht geöffnet.

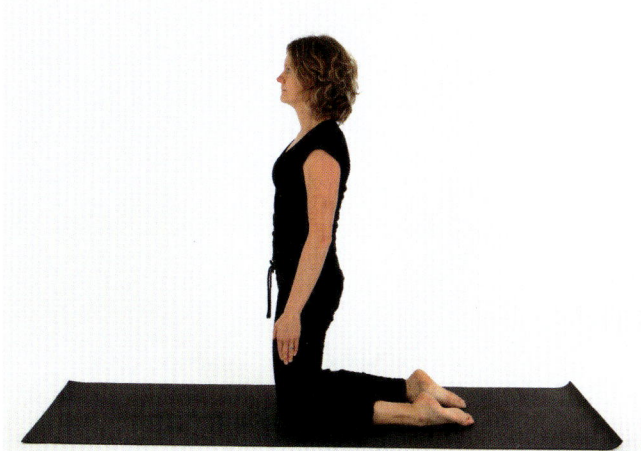

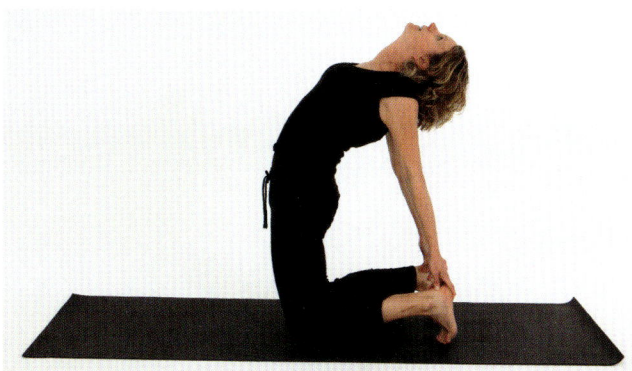

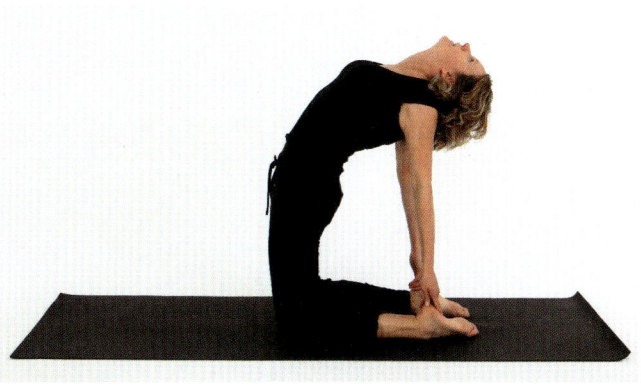

Wirkungen

- **Dehnung der Hüftbeuger**
- Öffnung des Brustraums
- Dehnung der Beinstrecker
- Kräftigung der Rücken-
  muskulatur

Variation
Die Fußoberseiten können
ganz aufgelegt werden.

8 Atemzüge

K 3 *Taube*

Vorbereitung:

Im Vierfüßlerstand mit aufgesetzten Knien wird das linke Bein so vor das rechte Bein gelegt, dass die Knie voreinander liegen. Das rechte Bein wird nun langsam nach hinten verlängert. Der Rumpf neigt sich nach vorne und die Stirn setzt am Boden auf.

Ausführung:

Die Hände setzen sich neben das vordere Knie. Der Oberkörper richtet sich langsam auf, wobei die Hüfte tief gehalten wird. Das Brustbein strebt nach vorne-oben. Ist der Oberkörper weit aufgerichtet, sollte kaum Gewicht auf den Armen ruhen, danach Seitenwechsel.

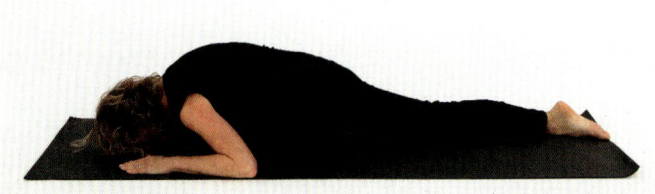

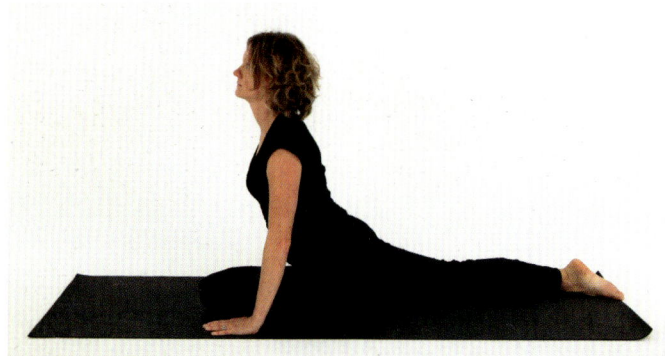

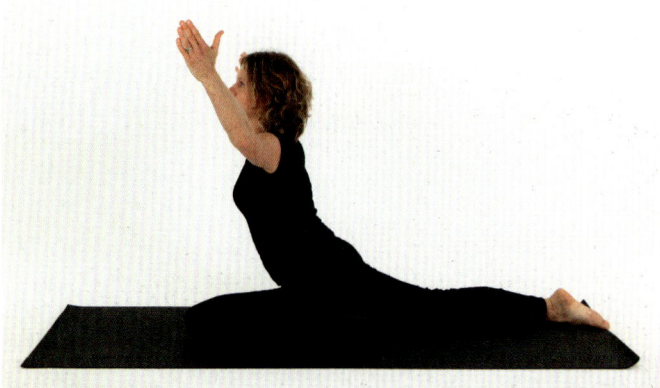

Wirkungen

- *Kräftigung der Rückenmuskulatur*
- Dehnung der Hüftbeuger, Gesäß-, und Brustmuskulatur
- Kräftigung der Nackenmuskulatur

Variation
Die Arme können vom Boden lösen und sich seitlich ausbreiten.

Jeweils 10 Atemzüge

Waage IV

Vorbereitung:
Im Vierfüßlerstand mit aufgesetzten Knien wird der Rücken gerade gehalten.

Ausführung:
Ein Bein streckt zunächst parallel zum Boden wird dann so angebeugt, dass der Fuß von der gegenseitigen Hand gefasst werden kann, danach Seitenwechsel.

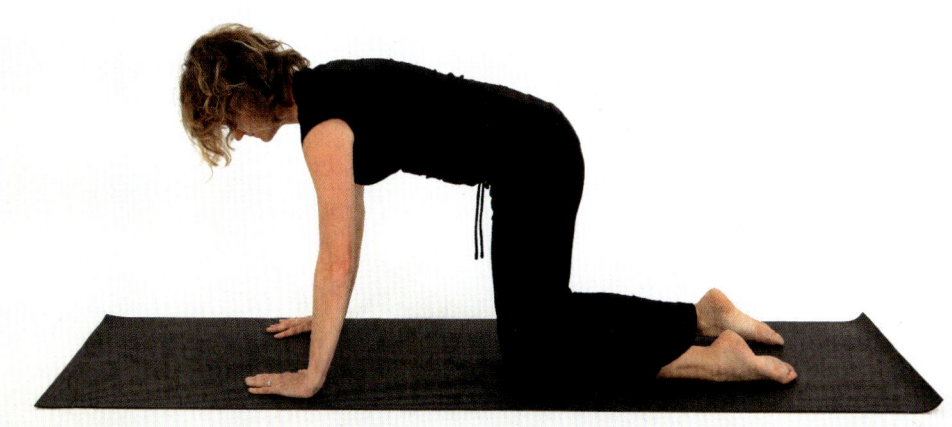

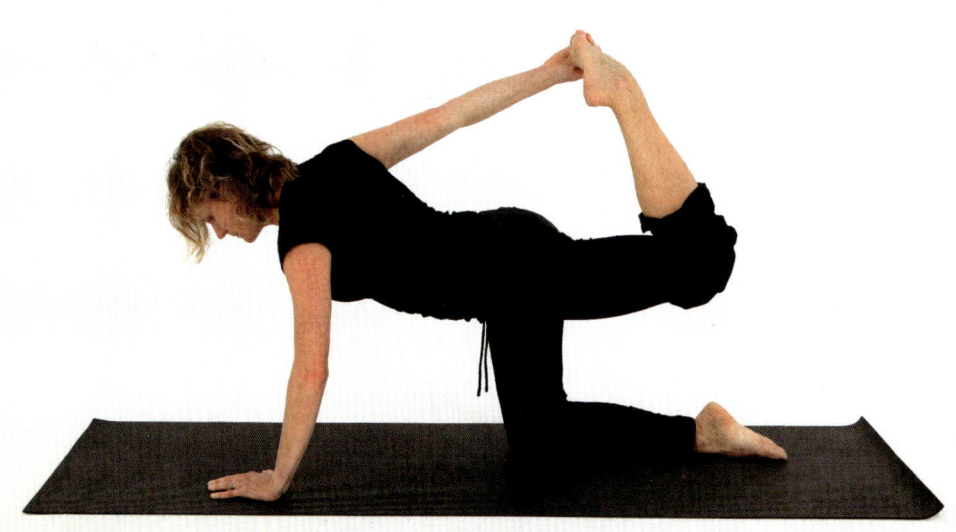

Wirkungen

- *Dehnung der Beinstrecker*
- *Dehnung der Hüftbeuger*
- *Kräftigung der Rücken- und Gesäßmuskulatur*

Jeweils 8 Atemzüge

Brett VII

Vorbereitung:
Aus der Seitlage heraus stützt sich der Körper auf
dem Unterarm des unten liegenden Armes ab.

Ausführung:
Der Körper wird so nach oben gestützt, dass Rumpf
und Beine eine gerade Linie bilden. Der obere Arm
streckt nach oben, danach Seitenwechsel.

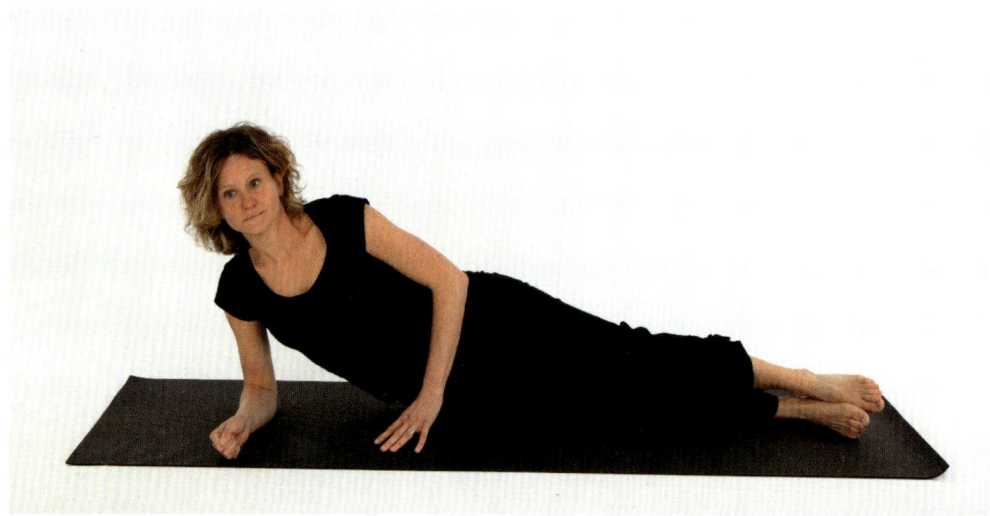

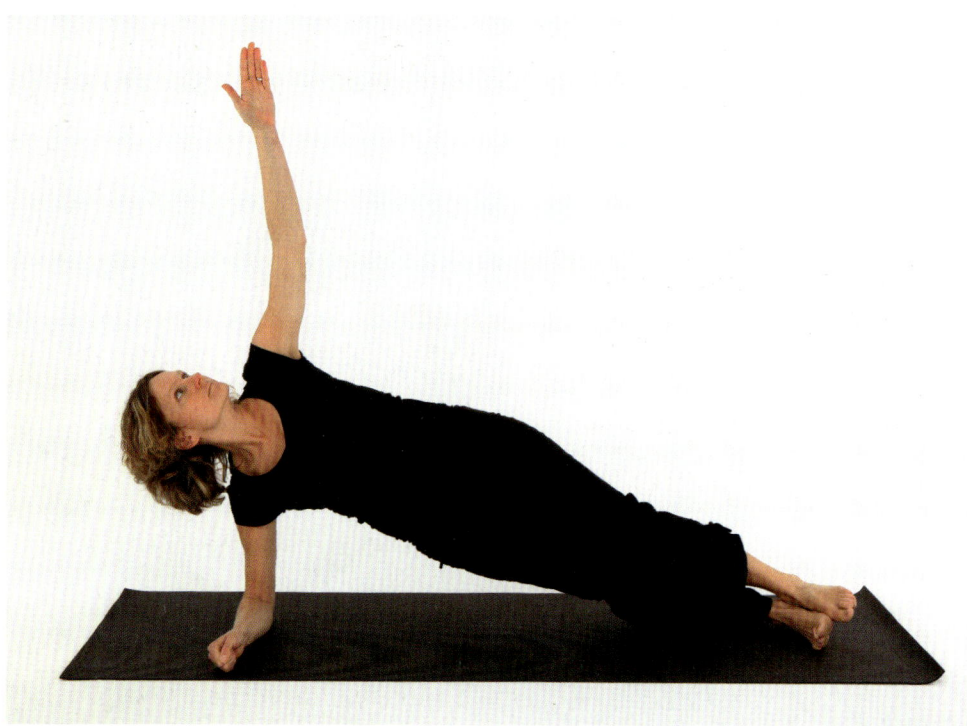

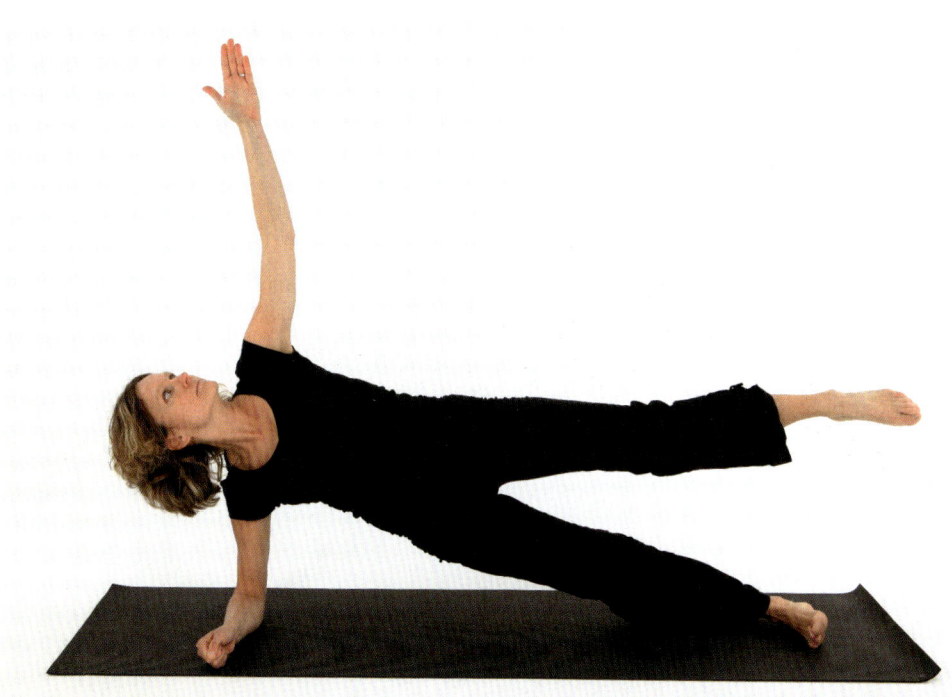

Wirkungen

- **Kräftigung der seitlichen Rumpfmuskulatur**
- **Kräftigung der Abduktoren (bei der Variation)**
- Aufbau einer Ganzkörperspannung

Variation
Das oben liegende Bein wird angehoben.

Jeweils 8 Atemzüge

(K 3) *Dachhaltung*

Vorbereitung:
Im Fersensitz werden die Finger ineinander verschränkt und die Unterarme in Form eines gleichseitigen Dreiecks auf den Boden aufgesetzt. Die Hände bilden eine Schale für den Kopf. Der Scheitel des Kopfs wird aufgesetzt und der Hinterkopf wird mit den Händen umfasst.

Ausführung:
Das Gesäß wird angehoben und die Beine gestreckt. Der Brustkorb wird gedehnt. Das Gewicht des Oberkörpers wird von den Unterarmen getragen, so dass der Kopf weitestgehend unbelastet bleibt.

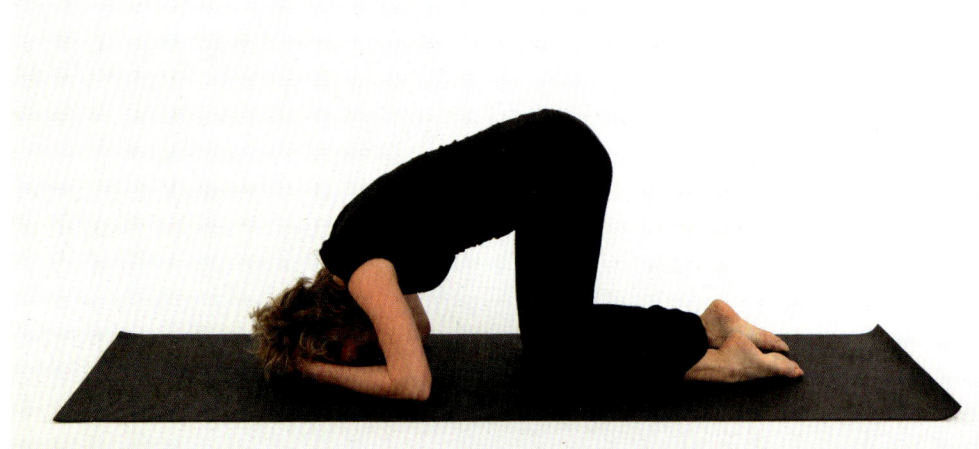

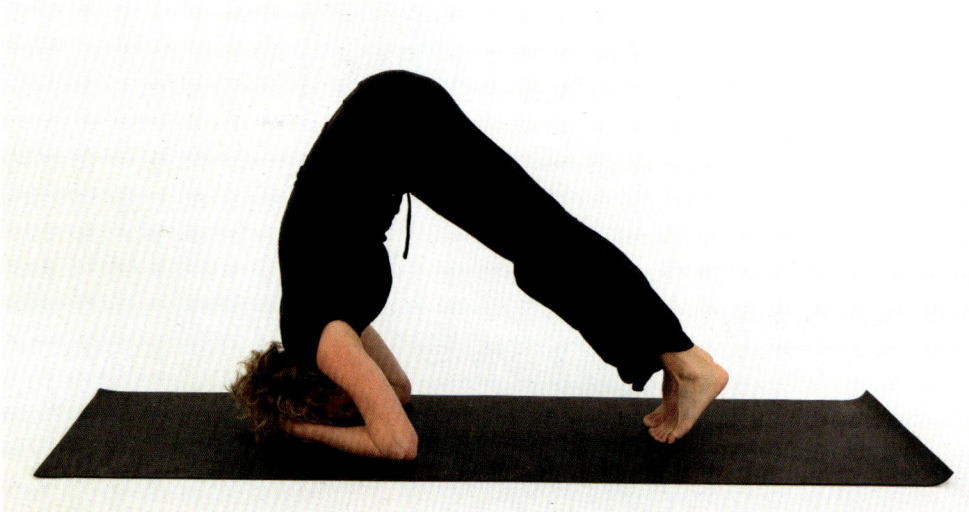

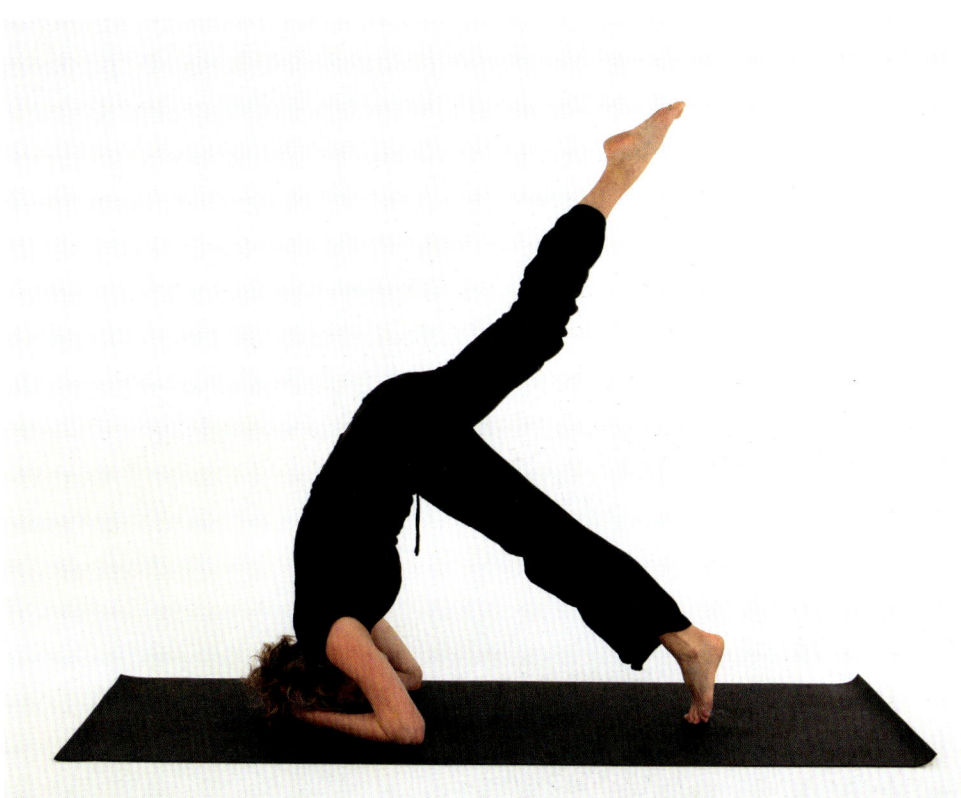

Wirkungen
- *Dehnung der Beinbeuger*
- *Kräftigung der Schulter-, Nacken- und Armmuskulatur*

Variation
Ein Bein kann nach oben angehoben werden.

8 Atemzüge

Kopfstand
Vorbereitung:

Im Fersensitz werden die Finger ineinander verschränkt und die Unterarme in Form eines gleichseitigen Dreiecks auf den Boden aufgesetzt. Die Hände bilden eine Schale für den Kopf. Der Scheitel des Kopfs wird aufgesetzt und der Hinterkopf wird mit den Händen umfasst. Das Gesäß wird angehoben und die Beine gestreckt. Der Brustkorb wird gedehnt. Das Gewicht des Oberkörpers wird von den Unterarmen getragen, so dass der Kopf weitestgehend unbelastet bleibt.

Ausführung:

Die Füße gehen näher zum Kopf heran, wodurch der Rücken sich nach oben aufrichtet. Die Knie werden gebeugt und die Füße können mit den Fersen nach oben, vom Boden abheben. Zum Kopfstand strecken sich die Knie und die Fußsohlen weisen zur Decke.

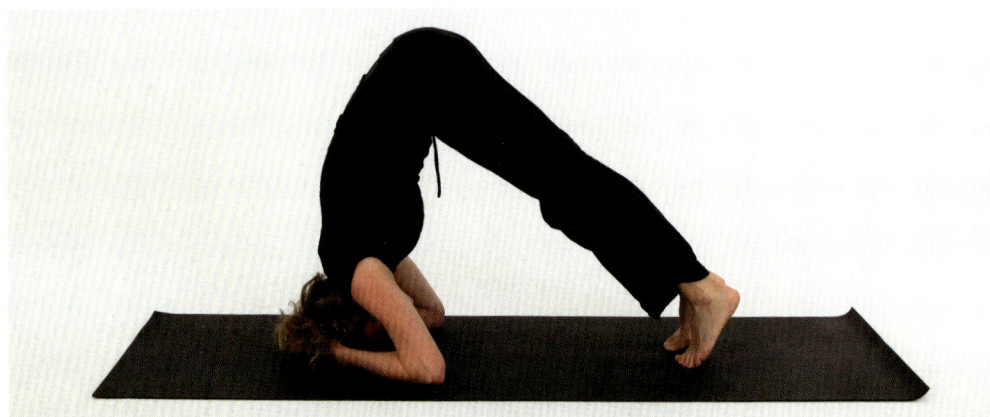

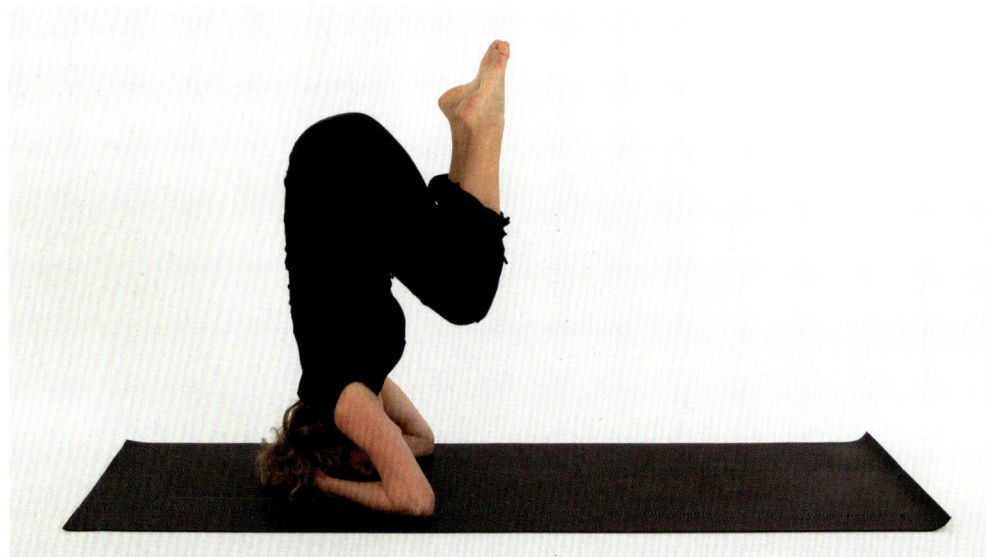

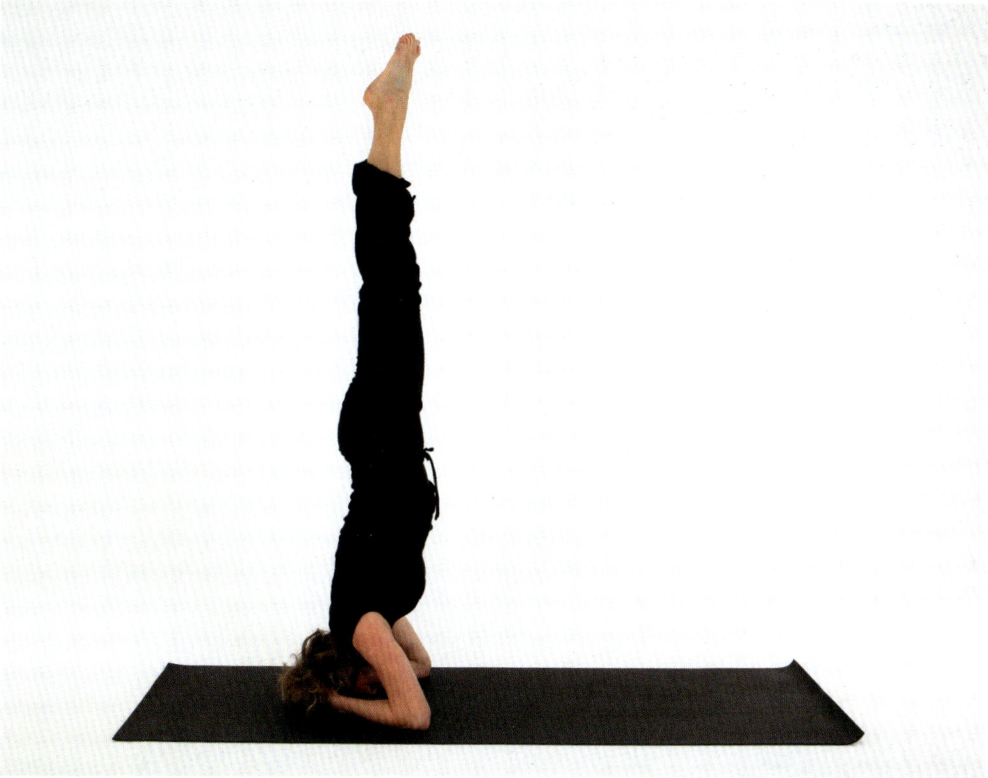

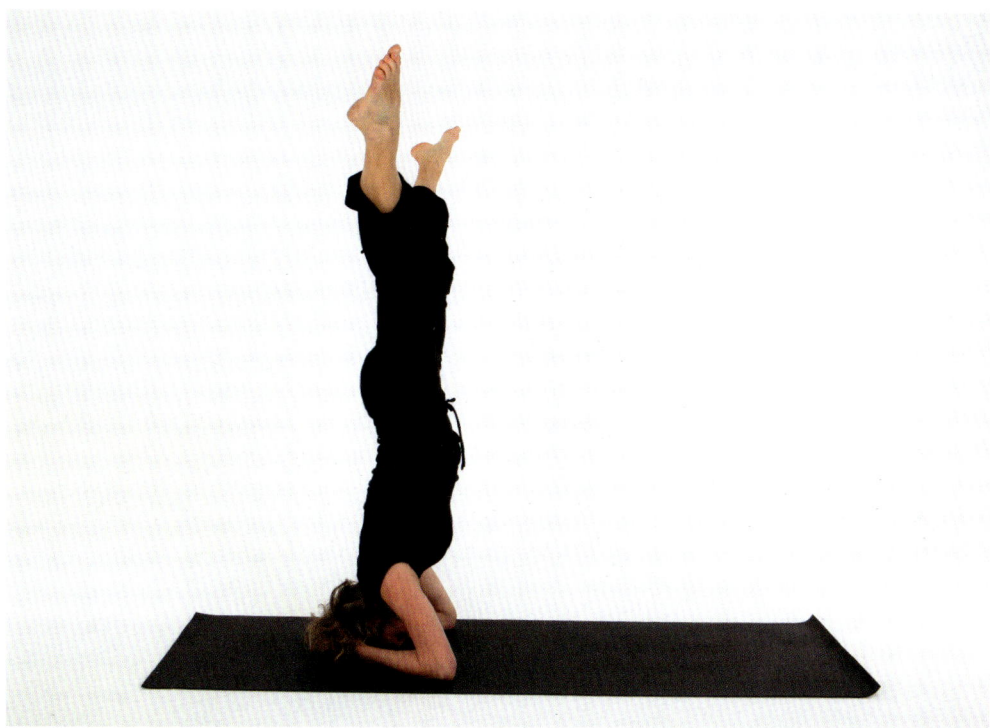

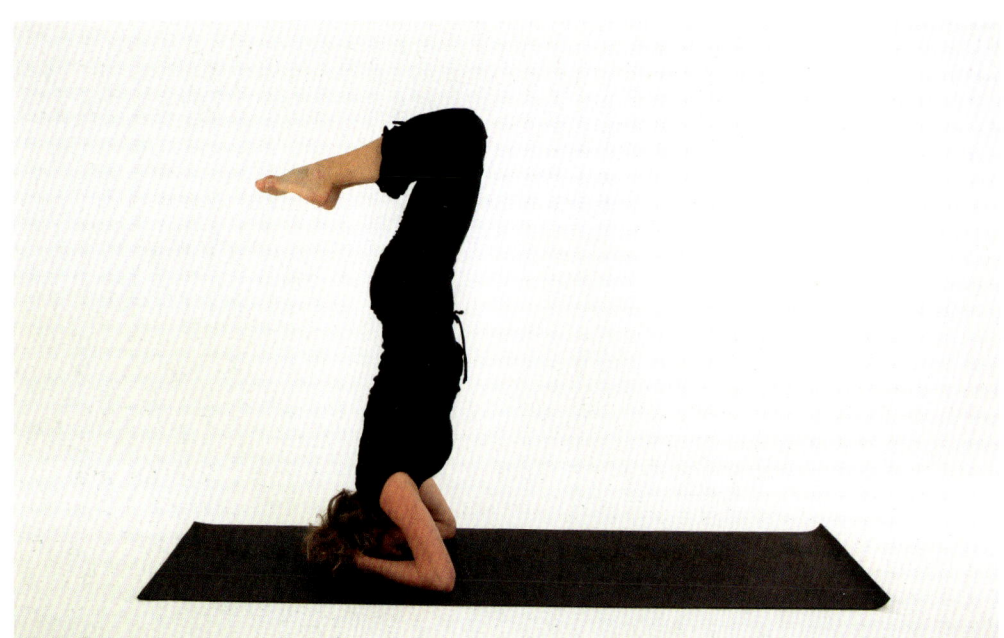

Wirkungen
- ***Aufbau einer Ganzkörperspannung***
- *Entlastung des Herzens*
- *Entstauung der Beine*
- *Vertiefung der Atmung*
- *Kräftigung der Schulter- und Armmuskulatur*
- *Dehnung der Adduktoren (bei der Variation 1)*

Variationen
1) *Die Beine werden gegrätscht.*
2) *Die Beine werden nach hinten gebeugt.*

10 Atemzüge

Spezielle Yogaübungen bei laufspezifischen Problemen

Auch wenn das Laufen in erster Linie der Aufrechterhaltung der Gesundheit dient, kann es zu Verletzungen und körperlichen Beeinträchtigungen kommen, die durch das Laufen hervorgerufen wurden. Die Ursachen sind vielschichtig. Neben schlechter Ausrüstung (insbesondere »falsche« oder »alte« Laufschuhe), Fehlern im Trainingsaufbau und dem Verzicht auf die nötige Regeneration, ist oftmals der Verzicht auf ausgleichende Übungen für Beschwerden verantwortlich.

Im Folgenden werden exemplarisch Übungen, viele aus dem Bereich des Yoga, vorgestellt, die bei laufspezifischen Problemen eingesetzt werden können. Bei schweren, akuten Beschwerden sollte vor der Selbstbehandlung zudem eine ärztliche Untersuchung/Beratung erfolgen.

Beschwerden rund um den Fuß

Achillessehnenreizung

Die Achillessehne als stärkste Sehne des menschlichen Körpers bildet mit der Wadenmuskulatur und dem Fersenbein eine funktionelle Einheit, die für das Steh-, Lauf- und Sprungvermögen von ausschlaggebender Bedeutung ist und sehr hohen mechanischen Belastungen ausgesetzt ist. Fast die gesamte Kraft beim Abstoßen des Fußes vom Boden wird durch die wenig dehnbare Achillessehne übertragen.

Die Symptome der Achillessehnenreizung äußern sich in stechenden Schmerzen an der Außenseite der Sehne und Verhärtungen der unteren Wadenpartie, mitunter können sich auch Knötchen an der Sehne bilden. Eine entzündete Achillessehne fühlt sich hart an und kann ein »knarrendes« Geräusch verursachen.

Eine Hauptursache der Achillessehnenreizung liegt darin, dass die Wadenmuskulatur so stark verkürzt ist, dass sie permanent unter Spannung steht, wodurch der Zug an der Achillessehne, gerade bei dem Lauftraining, permanent vorhanden ist.

Ungeeignete Laufschuhe, unzureichendes Aufwärmen, eine rapide Erhöhung des Trainingsumfangs und zu harte Berg- und Tempoläufe verstärken die Problematik zudem.

Zur Selbstbehandlung eignen sich neben einer strikten Reduzierung des Laufpensums, dem Einhalten von Ruhetagen und einer Verlagerung auf andere Sportarten, wie dem Schwimmen, die Behandlung mit Eis und kühlenden Salben.

Fersensporn

Als Fersensporn bezeichnet man eine dornförmige knöcherne Ausziehung an der Unterseite des Fersenbeines. Der Begriff Fersensporn wird häufig als Synonym für Fersenschmerzen unterschiedlichster Ursache verwendet.

Der Fersensporn entsteht durch andauernde Überbeanspruchung des flächigen Sehnenansatzes der Fußmuskulatur am Fersenbein. Es kommt zu Mikroverletzungen, die der Körper durch Anlagerung von Knochenmaterial zu reparieren versucht. Nicht der Fersensporn selbst ist die Ursache der Fersenschmerzen beim Auftreten, sondern die Entzündungsreaktion durch die Mikroverletzungen an den Ansatzstellen der Muskeln und Sehnen.

Symptome bei Fersensporn können sein:
- stechende Fersenschmerzen beim Auftreten, innen bis mittig im Sohlenbereich der Ferse
- dumpfer, eher diffuser Schmerz in der Ferse, auch in Ruhe
- typischer Anlaufschmerz, morgens nach dem Aufstehen, nach längerem Liegen und Sitzen
- starker Druckschmerz an den Sehnenansätzen.

Die Ursachen für den Fersensporn können in starkem Übergewicht, Fehlstellungen der Füße, Fehlbelastungen durch ungeeignetes Schuhwerk und insbesondere in einer Überbelastung im Training begründet liegen.

Neben einer Schonung, evtl. einer Trainingspause, dem Verwenden spezieller Einlagen, die das Längsgewölbe des Fußes stützen und die schmerzempfindliche Stelle der Ferse polstern, evtl. Korrektur der Fehlstellung des Fußes durch zusätzliche Einlagen und Eisbehandlungen können bei schwerwiegenderen Problemen medikamentöse Behandlungen, Stoßwellentherapie und Röntgen-Reizbestrahlung zum Einsatz kommen.

> Übungen aus dem Bereich des Yoga können sowohl präventiv aber auch bei leichteren Beschwerden zum Einsatz kommen. Zur Prävention sollten die Haltungen in den Yogaprogrammen und den Cool-Down-Phasen berücksichtigt werden, die die Wadenmuskulatur dehnen. Bei akuten Beschwerden kann eine im Folgenden vorgestellte Fußgymnastik Milderung verschaffen.

Fußgymnastik im Sitzen
Das linke Bein wird auf den rechten Oberschenkel abgelegt.
1) Die linken Zehen werden nacheinander 10-mal gespreizt.

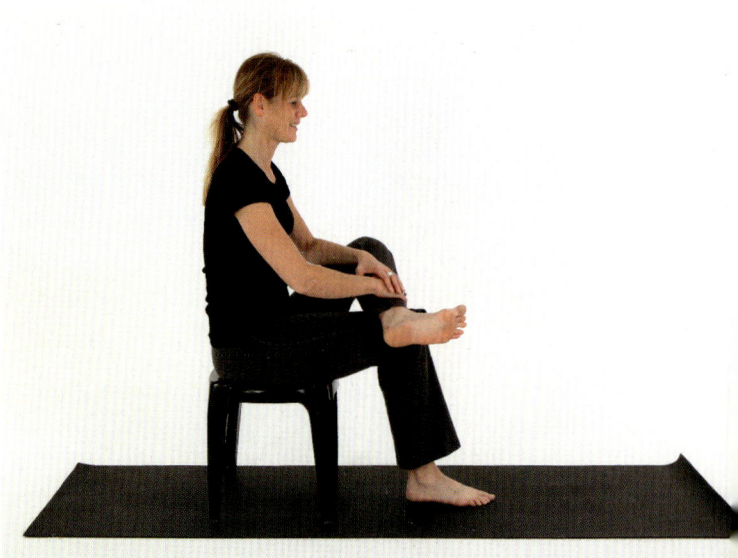

2) Das Fußgelenk wird vorsichtig 10-mal gedreht.

Die Übungen werden zu Gunsten der anderen Körperseite ausgeführt.

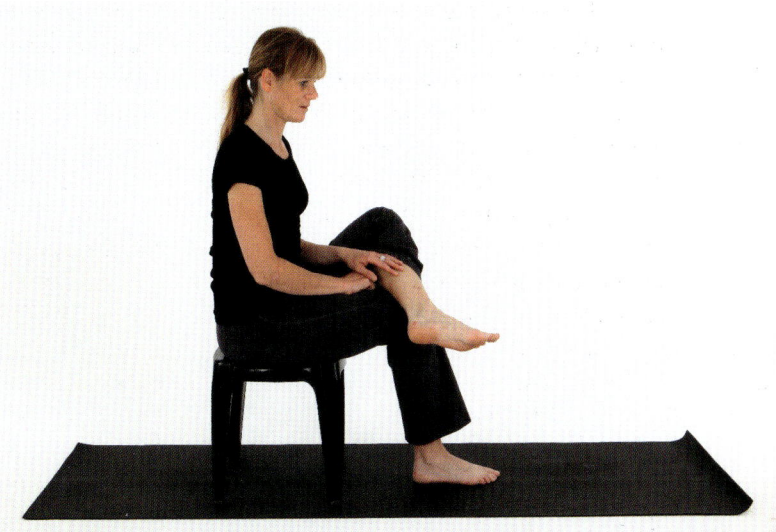

Die Füße werden aufgesetzt.
1) *Die Zehen werden nach oben gezogen. Die Stellung wird 10 Atemzüge gehalten.*

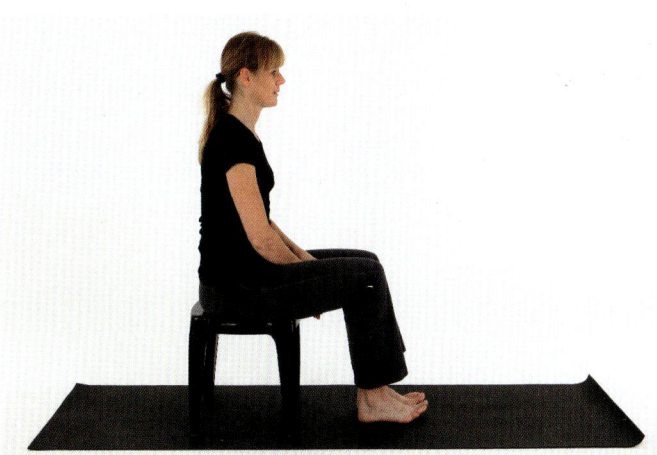

2) *Die Zehen werden nach unten gewölbt. Die Stellung wird 10 Atemzüge gehalten.*

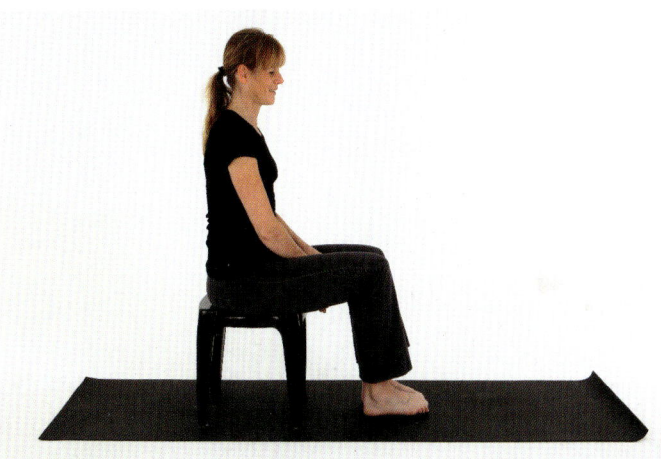

3) *Die Fersen werden auf-
gestützt. Die Füße wer-
den so weit wie möglich
aufgewölbt, wobei der
vordere Teil der Füße ge-
hoben wird. Die Stellung
wird 10 Atemzüge ge-
halten.*

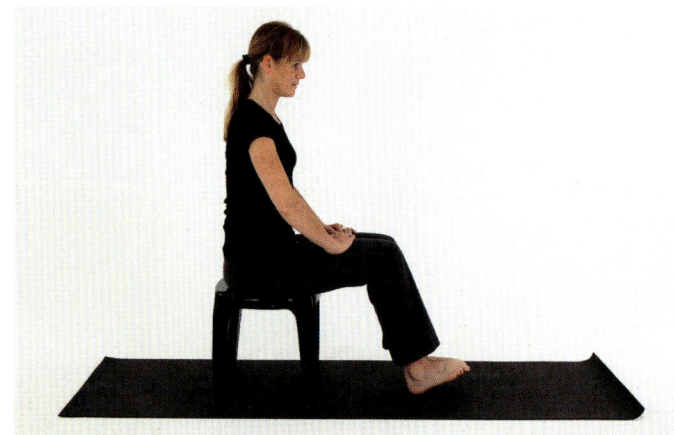

4) *Die Zehen werden mit
aufgestellter Ferse 10-
mal gespreizt.*

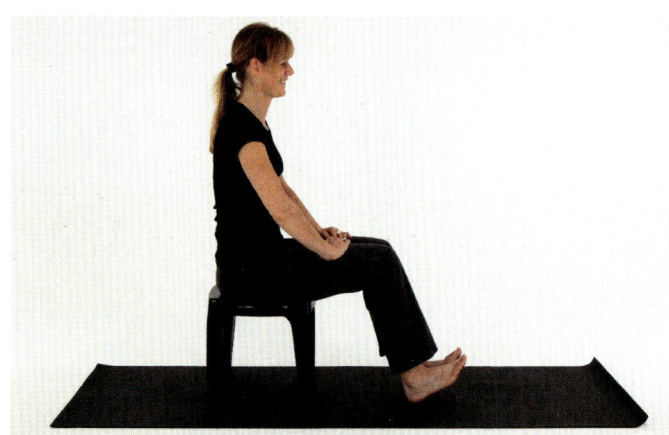

Fußgymnastik im Stand

Die Vorderfüße werden auf
ein großes Buch gestellt.
Zunächst werden die Fersen
dynamisch nacheinander
20-mal zum Boden abge-
senkt.

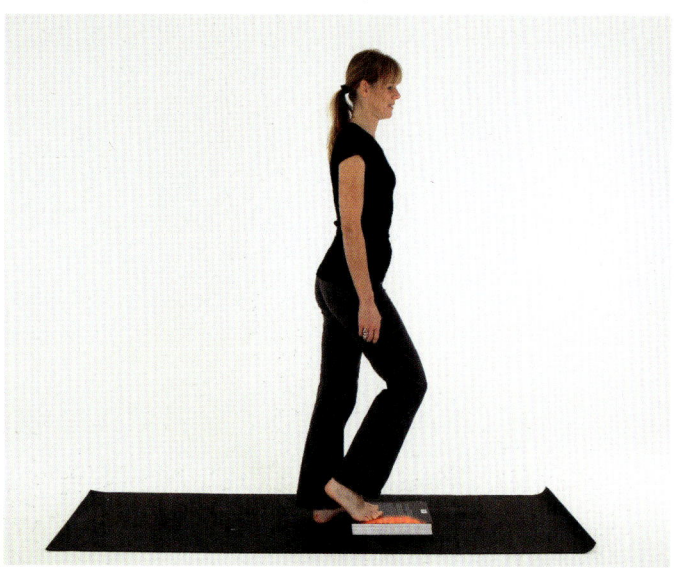

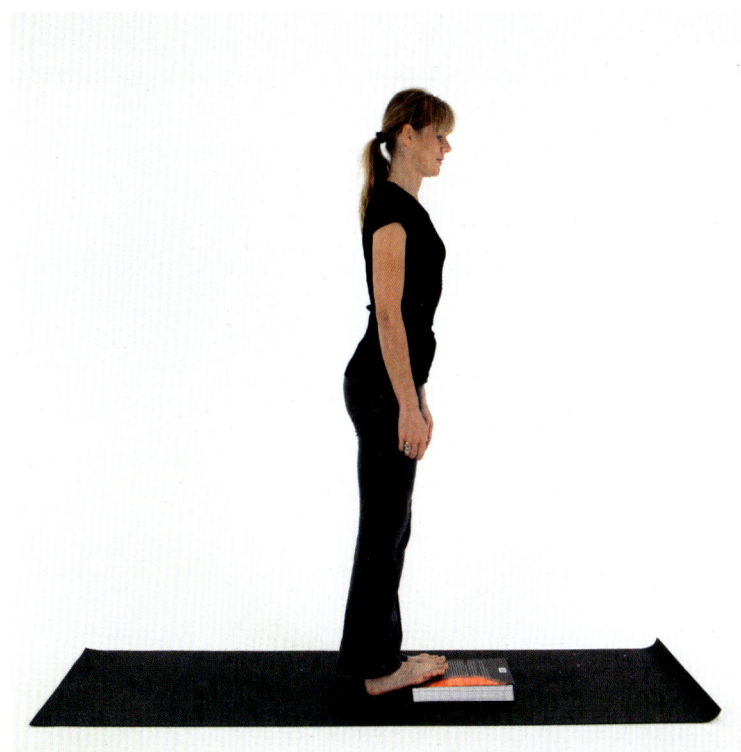

Danach werden beide Fersen 20-mal gleichzeitig abgesenkt und wieder hochgezogen.

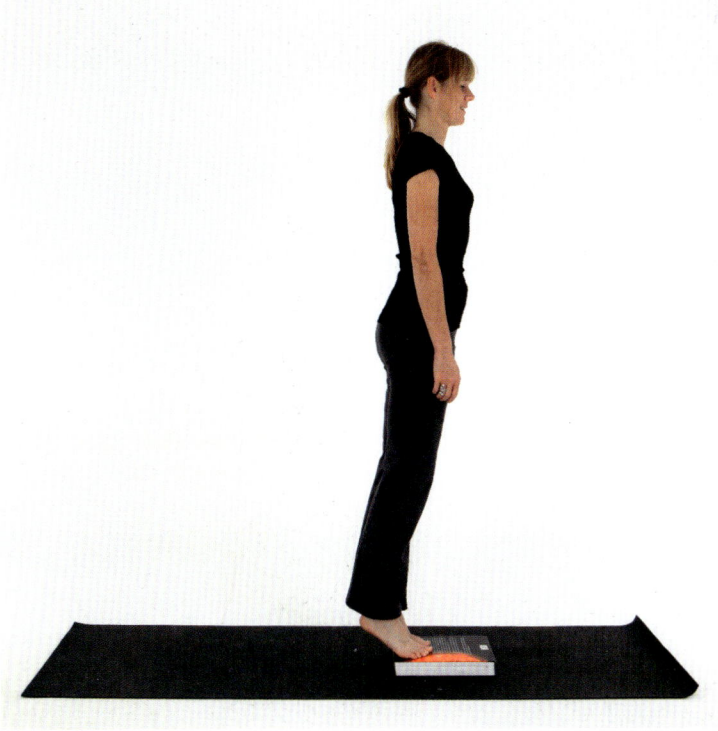

Fußgymnastik in der Yogahaltung »Hund«

Vorbereitung: Im Vierfüßlerstand mit aufgesetzten Knien wird der Rücken gerade gehalten.
Ausführung I: Die Knie werden vom Boden abgehoben und die Beine werden durchgestreckt. Der Oberkörper kommt bei durchgestreckter Armhaltung in die Vorneige, bis der Kopf sich bei entspannter Nackenmuskulatur zwischen den Armen befindet. Arme und Rücken bilden somit eine kraftvolle Linie. Der Brustkorb weitet sich, die Fersen streben zum Boden. Die Haltung wird 10 Atemzüge gehalten.

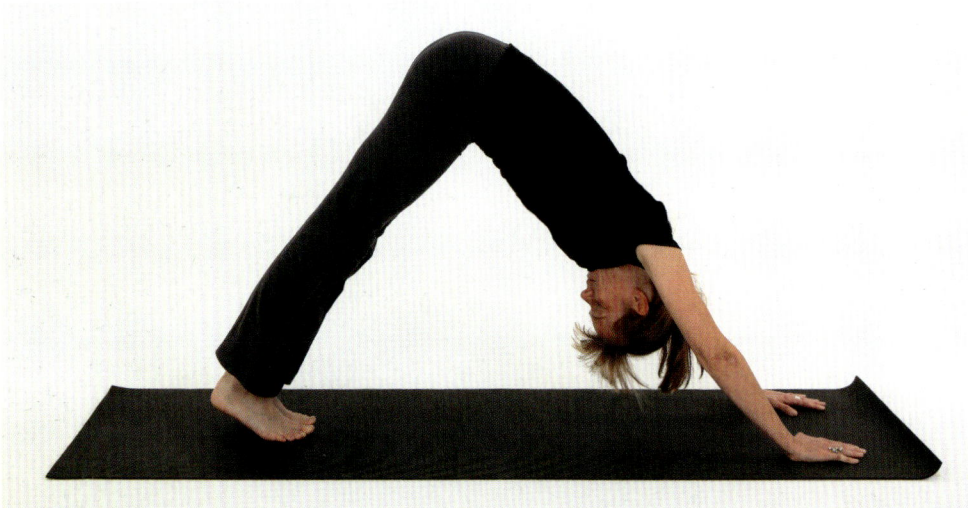

Ausführung II: In der Haltung des Hundes wird im Wechsel bei Beibehaltung des Bodenkontakts mit dem Ausatmen ein Bein gebeugt, während die Ferse des anderen Beines stärker zum Boden strebt.

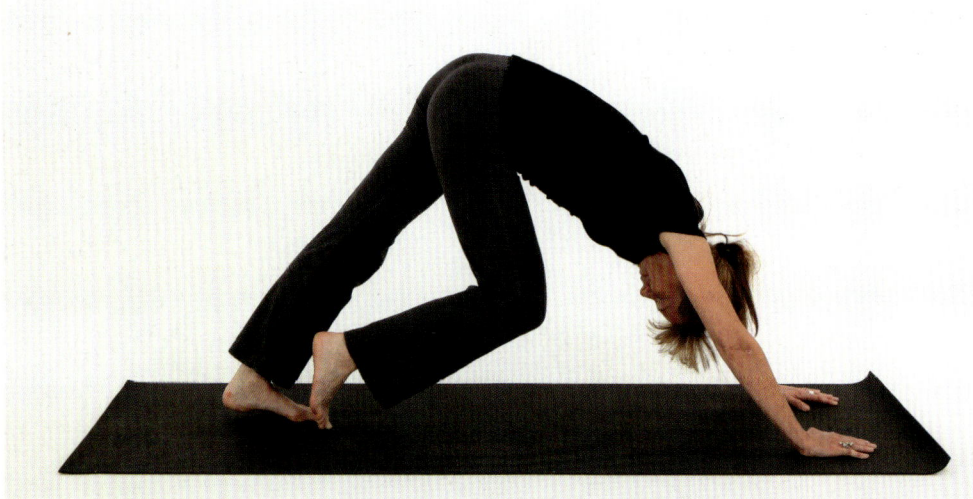

Adduktoren-/Leistenzerrung

Eine Leistenzerrung ist eine der häufigsten Muskelverletzungen im Sport, von der häufig Läufer betroffen sind. Mit dieser Verletzung ist die Überdehnung eines (oder mehrerer) der drei Adduktoren an der Innenseite des Oberschenkels gemeint. Diese Schädigung tritt in der Regel dann auf, wenn die Muskeln bis an oder über ihre Belastbarkeit gedehnt werden, wobei das Muskelgewebe gezerrt wird.

Allgemeine Anzeichen und Symptome der Leistendehnung können sein:

- Schmerzen, Engegefühl oder Krämpfe an der Innenseite des Oberschenkels
- Leistenschmerzen bei Drehbewegungen
- In schweren Fällen scharfe stechende Schmerzen beim Gehen

Man unterscheidet die Leistenzerrung in ersten, zweiten oder dritten Grad.

Bei einer Adduktorenverletzung **ersten Grades** (Überdehnung des Muskels) treten Schmerzen meist erst während oder nach dem Sport auf. Oft stellen sich Krämpfe ein oder es ist ein Spannen im inneren Oberschenkelbereich zu spüren.

Bei einer Adduktorenverletzung **zweiten Grades** (Zerrung, häufig begleitet mit Muskelfaserrissen) treten sofort bei der Belastung (Laufen und Gehen) Schmerzen auf. Der Druck auf den Muskel ist häufig schmerzhaft.

Bei einer Adduktorenverletzung **dritten Grades** (ausgeprägte Zerrung und Muskelfaserrisse) tritt sofort ein stechender, brennender Schmerz auf. Laufen oder Gehen ist schmerzfrei nicht möglich. Durch Einblutung in das Gewebe entsteht in der Regel ein ausgeprägter blauer Fleck. (Hämatom)

Viele Sportler belasten sich nach einer Leistenzerrung wieder zu schnell. Dadurch erhöht sich die Gefahr einer schwereren Wiederverletzung erheblich.

Zur Selbstbehandlung eignet sich neben einer strikten Reduzierung des Laufpensums bis hin zu völliger Trainingspause und dem Einhalten von Ruhetagen eine Verlagerung auf andere Sportarten, wie dem Schwimmen, die Behandlung mit Eis, zielgerichtete Kompression und das Hochlegen der Beine.

> Yoga sollte in erster Linie präventiv eingesetzt werden, indem die Aufwärmübungen durchgeführt werden und insbesondere die Übungen aus den Yoga-Programmen und den Cool-Down-Haltungen gewählt werden, bei denen die Adduktoren gedehnt werden
> Bei einer Adduktorenverletzung ersten Grades kann ein leichtes, im Folgenden vorgestelltes Yoga-Dehnprogramm im Stand zur Milderung der Beschwerden beitragen.

Dehnprogramm bei einer leichten Leistenzerrung

Tänzer
Vorbereitung:
Der aufrechte Stand wird eingenommen.

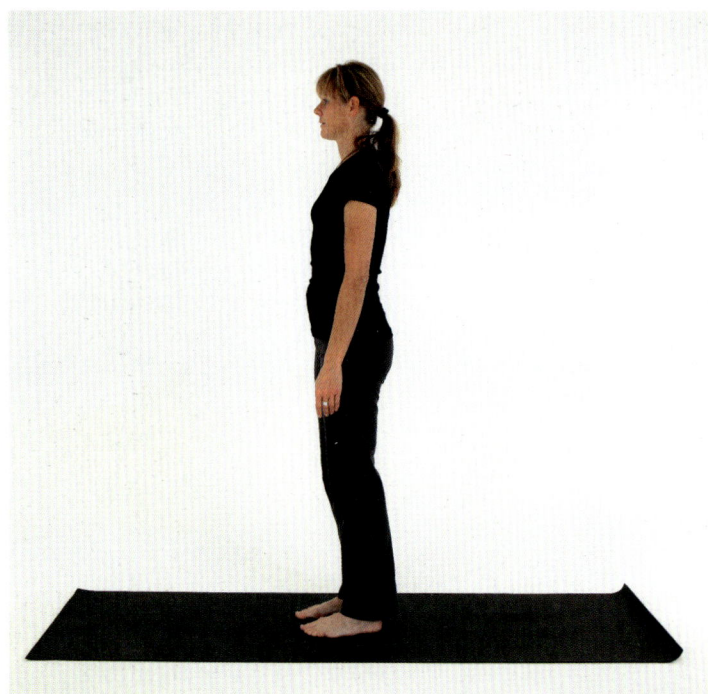

Ausführung: (10 Atemzüge)
Die linke Hand greift den linken Fuß. Die Knie werden auf einer Höhe gehalten. Der rechte Arm strebt nach oben, danach Seitenwechsel.

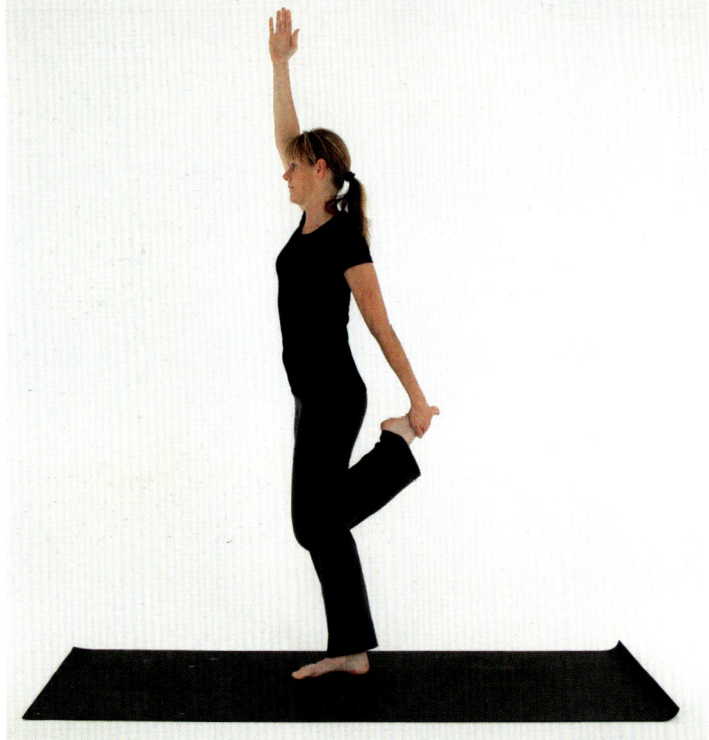

**Vorneige aus der
Schrittstellung
Vorbereitung:**
Das linke Bein geht nach
vorne und leitet die
Schrittstellung ein. Der
hintere Fuß wird zur bes-
seren Standfestigkeit
leicht schräg aufgestellt.

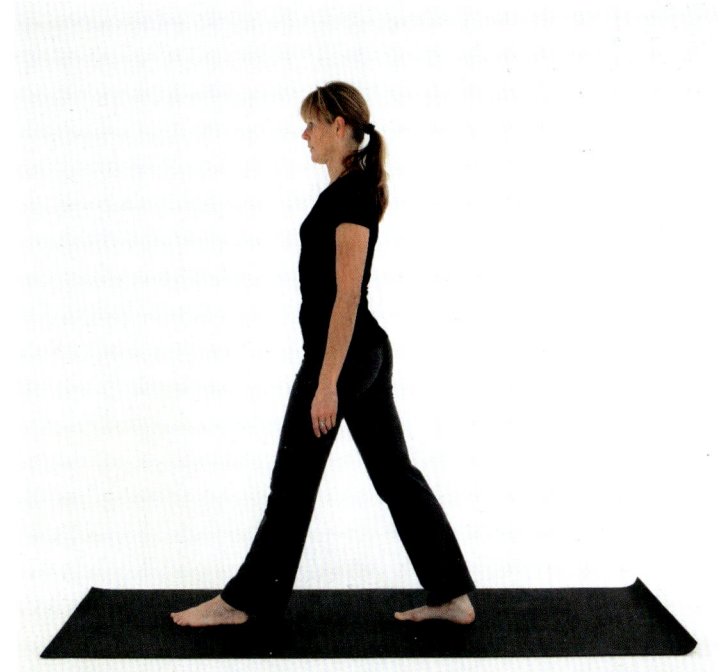

**Ausführung: (8 Atem-
züge)**
Der Oberkörper kommt
bei gestreckter Beinhal-
tung in die Vorneige, wo-
bei das Becken gerade
ausgerichtet bleibt. Die
Hände können sich am
vorderen Oberschenkel
abstützen, danach Seiten-
wechsel.

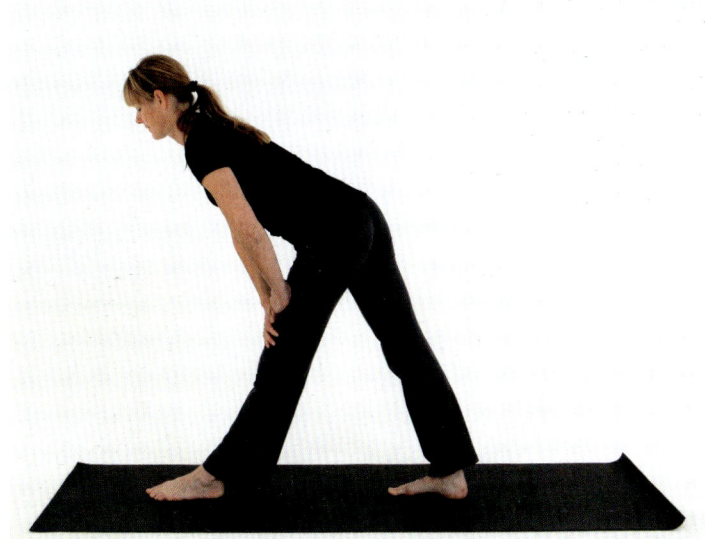

Giraffe
Vorbereitung:
Im Grätschstand fassen
die Hände in die Ellbogen-
beugen.

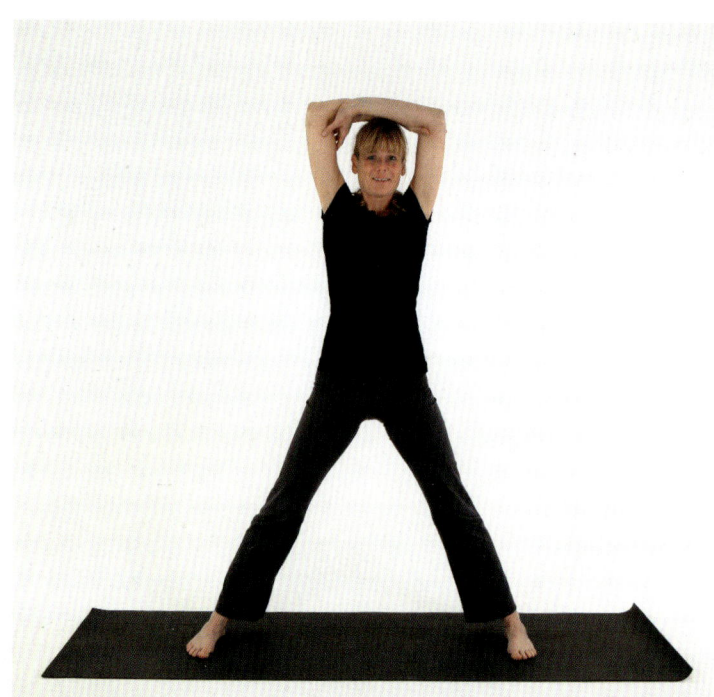

**Ausführung: (20 Atem-
züge)**
Der Rücken rundet sich
und der Oberkörper
kommt in die tiefe
Vorneige.

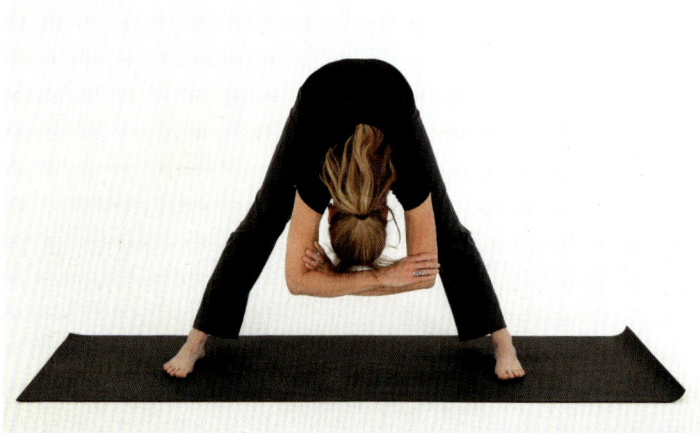

Flankendehnung
Vorbereitung:
Im Grätschstand werden die Muskeln des Beckenbodens kontrahiert. Der rechte Fuß dreht nach außen.

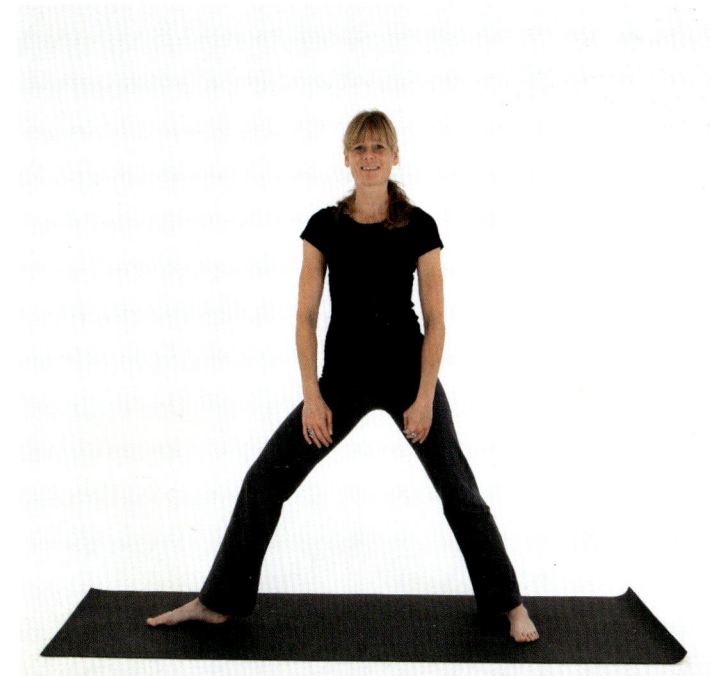

Ausführung: (10 Atemzüge)
Das rechte Bein wird gebeugt. Der Rumpf neigt sich nach rechts. Der rechte Unterarm kann sich am rechten Oberschenkel abstützen. Der linke Arm streckt nach oben und neigt sich herunter, bis er sich auf einer Linie mit dem Rumpf befindet, danach Seitenwechsel.

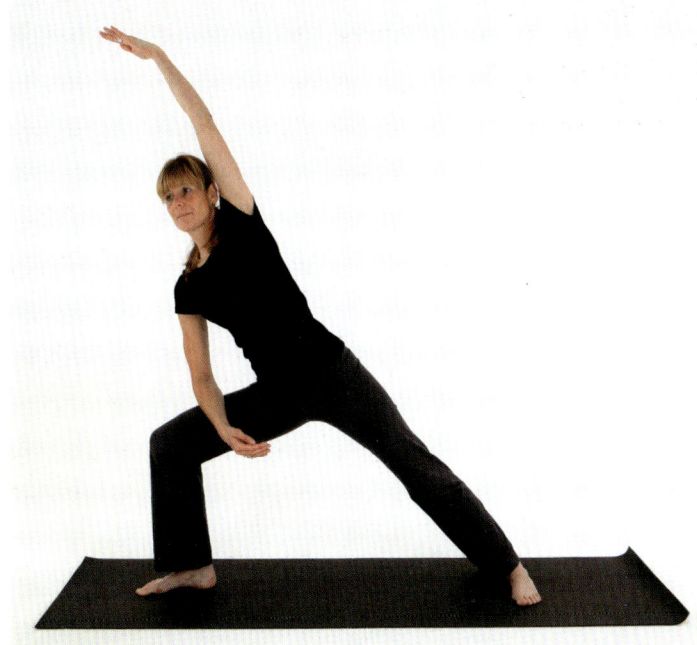

»Läuferknie«

Als Läuferknie bezeichnet man eine schmerzhafte, durch das Laufen verursachte Veränderung des Knorpels auf der Kniescheibenrückfläche. Es ist das bei weitem häufigste Läuferproblem, ausgelöst durch einen unnormalen Lauf der Kniescheibe (Patella) in ihrem Gleitlager. Gerät das komplexe Zusammenspiel der anatomischen und biomechanischen Faktoren aus der Balance, wird die Kniescheibe aus der Mitte des Gleitlagers nach außen gedrängt. Folge ist eine lokale Überlastung des Knorpels, der erweichen oder abgerieben werden kann. Häufig ist bei der Bewegung ein Knirschen im Knie zu hören und der Betroffene hat das Gefühl des »Nachgebens der Kniegelenke«.

Die Ursachen für die Entstehung der Knieschmerzen können in muskulären Dysbalancen, Überpronation oder auch Fußfehlstellungen begründet liegen. Auch übertriebenes Training, oftmals verbunden mit intensiven Bergläufen, kann das beschriebene Krankheitsbild hervorrufen.

Typische Beschwerden beim Läuferknie sind zusätzlich:
- stechende Schmerzen an der Außenseite des Kniegelenks beziehungsweise unterhalb der Kniescheibe. Die Schmerzen treten zunächst nur beim Laufen und später auch beim Gehen, Treppensteigen, beim Sitzen mit gewinkelten Beinen und sogar bei Berührung der Kniescheibe auf. Im weiteren Verlauf können sie so stark werden, dass sie das Laufen unmöglich machen und selbst das normale Gehen stark behindern.
- Entstehung einer Schleimbeutelentzündung
- Entstehung eines Gelenkergusses, wobei das Knie anschwellen kann

Als Sofortbehandlung helfen Eis und entzündungshemmende Salben.

Wer sein Training fortführen kann, der sollte zunächst Bergstrecken meiden und am besten nur in flachem Gelände laufen. Schuhe mit starker Dämpfung und einer guten Führung des Fußes helfen ebenfalls, weiteren Verletzungen vorzubeugen. Eine Gummibandage um den Kniebereich kann ebenfalls unterstützend helfen.

> Übungen aus dem Bereich des Yoga können sowohl präventiv aber auch nach dem Abklingen der akuten Beschwerden zum Einsatz kommen. Zur Prävention sollten die Haltungen in den Yogaprogrammen berücksichtigt werden, die die Oberschenkelmuskulatur kräftigen.
> Nach dem Abklingen der akuten Beschwerden kann die im Folgenden vorgestellte Bewegungsabfolge die Heilung unterstützen.

Yogaserie »Das Boot«
bei der Diagnose »Läuferknie«

Hinweis:
Die einzelnen Haltungen sollten zunächst sechs Atemzüge gehalten werden. Danach werden die Übungen nach einer Pause sechsmal fließend im ruhigen Atemtempo aneinander gereiht.

Ausgangshaltung: Im Sitz mit aufgestellten Füßen fassen die Hände die Knie. Das Gewicht des Oberkörpers verlagert sich bei geradem Rücken nach hinten, ohne dass der Kontakt mit den Sitzknochen verloren geht. Die Arme werden hierbei langsam in Streckung gebracht. Die Füße lösen sich vom Boden.

Gestütztes Boot I: *Die linke Hand löst den Kontakt zum Knie und der Arm wird parallel zum Boden gehalten, danach Seitenwechsel.*

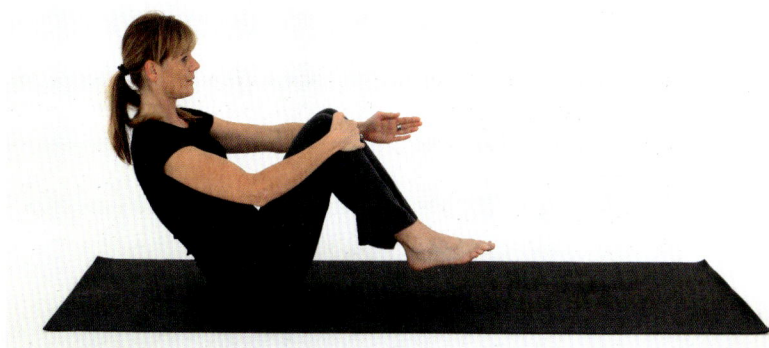

Gestütztes Boot II: *Die linke Hand löst den Kontakt zum Knie und der Arm wird parallel zum Boden gehalten. Das linke Bein wird gestreckt, danach Seitenwechsel.*

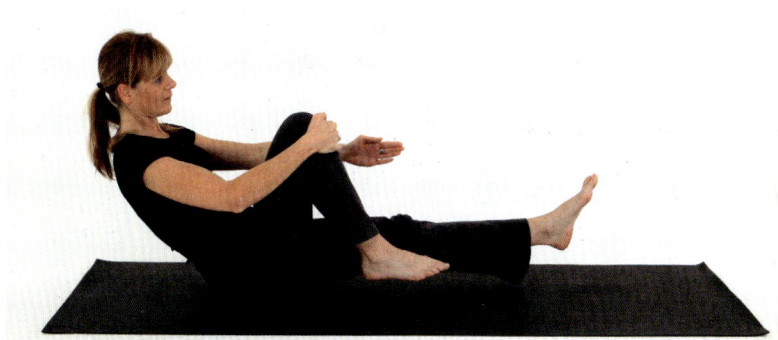

Halbes Boot: *Die Handfassung wird komplett aufgelöst, wobei die Arme parallel zum Boden gehalten werden. Es wird ein rechter Winkel zwischen Rumpf und Oberschenkel angestrebt.*

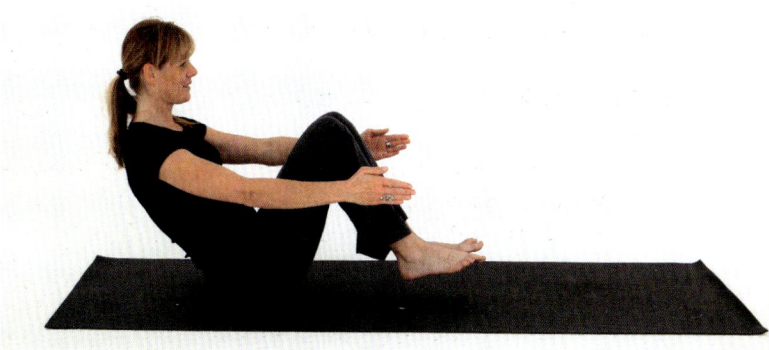

Boot: *Die Handfassung wird komplett aufgelöst, wobei die Arme parallel zum Boden gehalten werden. Langsam werden die Beine gestreckt.*

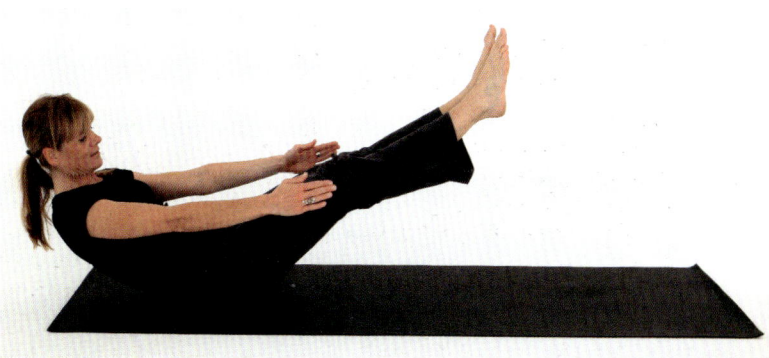

Rückenbeschwerden im Bereich der Lendenwirbelsäule

Probleme im Bereich der Lendenwirbelsäule sind häufig anzutreffen. Zumeist ist eine muskuläre Dysbalance Ursache solcher Beschwerden: Während die Bauchmuskulatur zu schwach ist, ist die Muskulatur im Bereich der Lendenwirbelsäule verkürzt, wodurch Schmerzen hervorgerufen werden können. Im Folgenden wird an Hand von Ischiasbeschwerden, wie sie häufig bei Läufern anzutreffen sind, exemplarisch Ursachen und mögliche Therapieansätze erläutert.

Ischiasbeschwerden

Der Ischiasnerv verläuft von der unteren Lendenwirbelsäule über das Gesäß an der Rückseite des Beines entlang bis in den Fuß.

Symptome von Ischiasbeschwerden können sein:

- lang anhaltende Schmerzen von der Lendenwirbelsäule ausgehend zum Teil bis hinunter zu den Zehen
- stechendes Ziehen oder Brennen im Gesäß, manchmal in benachbarte Regionen ausstrahlend

- einschießende Schmerzen, teils als »elektrisch« empfunden

Neben der häufig auftretenden Form der Schädigung des Ischiasnervs durch Druck als Folge von Bandscheibenschäden kann aber auch eine Erkältung, Durchzug oder eine Abkühlung des Körpers schmerzauslösend sein. Meistens entstehen bei Läufern die Beschwerden durch eine zu starke Anspannung des M. Piriformis (tiefliegender Muskel im Becken).

Als Selbstbehandlung bei erträglichen Schmerzen eignen sich das Einhalten von Ruhephasen, die Behandlung mit Wärme und das Nutzen von Massagen.

> Zur Milderung von Rückenschmerzen im Bereich der Lendenwirbelsäule wird die »Yoga-Krokodil-Serie« vorgestellt, die zusätzlich zur Dehnung des M. Piriformis die Kräftigung der Bauchmuskulatur beinhaltet. Des Weiteren sollten die Übungen der Yogaprogramme genutzt werden, die den unteren Rücken dehnen und die Bauchmuskulatur kräftigen.

Yoga-Programm »Das Krokodil« bei leichten Beschwerden im unteren Rücken

Ausgangshaltung: *Die Rückenlage mit aufgestellten Füßen wird eingenommen. Die Arme werden seitlich abgelegt.*

Krokodil dynamisch (ca. 20 Atemzüge):
1) *Die Beine kippen nach links und werden abgelegt. Der Kopf wird nach rechts gedreht (Ausatmen).*

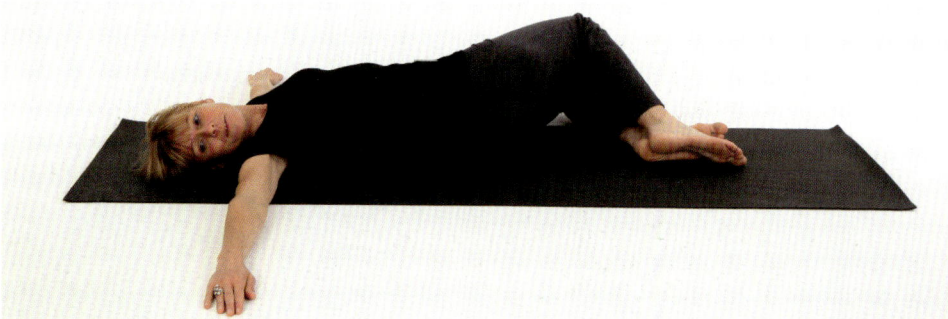

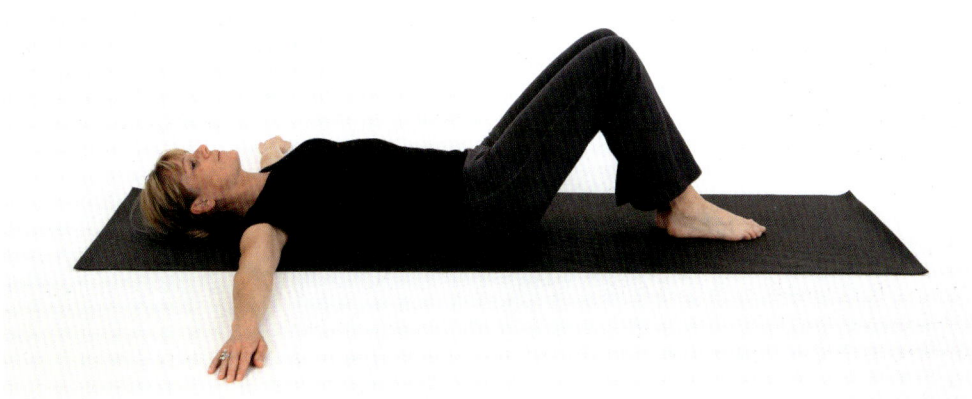

2) Beine und Kopf werden in die Mittelstellung zurückgeführt (Einatmen), danach Seitenwechsel.

Krokodil gehalten (jeweils ca. 20 Atemzüge)

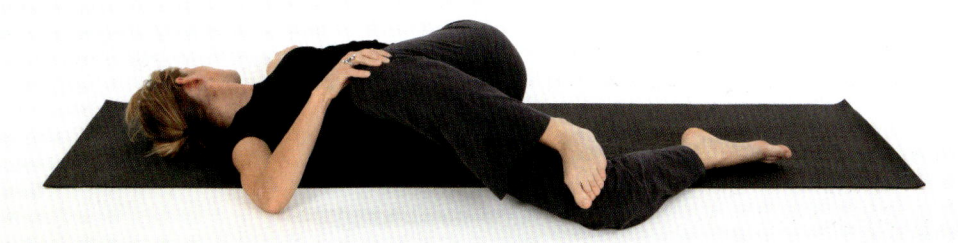

Die Beine kippen nach rechts und werden abgelegt. Der linke Fuß wird auf das rechte Knie ge-

legt. Die rechte Hand zieht das linke Bein zum
Boden, danach Seitenwechsel.

Krokodil (jeweils ca. 20 Atemzüge)
Die Beine kippen nach rechts und werden abgelegt. Das linke Bein wird gestreckt, wenn mög-

lich so hochgebracht, dass der linke Fuß/Knöchel
von der rechten Hand umfasst werden kann. Der
Kopf dreht nach links, danach Seitenwechsel.

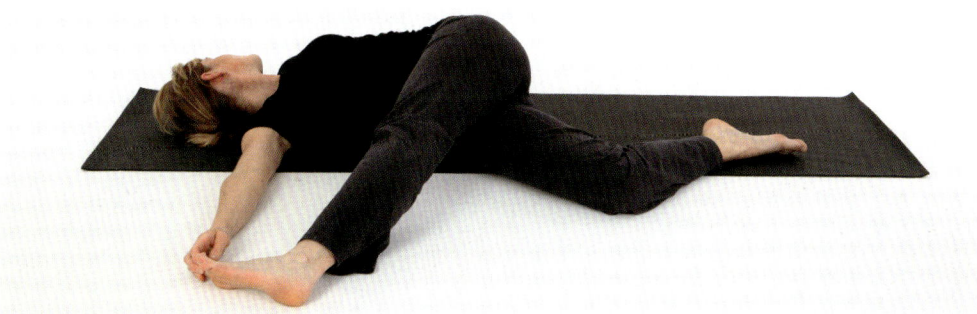

Krokodil dynamisch mit Bauchkräftigung
(ca. 20 Atemzüge)

1)   *Das linke Bein streckt nach oben (Einatmen).*

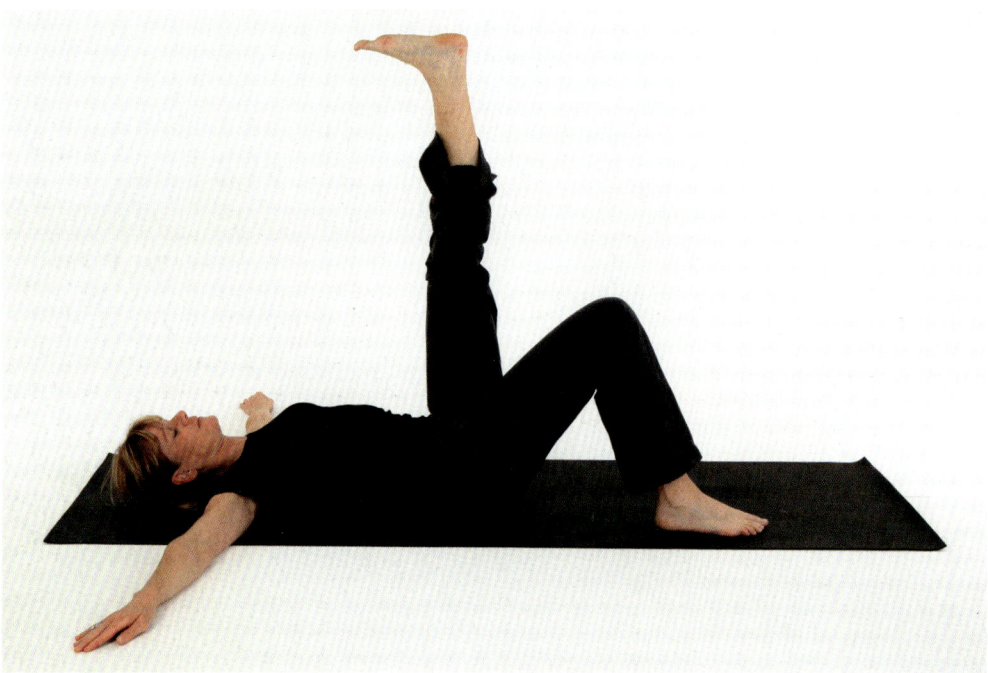

2)   *Beide Beine neigen sich nach rechts (Ausatmen).*

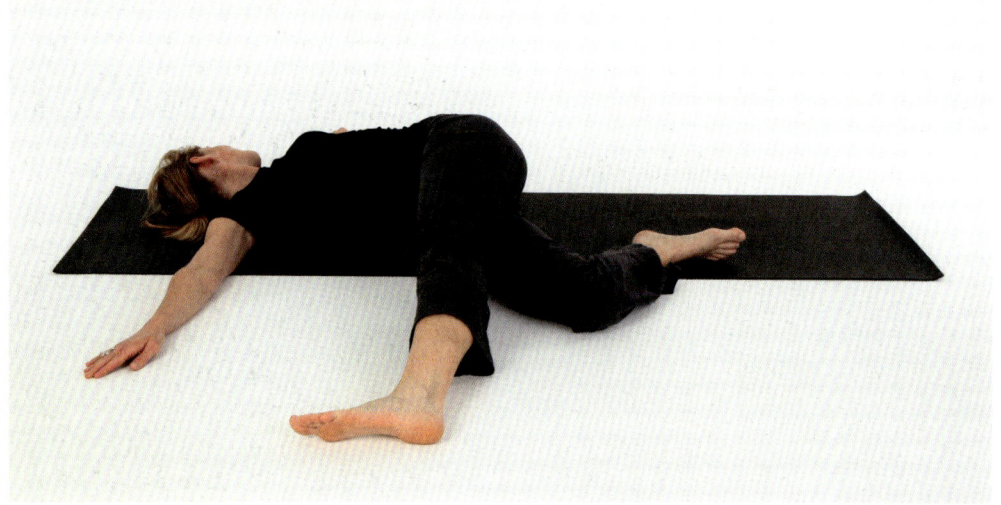

3) Beide Beine werden wieder nach oben ausgerichtet (Einatmen).

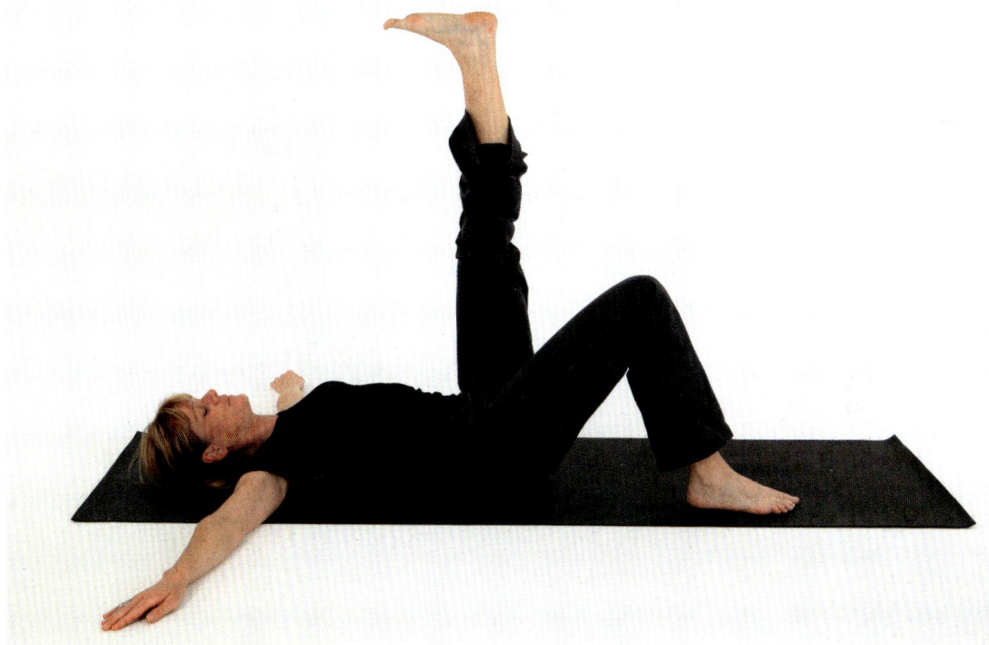

4) Das linke Bein wird wieder aufgestellt (Ausatmen), danach Seitenwechsel.

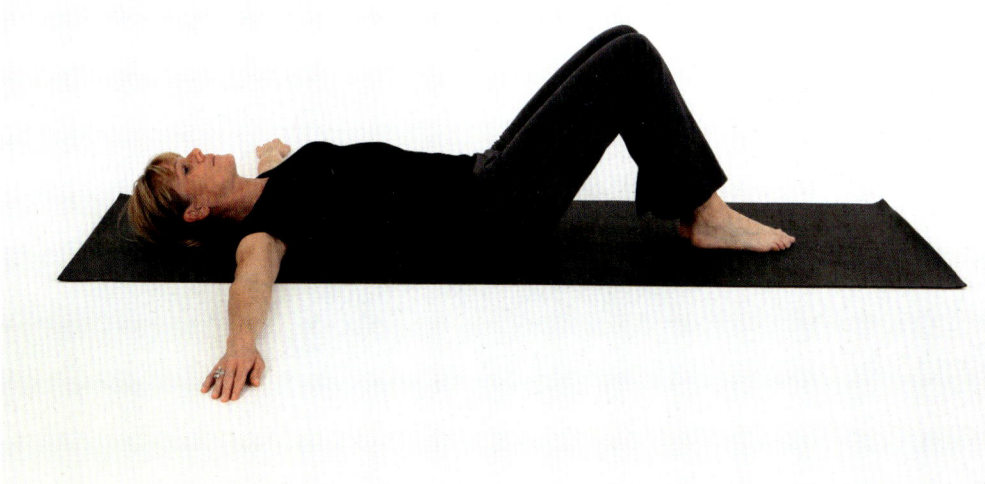

Exemplarische Trainingspläne mit integriertem Yoga

In Abhängigkeit der körperlichen Voraussetzungen und der zur Verfügung stehenden Trainingszeit sollte ein Lauftraining grundsätzlich individuell gestaltet werden. In der Regel lassen sich Läufer grob in drei Leistungsgruppen einteilen: die Gruppe der Laufanfänger, die der Läufer, die sich in der Übergangsphase vom Laufanfänger zum fortgeschrittenen Läufer befinden und als weitere Gruppe die fortgeschrittenen Läufer, bei denen auf Grund unterschiedlicher Zielsetzungen, insbesondere hinsichtlich der Streckenlänge, ein unterschiedlich gestaltetes Training notwendig ist.

Im Folgenden werden Trainingspläne exemplarisch vorgestellt; wobei die Yoga-Kleinprogramme (»Warm-up« und »Cool Down«) vor und nach den Trainingsläufen mit berücksichtigt werden sollten. Die vorgeschlagenen Yogaprogramme zur Trainingsergänzung sowie Atem- und Entspannungsübungen dienen zur Orientierung.

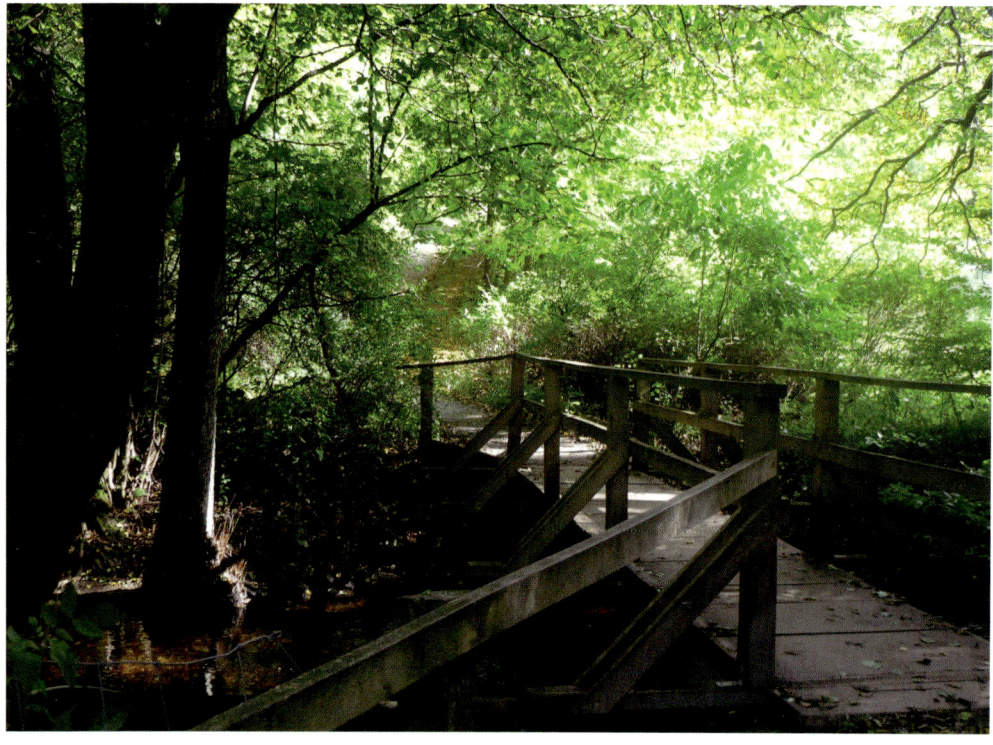

Für Laufanfänger

Für einen Laufanfänger geht es, nach dem Ausschluss der Kontraindikationen sowie nach eventueller Inanspruchnahme einer ärztlichen Beratung und/oder Untersuchung, darum, den Körper behutsam an die Belastung heranzuführen.

Des Weiteren ist es von Bedeutung, eine positive innere Einstellung zum Laufen zu gewinnen und das Training mit einem Mindestmaß an Regelmäßigkeit in den Tagesablauf zu integrieren. Das Laufen hat etwas mit Lebensfreude zu tun, deshalb sind motivatorische Faktoren in diesem Leistungsbereich von großer Bedeutung. Die eigenen Stärken zu spüren und Grenzen zu erfahren, beinhaltet demnach auch, dass der Laufanfänger sich selbst besser kennen lernt und eine geeignete Möglichkeit für sich findet, aus dem Alltag herauszutreten und etwas für sich zu tun.

Während des Trainings sollte das Laufen zunächst mit dem Walken abgewechselt werden, um eine schrittweise Gewöhnung an das Laufen zu gewährleisten. Als erstes Ziel sollte in der Regel ein ununterbrochener 30-Minuten-Lauf im aeroben Bereich angestrebt werden. Zusätzlich zu dem Warm-up und dem Cool Down mit Yoga eignet sich die Ausführung der Yogaprogramme zur Trainingsergänzung für Laufanfänger insbesondere, da mit den Kräftigungs- und Dehnübungen des Yoga die Laufleistungen verbessert und Verletzungen vorgebeugt werden können. Auch die Atemübungen sollten regelmäßig angewandt werden, diese haben einen positiven Effekt auf die Atmung während des Lauftrainings und vermindern das lästige Seitenstechen, das insbesondere bei Laufanfängern häufiger anzutreffen ist.

Ein Sieben-Wochen-Trainingsprogramm mit dem Ziel des 30-Minuten-Dauerlaufs könnte exemplarisch folgendermaßen aussehen:

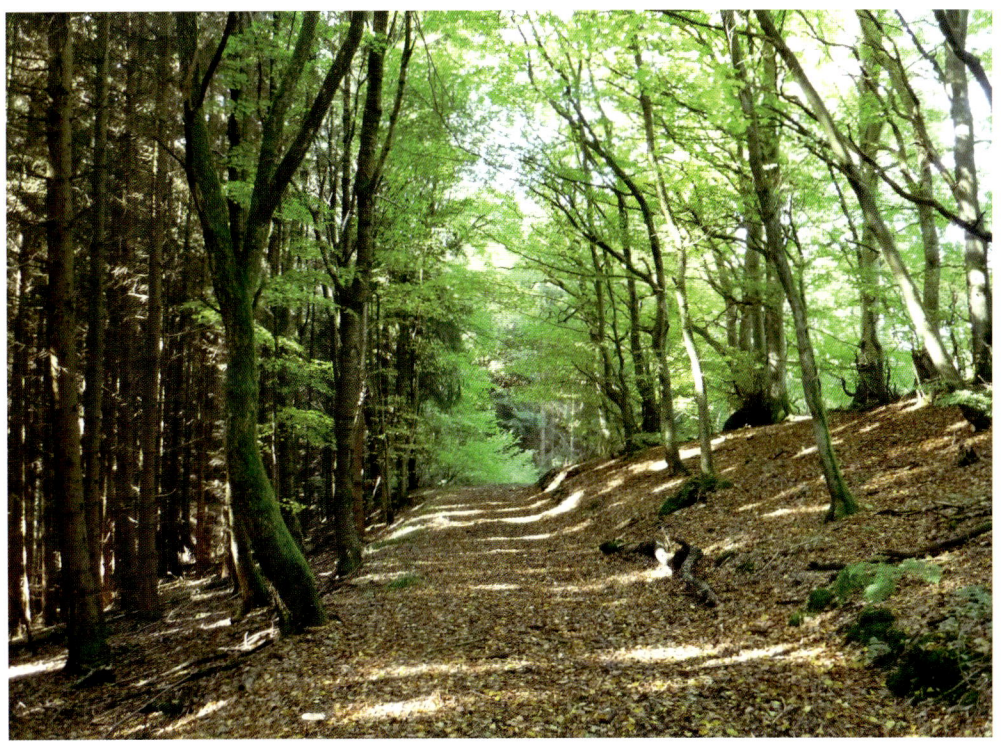

	Montag	Dienstag	Mittwoch
1. Woche	**Trainingslauf:** 6 mal 2 min Dauerlauf, dazwischen 1:30 min walken, danach: **Yogaprogramm**	Atemübung	**Trainingslauf:** 4 mal 3 min Dauerlauf, dazwischen 1:30 min walken, danach: **Yogaprogramm**

Yogaprogramm für Montag und Mittwoch:
1. Erwärmung »Der Morgengruß« (S. 52)
2. Körperübungen »Programm 1.1« (S. 87)
3. Atemübung »Die Vollatmung« (S. 66)
4. Entspannungsübung: »Körperwahrnehmung« (S. 75)

Atemübung für Dienstag und Donnerstag:
»Die Atemverlängerung« (S. 68)

	Montag	Dienstag	Mittwoch
2. Woche	**Trainingslauf:** 6 mal 3 min Dauerlauf, dazwischen 1:30 min walken, danach: **Yogaprogramm**	Atemübung	**Trainingslauf:** 4 mal 5 min Dauerlauf, dazwischen 2:00 min walken, danach: **Yogaprogramm**

Yogaprogramm für Montag und Mittwoch:
1. Erwärmung »Der Morgengruß« (S. 52)
2. Körperübungen »Programm 1.1« (S. 87)
3. Atemübung »Die Atmung zur Lungenreinigung« (S. 67)
4. Entspannungsübung »Entspannung durch Anspannung« (S. 75)

Atemübung für Dienstag und Donnerstag:
»Die Atemverlängerung« (S. 68)

	Montag	Dienstag	Mittwoch
3. Woche	**Trainingslauf:** 6 mal 4 min Dauerlauf, dazwischen 1:30 min walken, danach: **Yogaprogramm**	Atemübung	**Trainingslauf:** 4 mal 6 min Dauerlauf, dazwischen 1:30 min walken, danach: **Yogaprogramm**

Yogaprogramm für Montag und Mittwoch:
1. Erwärmung »Der Morgengruß« (S. 52)
2. Körperübungen: »Programm 1.2« (S. 99)
3. Atemübung »Die Atmung zur Lungenreinigung« (S. 67)
4. Entspannungsübung »Entspannung durch Anspannung« (S. 75)

Atemübung für Dienstag und Donnerstag:
»Nadi Shodhana – Die Wechselatmung« (S. 73)

	Montag	Dienstag	Mittwoch
4. Woche	**Trainingslauf:** 4 mal 6 min Dauerlauf, dazwischen 1:30 min walken, danach: **Yogaprogramm**	Atemübung	**Trainingslauf:** 3 mal 8 min Dauerlauf, dazwischen 1:30 min walken, danach: **Yogaprogramm**

Yogaprogramm für Montag und Mittwoch:
1. Erwärmung »Der Mondgruß« (S. 58)
2. Körperübungen »Programm 1.2« (S. 99)
3. Atemübung »Sitali – Der kühlende Atem« (S. 68)
4. Entspannungsübung »Körperwahrnehmung« (S. 75)

Atemübung für Dienstag und Donnerstag:
»Nadi Shodhana – Die Wechselatmung« (S. 73)

Donnerstag	Freitag	Samstag	Sonntag
Atem- und Entspannungsübung	Yogaprogramm	Trainingslauf: 6 mal 2 min Dauerlauf, dazwischen 1:30 min walken	Entspannungsübung
	Entspannungsübung für Donnerstag und Sonntag: »Selbstmassage mit Bällen« (S. 78)		
Atem- und Entspannungsübung	Yogaprogramm	Trainingslauf: 6 mal 3 min Dauerlauf, dazwischen 1:30 min walken	Entspannungsübung
	Entspannungsübung für Donnerstag und Sonntag: »Phantasiereise: Spaziergang im Wald« (S. 76)		
Atem- und Entspannungsübung	Yogaprogramm	Trainingslauf: 6 mal 4 min Dauerlauf, dazwischen 1:30 min walken	Entspannungsübung
	Entspannungsübung für Donnerstag und Sonntag: »Selbstmassage mit Bällen« (S. 78)		
Atem- und Entspannungsübung	Yogaprogramm	Trainingslauf: 4 mal 6 min Dauerlauf, dazwischen 1:30 min walken	Entspannungsübung
	Entspannungsübung für Donnerstag und Sonntag: »Phantasiereise: Spaziergang im Wald« (S. 76)		

	Montag	Dienstag	Mittwoch
5. Woche	**Trainingslauf:** 4 mal 8 min Dauerlauf, dazwischen 1:30 min walken, danach: **Yogaprogramm**	**Atemübung**	**Trainingslauf:** 2 mal 10 min Dauerlauf, dazwischen 1:30 min walken, danach: **Yogaprogramm**

Yogaprogramm für Montag und Mittwoch:
1. Erwärmung »Der Mondgruß« (S. 58)
2. Körperübungen: »Programm 1.3« (S. 112)
3. Atemübung »Sitali – Der kühlende Atem« (S. 68)
4. Entspannungsübung »Entspannung durch Anspannung« (S. 75)

Atemübung für Dienstag und Donnerstag:
»Ujjjahyi – Die beruhigende Atmung« (S. 69)

	Montag	Dienstag	Mittwoch
6. Woche	**Trainingslauf:** 3 mal 10 min Dauerlauf, dazwischen 1:30 min walken, danach: **Yogaprogramm**	**Atemübung**	**Trainingslauf:** 2 mal 12 min Dauerlauf, dazwischen 1:30 min walken, danach: **Yogaprogramm**

Yogaprogramm für Montag und Mittwoch:
1. Erwärmung »Der Mondgruß« (S. 58)
2. Körperübungen: »Programm 1.3« (S. 112)
3. Atemübung »Kapalabhati – Das Schädelleuchten« (S. 70)
4. Entspannungsübung »Entspannung durch Anspannung« (S. 75)

Atemübung für Dienstag und Donnerstag:
»Bhastrika – Die Blasebalgatmung« (S. 71)

	Montag	Dienstag	Mittwoch
7. Woche	**Trainingslauf:** 2 mal 15 min Dauerlauf, dazwischen 1:00 min walken, danach: **Yogaprogramm**	**Atemübung**	**Trainingslauf:** 4 mal 8 min Dauerlauf, dazwischen 1:00 min walken, danach: **Yogaprogramm**

Yogaprogramm für Montag und Mittwoch:
1. Erwärmung »Der Mondgruß« (S. 58)
2. Körperübungen: »Programm 2.1« (S. 123)
3. Atemübung »Kapalabhati – Das Schädelleuchten« (S. 70)
4. Entspannungsübung »Phantasiereise: Entspannung im Wald« (S. 76)

Atemübung für Dienstag und Donnerstag:
»Candra Bhedana – Die Mondatmung« (S. 74)

Donnerstag	Freitag	Samstag	Sonntag
Atem- und Entspannungsübung	Yogaprogramm	Trainingslauf: 4 mal 8 min Dauerlauf, dazwischen 1:30 min walken	Entspannungsübung
	Entspannungsübung für Donnerstag und Sonntag: »Selbstmassage mit Bällen« (S. 78)		
Atem- und Entspannungsübung	Yogaprogramm	Trainingslauf: 3 mal 10 min Dauerlauf, dazwischen 1:30 min walken	Entspannungsübung
	Entspannungsübung für Donnerstag und Sonntag: »Körperwahrnehmung« (S. 75)		
Atem- und Entspannungsübung	Yogaprogramm	Trainingslauf: 30 min Dauerlauf	Entspannungsübung
	Entspannungsübung für Donnerstag und Sonntag: »Selbstmassage mit Bällen« (S. 78)		

Vom Anfänger zum Fortgeschrittenen

Wenn ein Laufanfänger in der Lage ist, einen 30-Minuten-Dauerlauf zu absolvieren, sollte bei einer erwünschten Leistungssteigerung damit begonnen werden, zunächst den Laufumfang zu erhöhen. Zusätzlich eignet sich als Trainingsform das »Fahrtspiel«, bei dem der Läufer das Lauftempo nach eigenem Empfinden variiert.

Auf Grund der Tempoverschärfung sollten auch hier die Yogaprogramme greifen, um einen Ausgleich für die stärker beanspruchte Muskulatur zu schaffen. Durch die Anwendung der Atemtechniken wird zudem die Steigerung der Lungenfunktionalität unterstützt, so dass der erhöhte Sauerstoffbedarf während der Trainingsläufe optimal gedeckt werden kann.

Exemplarisch könnten in der Übergangsphase zum fortgeschrittenen Läufer zwei Trainingswochen folgendermaßen gestaltet werden:

	Montag	Dienstag	Mittwoch
1. Woche	**Trainingslauf:** 30 min Dauerlauf, danach: **Yogaprogramm**	Atemübung	**Trainingslauf:** Fahrtspiel (35 min), danach: **Yogaprogramm**
Yogaprogramm für Montag und Mittwoch: 1. Erwärmung »Der Mondgruß« (S. 58) 2. Körperübungen: »Programm 2.1« (S. 123) 3. Atemübung »Kapalabhati – Das Schädelleuchten« (S. 70) 4. Entspannungsübung »Körperwahrnehmung« (S. 75)		**Atemübung für Dienstag und Donnerstag:** »Bhastrika – Die Blasebalgatmung« (S. 71)	
2. Woche	**Trainingslauf:** 40 min Dauerlauf, danach: **Yogaprogramm**	Atemübung	**Trainingslauf:** Fahrtspiel (40 min), danach: **Yogaprogramm**
Yogaprogramm für Montag und Mittwoch: 1. Erwärmung »Der Sonnengruß« (S. 62) 2. Körperübungen: »Programm 2.1« (S. 123) 3. Atemübung »Nadi Shodhana – Die Wechselatmung« (S. 73) 4. Entspannungsübung »Entspannung durch Anspannung« (S. 75)		**Atemübung für Dienstag und Donnerstag:** »Die Atemverlängerung« (S. 68)	

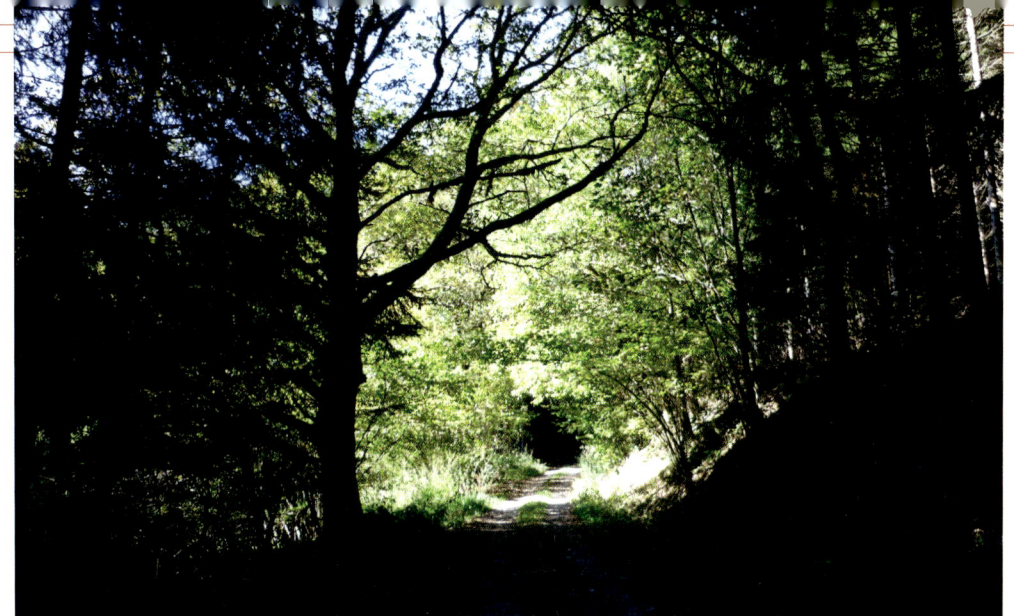

Donnerstag	Freitag	Samstag	Sonntag
Atem- und Entspannungsübung	Yogaprogramm	Trainingslauf: 40 min Dauerlauf	Entspannungsübung
	Entspannungsübung für Donnerstag und Sonntag: »Selbstmassage mit Bällen« (S. 78)		
Atem- und Entspannungsübung	Yogaprogramm	Trainingslauf: 50 min Dauerlauf	Entspannungsübung
	Entspannungsübung für Donnerstag und Sonntag: »Phantasiereise: Spaziergang im Wald« (S. 76)		

Gezieltes Training

Nach regelmäßigem Training kann ein bereits geübter Läufer zu dem Wunsch kommen, sein Training weiter auszudehnen und zielgerichteter zu gestalten. Man sollte dann ausgehend von seinem Leistungsstand seine Zielsetzung klar vor Augen haben und realistisch einschätzen können, wie groß der zeitliche Aufwand werden soll. Der Trainierende sollte sich ebenso bewusst machen, dass eine Leistungssteigerung eher über eine Steigerung der Laufhäufigkeit, einer Variation der Trainingsmethoden und einer Steigerung der Streckenlänge erfolgen kann, als über eine stetige Verschärfung des Lauftempos in wenigen Trainingseinheiten. Nimmt die eigene Zielvorstellung Form an, kann mit der konkreten, zielgerichteten Planung begonnen werden. Unabhängig der Zielvorstellungen werden die Yogaprogramme zur Trainingergänzung nützlich sein, insbesondere vor Wettkämpfen sollten spezielle Atemübungen gezielt ausgesucht und angewendet werden. Nach intensiven Trainingseinheiten oder Wettkämpfen sollten

	Montag	Dienstag	Mittwoch
1. Woche	**Trainingslauf:** Intervalltraining (8 mal 3 min Tempo/dazwischen 2 min traben), danach: **Yogaprogramm**	**Atemübung**	**Trainingslauf:** 40 min Dauerlauf, danach: **Yogaprogramm**
Yogaprogramm für Montag, Mittwoch und Freitag: 1. Erwärmung »Der Mondgruß« (S. 58) 2. Körperübungen »Programm 2.1« (S. 123) 3. Atemübung »Die Atmung zur Lungenreinigung« (S. 67) 4. Entspannungsübung »Entspannung durch Anspannung« (S. 75)			**Atemübung für Dienstag und Donnerstag:** »Die Vollatmung« (S. 66)
2. Woche	**Trainingslauf:** Intervalltraining (3/6/3/ 6/3 min Tempo, dazwischen 2 min traben), danach: **Yogaprogramm**	**Atemübung**	**Trainingslauf:** 40 min Dauerlauf, danach: **Yogaprogramm**
Yogaprogramm für Montag, Mittwoch und Freitag: 1. Erwärmung »Der Mondgruß« (S. 58) 2. Körperübungen »Programm 2.1« (S. 123) 3. Atemübung »Kapalabhati – Das Schädelleuchten« (S. 70) 4. Entspannungsübung »Körperwahrnehmung« (S. 75)			**Atemübung für Dienstag und Donnerstag:** »Ujjjahyi – Die beruhigende Atmung« (S. 69)
3. Woche	**Trainingslauf:** 40 min Dauerlauf	**Trainingslauf:** Intervalltraining (8 mal 3 min Tempo, dazwischen 2 min traben), danach: **Yogaprogramm**	**Atem- und Entspannungsübung**
Yogaprogramm für Dienstag und Samstag: 1. Erwärmung »Der Mondgruß« (S. 58) 2. Körperübungen »Programm 2.2« (S. 135) 3. Atemübung »Bhastrika – Die Blasebalgatmung« (S. 71) 4. Entspannungsübung »Körperwahrnehmung« (S. 75)			**Atemübung für Mittwoch:** »Die Atemverlängerung« (S. 68)

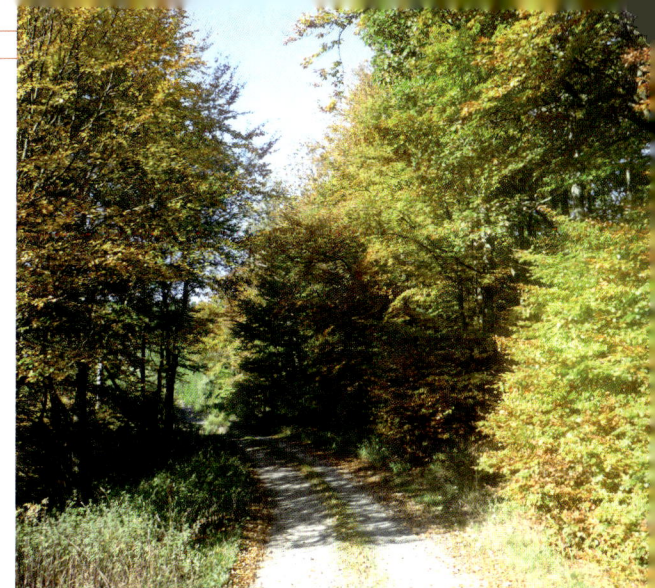

zusätzlich zu den Atem- und Körperübungen die Entspannungstechniken
eingesetzt werden, um die Regeneration zu unterstützen.

10-km-Training

Der folgende 11-Wochen-Trainingsplan
ist exemplarisch für einen engagierten
Läufer mit Lauferfahrung konzipiert, der
bei vier bis fünf Trainingseinheiten pro
Woche als Ziel einen 10-km-Lauf in unter
50 Minuten vor Augen hat.

Donnerstag	Freitag	Samstag	Sonntag
Atem- und Entspannungsübung	Trainingslauf: 30 min Tempodauerlauf, danach: **Yogaprogramm**	Trainingslauf: 60 min Dauerlauf	Entspannungsübung
	Entspannungsübung für Donnerstag und Sonntag: »Phantasiereise – Spaziergang im Wald« (S. 76)		
Atem- und Entspannungsübung	Trainingslauf: Intervalltraining (3 mal 10 min Tempo, dazwischen 3 min traben) danach: **Yogaprogramm**	Trainingslauf: 60 min Dauerlauf	Entspannungsübung
	Entspannungsübung für Donnerstag und Sonntag: »Selbstmassage mit Bällen« (S. 78)		
Trainingslauf: 60 min Dauerlauf	Entspannungsübung	Trainingslauf: 30 min Tempodauerlauf, danach: **Yogaprogramm**	Trainingslauf: 40 min Dauerlauf
	Entspannungsübung für Mittwoch und Freitag: »Selbstmassage mit Bällen« (S. 78)		

	Montag	**Dienstag**	**Mittwoch**
4. Woche	Trainingslauf: 50 min Dauerlauf	Trainingslauf: Intervalltraining (3/6/3/6/3/6/3 min Tempo, dazwischen 2 min traben), danach: **Yogaprogramm**	Atem- und Entspannungsübung

Yogaprogramm für Dienstag und Samstag:
Erwärmung »Der Mondgruß« (S. 58)
Körperübungen »Programm 2.2« (S. 135)
Atemübung »Nadi Shodhana – Die Wechselatmung« (S. 73)
Entspannungsübung »Entspannung durch Anspannung« (S. 75)

Atemübung für Mittwoch:
»Die Atemverlängerung« (S. 68)

	Montag	**Dienstag**	**Mittwoch**
5. Woche	Trainingslauf: Intervalltraining (8 mal 3 min Tempo, dazwischen 2 min traben), danach: **Yogaprogramm**	Atemübung	Trainingslauf 20 min Dauerlauf, 20 min Crescendo

Yogaprogramm für Montag und Freitag:
1. Erwärmung »Der Sonnengruß« (S. 62)
2. Körperübungen »Programm 2.3« (S. 145)
3. Atemübung »Nadi Shodhana – Die Wechselatmung« (S. 73)
4. Entspannungsübung »Entspannung durch Anspannung« (S. 75)

Atemübung für Dienstag und Donnerstag:
»Bhastrika –
Die Blasebalgatmung«
(S. 71)

	Montag	**Dienstag**	**Mittwoch**
6. Woche	Trainingslauf: 60 min Dauerlauf	Trainingslauf: Intervalltraining (10 mal 400 m Tempo, dazwischen 90 sec traben), danach: **Yogaprogramm**	Atem- und Entspannungsübung

Yogaprogramm für Dienstag und Samstag:
1. Erwärmung »Der Sonnengruß« (S. 62)
2. Körperübungen »Programm 2.3« (S. 145)
3. Atemübung »Candra Bhedana – Die Mondatmung « (S. 58)
4. Entspannungsübung »Körperwahrnehmung« (S. 75)

Atemübung für Mittwoch:
»Kapalabhati –
Das Schädelleuchten«
(S. 70)

	Montag	**Dienstag**	**Mittwoch**
7. Woche	Trainingslauf: 60 min Dauerlauf	Trainingslauf: Intervalltraining (8 mal 500 m Tempo, dazwischen 90 sec traben), danach: **Yogaprogramm**	Entspannungsübung

Yogaprogramm für Dienstag und Samstag:
1. Erwärmung »Der Sonnengruß« (S. 62)
2. Körperübungen »Programm 2.3« (S. 145)
3. Atemübung »Sitali – Der kühlende Atem « (S. 68)
4. Entspannungsübung »Körperwahrnehmung« (S. 75)

Atemübung für Freitag:
»Ujjjahyi – Die beruhigende
Atmung« (S. 69)

Donnerstag	Freitag	Samstag	Sonntag
Trainingslauf: 60 min Dauerlauf	**Entspannungsübung**	**Trainingslauf:** 40 min Tempodauerlauf, danach: **Yogaprogramm**	**Trainingslauf:** 50 min Dauerlauf
	Entspannungsübung für Mittwoch und Freitag: »Körperwahrnehmung« (S. 75)		
Atem- und Entspannungsübung	**Trainingslauf:** Intervalltraining (3 mal 12 min Tempo, dazwischen 3 min traben), danach: **Yogaprogramm**	**Trainingslauf:** 60 min Dauerlauf	**Entspannungsübung**
	Entspannungsübung für Donnerstag und Sonntag: »Phantasiereise – Spaziergang im Wald« (S. 76)		
Trainingslauf: 70 min Dauerlauf	**Entspannungsübung**	**Trainingslauf:** 40 min Tempodauerlauf, danach: **Yogaprogramm**	**Trainingslauf:** 60 min Dauerlauf
	Entspannungsübung für Mittwoch und Freitag: »Selbstmassage mit Bällen« (S. 78)		
Trainingslauf: 20 min Dauerlauf, 20 min Crescendo	**Atem- und Entspannungsübung**	**Testlauf:** 10 km Testlauf, danach: **Yogaprogramm**	**Trainingslauf:** 60 min Dauerlauf
	Entspannungsübung für Mittwoch und Freitag: »Selbstmassage mit Bällen« (S. 78)		

	Montag	Dienstag	Mittwoch
8. Woche	Entspannungsübung	**Trainingslauf:** 60 min Dauerlauf	**Trainingslauf:** 60 min Dauerlauf, danach **Yogaprogramm**

Yogaprogramm für Mittwoch und Freitag:
1. Erwärmung »Der Sonnengruß« (S. 62)
2. Körperübungen »Programm 2.1 oder 3.1« (S. 123/157)
3. Atemübung »Sitali – Der kühlende Atem « (S. 68)
4. Entspannungsübung »Entspannung durch Anspannung« (S. 75)

Atemübung für Donnerstag:
»Die Atemverlängerung« (S. 68)

	Montag	Dienstag	Mittwoch
9. Woche	**Trainingslauf:** Intervalltraining (12 x 400 m Tempo, dazwischen 90 sec traben), danach: **Yogaprogramm**	**Atem- und Entspannungsübung**	**Trainingslauf:** 60 min Dauerlauf

Yogaprogramm für Montag und Donnerstag:
1. Erwärmung »Der Sonnengruß« (S. 62)
2. Körperübungen »Programm 2.1 oder 3.1« (S. 123/157)
3. Atemübung »Die Atmung zur Lungenreinigung « (S. 67)
4. Entspannungsübung »Entspannung durch Anspannung« (S. 75)

Atemübung für Dienstag und Freitag:
»Kapalabhati – Das Schädelleuchten« (S. 70)

	Montag	Dienstag	Mittwoch
10. Woche	**Trainingslauf:** Intervalltraining (4 mal 2000 m Tempo, dazwischen 2 min traben), danach: **Yogaprogramm**	**Atem- und Entspannungsübung**	**Trainingslauf:** 60 min Dauerlauf

Yogaprogramm für Montag und Samstag:
1. Erwärmung »Der Sonnengruß« (S. 62)
2. Körperübungen »Programm 2.2 oder 3.2« (S. 135/168)
3. Atemübung »Bhastrika – Die Blasebalgatmung « (S. 71)
4. Entspannungsübung »Körperwahrnehmung« (S. 75)

Atemübung für Dienstag:
»Ujjjahyi – Die beruhigende Atmung« (S. 69)

	Montag	Dienstag	Mittwoch
11. Woche	**Trainingslauf:** 30 min Fahrtspiel, danach: **Yogaprogramm**	**Atem- und Entspannungsübung**	**Trainingslauf:** 20 min Dauerlauf, 20 min Crescendo, danach: **Yogaprogramm**

Yogaprogramm für Montag und Mittwoch:
1. Erwärmung »Der Mondgruß« (S. 58)
2. Körperübungen »Programm 2.3 oder 3.3« (S. 145/181)
3. Atemübung »Die Atmung zur Lungenreinigung« (S. 67)
4. Entspannungsübung »Körperwahrnehmung« (S. 75)

Atemübung für Dienstag, Freitag und Samstag
»Candra Bhedana – Die Mondatmung« (S. 74)

Donnerstag	Freitag	Samstag	Sonntag
Atem- und Entspannungsübung	**Trainingslauf:** Intervalltraining (10 mal 1000 m Tempo, dazwischen 2 min traben), danach: **Yogaprogramm**	**Trainingslauf:** 60 min Dauerlauf	Entspannungsübung
	Entspannungsübung für Montag, Donnerstag und Sonntag: »Selbstmassage mit Bällen« (S. 78)		
Trainingslauf: 10 min Dauerlauf, 30 min Crescendo, danach: **Yogaprogramm**	**Atem- und Entspannungsübung**	**Trainingslauf:** Intervalltraining (2 mal 4 km Tempo, dazwischen 5 min traben), danach: **Yogaprogramm**	**Trainingslauf:** 60 min Dauerlauf
	Entspannungsübung für Dienstag und Freitag: »Phantasiereise – Spaziergang im Wald« (S. 76)		
Trainingslauf: 60 min Dauerlauf	Entspannungsübung	**Trainingslauf:** Intervalltraining (10/8/6/4/2 min Tempo, dazwischen 4/3/2/2 min traben), danach: **Yogaprogramm**	**Trainingslauf:** 60 min Dauerlauf
	Entspannungsübung für Dienstag und Freitag: »Selbstmassage mit Bällen« (S. 78)		
Trainingslauf: 60 min Dauerlauf	**Atemübung**	**Atemübung**	**Wettkampf:** 10 km Wettkampf Davor: **Atemübung**
Atemübung für Sonntag: »Ujjjahyi – Die beruhigende Atmung« (S. 69)	**Entspannungsübung für Dienstag:** »Selbstmassage mit Bällen« (S. 78)		

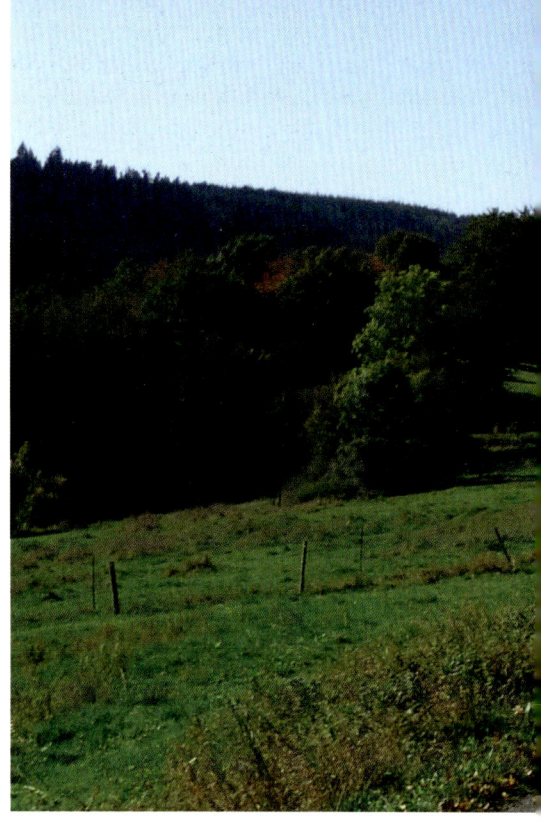

Halbmarathon

Der folgende 10-Wochen-Trainingsplan ist exemplarisch für Läufer konzipiert, die bei einem Trainingsaufwand von vier Einheiten pro Woche einen Halbmarathon zum Ziel haben. Der Läufer sollte in Lage sein, 15 Kilometer am Stück zu laufen und über vier Stunden in der Woche für sein Training investieren zu können.

	Montag	Dienstag	Mittwoch
1. Woche	**Trainingslauf:** 30 min Dauerlauf, danach: **Yogaprogramm**	**Atem- und Entspannungsübung**	**Trainingslauf:** 20 min Dauerlauf, 15 min Crescendo

Yogaprogramm für Montag und Freitag:
1. Erwärmung »Der Mondgruß« (S. 58)
2. Körperübungen »Programm 2.1 oder 3.1« (S. 123/157)
3. Atemübung »Kapalabhati – Das Schädelleuchten« (S. 70)
4. Entspannungsübung »Körperwahrnehmung« (S. 75)

Atemübung für Dienstag und Donnerstag:
»Die Vollatmung« (S. 66)

	Montag	Dienstag	Mittwoch
2. Woche	**Trainingslauf:** 30 min Dauerlauf, danach: **Yogaprogramm**	**Atem- und Entspannungsübung**	**Trainingslauf:** 35 min Fahrtspiel

Yogaprogramm für Montag und Freitag:
1. Erwärmung »Der Mondgruß« (S. 58)
2. Körperübungen »Programm 2.1 oder 3.1« (S. 123/157)
3. Atemübung »Bhastrika – Die Blasebalgatmung« (S. 71)
4. Entspannungsübung »Körperwahrnehmung« (S. 75)

Atemübung für Dienstag und Donnerstag:
»Die Atemverlängerung« (S. 68)

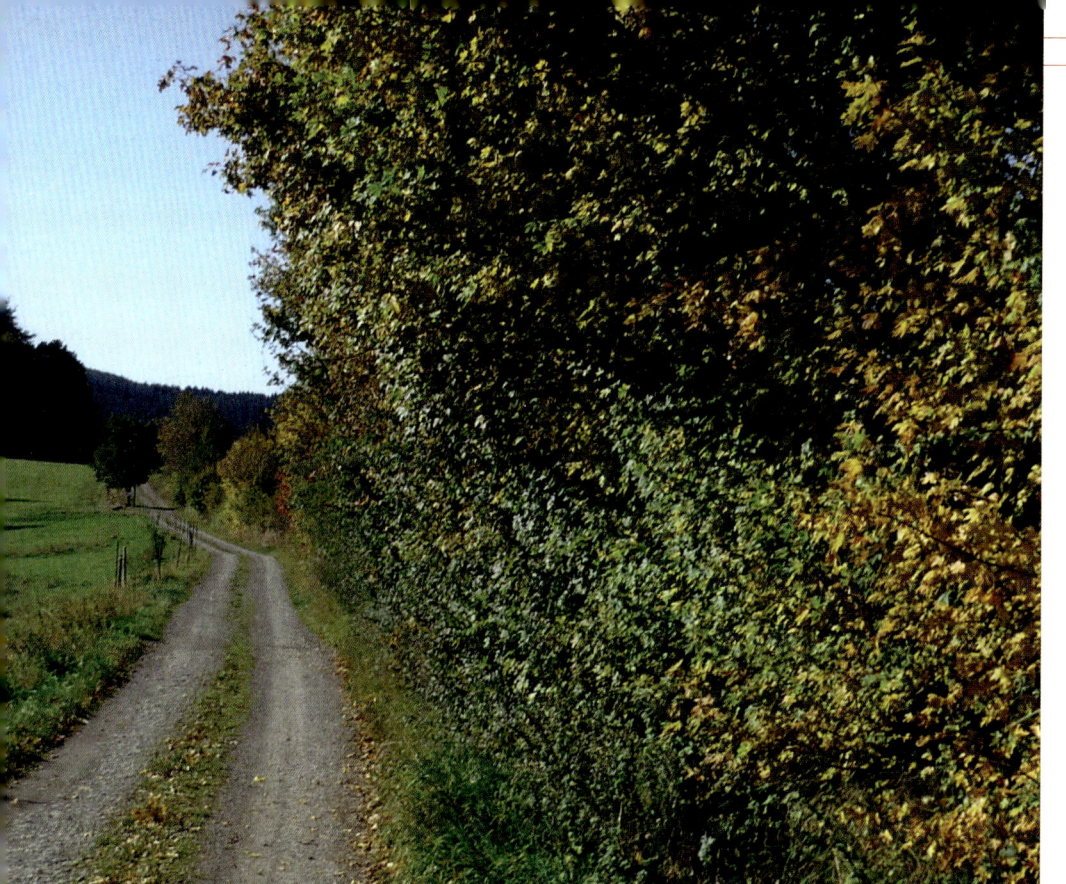

Donnerstag	Freitag	Samstag	Sonntag
Atemübung	**Trainingslauf:** 30 min zügiger Dauerlauf, danach: **Yogaprogramm**	**Trainingslauf:** 40 min Dauerlauf	Entspannungsübung
	Entspannungsübung für Dienstag und Sonntag: »Phantasiereise – Spaziergang im Wald« (S. 76)		
Atemübung	**Trainingslauf:** 30 min Dauerlauf, danach: **Yogaprogramm**	**Trainingslauf:** 50 min Dauerlauf	Entspannungsübung
	Entspannungsübung für Dienstag und Sonntag: »Phantasiereise – Spaziergang im Wald« (S. 76)		

	Montag	Dienstag	Mittwoch
3. Woche	**Trainingslauf:** 30 min Dauerlauf, danach: **Yogaprogramm**	**Atem- und Entspannungsübung**	**Trainingslauf:** 40 min Fahrtspiel

Yogaprogramm für Montag und Freitag:
1. Erwärmung »Der Mondgruß« (S. 58)
2. Körperübungen »Programm 2.1 oder 3.1« (S. 123/157)
3. Atemübung »Bhastrika – Die Blasebalgatmung« (S. 71)
4. Entspannungsübung »Entspannung durch Anspannung« (S. 75)

Atemübung für Dienstag und Donnerstag: »Die Atemverlängerung« (S. 68)

	Montag	Dienstag	Mittwoch
4. Woche	**Trainingslauf:** 35 min Dauerlauf, danach: **Yogaprogramm**	**Atem- und Entspannungsübung**	**Trainingslauf:** 40 min Fahrtspiel

Yogaprogramm für Montag und Freitag:
1. Erwärmung »Der Sonnengruß« (S. 62)
2. Körperübungen »Programm 2.2 oder 3.2« (S. 135/168)
3. Atemübung »Sitali – Der kühlende Atem« (S. 68)
4. Entspannungsübung »Entspannung durch Anspannung« (S. 75)

Atemübung für Dienstag und Donnerstag: »Candra Bhedana – Die Mondatmung« (S. 74)

	Montag	Dienstag	Mittwoch
5. Woche	**Trainingslauf:** 35 min Dauerlauf, danach: **Yogaprogramm**	**Atem- und Entspannungsübung**	**Trainingslauf:** Intervalltraining (4 mal 3 min Tempo, dazwischen 3 min traben), 10 min Dauerlauf

Yogaprogramm für Montag und Freitag:
1. Erwärmung »Der Sonnengruß« (S. 62)
2. Körperübungen »Programm 2.2 oder 3.2« (S. 135/168)
3. Atemübung »Sitali – Der kühlende Atem« (S. 68)
4. Entspannungsübung »Körperwahrnehmung« (S. 75)

Atemübung für Dienstag und Donnerstag: »Candra Bhedana – Die Mondatmung« (S. 74)

	Montag	Dienstag	Mittwoch
6. Woche	**Trainingslauf:** 35 min Dauerlauf, danach: **Yogaprogramm**	**Atem- und Entspannungsübung**	**Trainingslauf:** 10 min Dauerlauf, Intervalltraining (5 mal 3 min Tempo, dazwischen 3 min traben), 10 min Dauerlauf

Yogaprogramm für Montag und Freitag:
1. Erwärmung »Der Sonnengruß« (S. 62)
2. Körperübungen »Programm 2.2 oder 3.2« (S. 135/168)
3. Atemübung »Nadi Shodhana – Die Wechselatmung« (S. 73)
4. Entspannungsübung »Körperwahrnehmung« (S. 75)

Atemübung für Dienstag und Donnerstag: »Bhastrika – Die Blasebalgatmung« (S. 71)

Donnerstag	Freitag	Samstag	Sonntag
Atemübung	Trainingslauf: 30 min Dauerlauf, danach: **Yogaprogramm**	Trainingslauf: 55 min Dauerlauf	Entspannungsübung
	Entspannungsübung für Dienstag und Sonntag: »Selbstmassage mit Bällen« (S. 78)		
Atemübung	Trainingslauf: 30 min Dauerlauf, danach: **Yogaprogramm**	Trainingslauf: 60 min Dauerlauf	Entspannungsübung
	Entspannungsübung für Dienstag und Sonntag: »Selbstmassage mit Bällen« (S. 78)		
Atemübung	Trainingslauf: 30 min Dauerlauf, danach: **Yogaprogramm**	Trainingslauf: 10 km Lauf	Entspannungsübung
	Entspannungsübung für Dienstag und Sonntag: »Entspannung durch Anspannung« (S. 75)		
Atemübung	Trainingslauf: 30 min Dauerlauf, danach: **Yogaprogramm**	Trainingslauf: 70 min Dauerlauf	Entspannungsübung
	Entspannungsübung für Dienstag und Sonntag: »Phantasiereise – Spaziergang im Wald« (S. 76)		

	Montag	**Dienstag**	**Mittwoch**
7. Woche	**Trainingslauf:** 35 min Dauerlauf, danach: **Yogaprogramm**	**Atem- und Entspannungsübung**	**Trainingslauf:** 45 min Fahrtspiel

Yogaprogramm für Montag und Freitag:	**Atemübung für Dienstag und Donnerstag:**
1. Erwärmung »Der Sonnengruß« (S. 62)	»Bhastrika –
2. Körperübungen »Programm 2.3 oder 3.3« (S. 145/181)	Die Blasebalgatmung« (S. 71)
3. Atemübung »Nadi Shodhana- Die Wechselatmung« (S. 73)	
4. Entspannungsübung »Anspannung durch Entspannung« (S. 75)	

	Montag	**Dienstag**	**Mittwoch**
8. Woche	**Trainingslauf:** 35 min Dauerlauf, danach: **Yogaprogramm**	**Atem- und Entspannungsübung**	**Trainingslauf:** 10 min Dauerlauf, Intervalltraining (5 mal 4 min Tempo, dazwischen 4 min traben), 10 min Dauerlauf

Yogaprogramm für Montag und Freitag:	**Atemübung für Dienstag und Donnerstag:**
1. Erwärmung »Der Sonnengruß« (S. 62)	»Kapalabhati –
2. Körperübungen »Programm 2.3 oder 3.3« (S. 145/181)	Das Schädelleuchten« (S. 70)
3. Atemübung »Die Atmung zur Lungenreinigung« (S. 67)	
4. Entspannungsübung »Anspannung durch Entspannung« (S. 75)	

	Montag	**Dienstag**	**Mittwoch**
9. Woche	**Trainingslauf:** 35 min Dauerlauf, danach: **Yogaprogramm**	**Atem- und Entspannungsübung**	**Trainingslauf:** 10 min Dauerlauf, Intervalltraining (4 mal 5 min Tempo, dazwischen 4 min traben), 10 min Dauerlauf

Yogaprogramm für Montag und Freitag:	**Atemübung für Dienstag und Donnerstag:**
1. Erwärmung »Der Sonnengruß« (S. 62)	»Ujjjahyi – Die beruhigende
2. Körperübungen »Programm 2.3 oder 3.3« (S. 145/181)	Atmung« (S. 69)
3. Atemübung »Die Atmung zur Lungenreinigung« (S. 67)	
4. Entspannungsübung »Körperwahrnehmung« (S. 75)	

	Montag	**Dienstag**	**Mittwoch**
10. Woche	**Trainingslauf:** 35 min Dauerlauf, danach: Yogaprogramm	**Atem- und Entspannungsübung**	**Trainingslauf:** 5 min Dauerlauf, 5 km Halbmarathontempo, 5 min Dauerlauf

Yogaprogramm für Montag und Freitag:	**Atemübung für Dienstag, Donnerstag, Samstag und Sonntag:**
1. Erwärmung »Der Sonnengruß« (S. 62)	»Ujjjahyi – Die beruhigende
2. Körperübungen »Programm 2.3 oder 3.3« (S. 145/181)	Atmung« (S. 69)
3. Atemübung »Candra Bhedana – Die Mondatmung« (S. 74)	
4. Entspannungsübung »Körperwahrnehmung« (S. 75)	

Donnerstag	Freitag	Samstag	Sonntag
Atemübung	**Trainingslauf:** 20 min Dauerlauf, 20 min Crescendo, danach: **Yogaprogramm**	**Trainingslauf:** 10 km Lauf	Entspannungsübung
	Entspannungsübung für Dienstag und Sonntag: »Phantasiereise – Spaziergang im Wald« (S. 76)		
Atemübung	**Trainingslauf:** 30 min Dauerlauf, danach: **Yogaprogramm**	**Trainingslauf:** 90 min Dauerlauf	Entspannungsübung
	Entspannungsübung für Dienstag und Sonntag: »Selbstmassage mit Bällen« (S. 78)		
Atemübung	**Trainingslauf:** 30 min Dauerlauf, danach: **Yogaprogramm**	**Trainingslauf:** 90 min Dauerlauf	Entspannungsübung
	Entspannungsübung für Dienstag und Sonntag: »Selbstmassage mit Bällen« (S. 78)		
Atemübung	Trainingslauf 10 min Dauerlauf, 40 min Crescendo, danach: Yogaprogramm	Atemübung	**Wettkampf:** Halbmarathon, davor: **Atemübung**
	Entspannungsübung für Dienstag: »Selbstmassage mit Bällen« (S. 78)		

Marathon

Der folgende 12-Wochen-Trainingsplan ist exemplarisch für Läufer konzipiert, die bis zu sechsmal in der Woche trainieren und so bis zu acht Stunden wöchentlich in das Lauftraining investieren können. Eine erfolgreich bewältigte Halbmarathon-Distanz gilt in der Regel als Voraussetzung.

	Montag	Dienstag	Mittwoch
1. Woche	**Trainingslauf:** 8 km Dauerlauf, danach: **Yogaprogramm**	**Trainingslauf:** 2 km Dauerlauf, Intervalltraining (3 mal 10 min Tempo, dazwischen 4 min traben), 2 km Dauerlauf	**Trainingslauf:** 6 km Dauerlauf
Yogaprogramm für Montag und Donnerstag: 1. Erwärmung »Der Mondgruß« (S. 58) 2. Körperübungen »Programm 2.1 oder 3.1« (S. 123/157) 3. Atemübung »Kapalabhati – Das Schädelleuchten« (S. 70) 4. Entspannungsübung »Körperwahrnehmung« (S. 75)			**Atemübung für Freitag:** »Die Vollatmung« (S. 66)
2. Woche	**Trainingslauf:** 8 km Dauerlauf, danach: **Yogaprogramm**	**Trainingslauf:** 10 km Crescendo	**Trainingslauf:** 2 km Dauerlauf, Intervalltraining (6 mal 1000 m Tempo, dazwischen 3 min traben), 2 km Dauerlauf
Yogaprogramm für Montag und Donnerstag: 1. Erwärmung »Der Mondgruß« (S. 58) 2. Körperübungen »Programm 2.1 oder 3.1« (S. 123/157) 3. Atemübung »Kapalabhati- Das Schädelleuchten« (S. 70) 4. Entspannungsübung »Körperwahrnehmung« (S. 75)			**Atemübung für Samstag:** »Die Vollatmung« (S. 66)

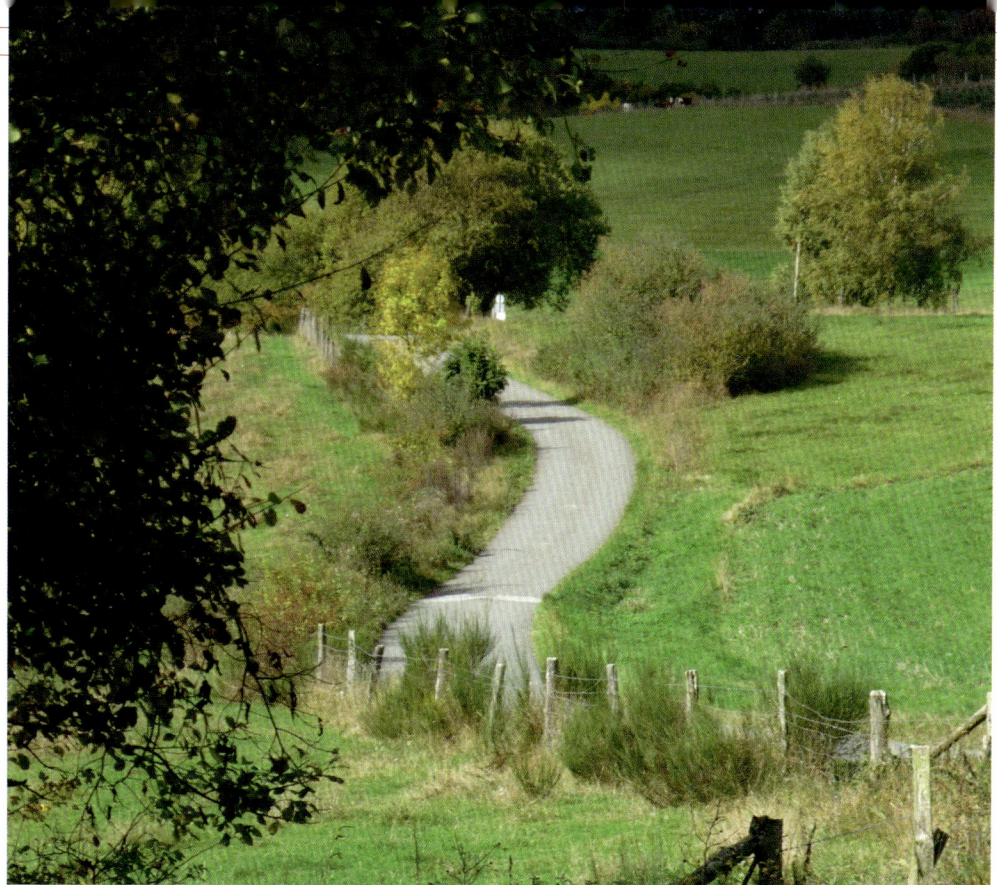

Donnerstag	Freitag	Samstag	Sonntag
Trainingslauf: 10 km Dauerlauf, 5 km Crescendo, danach: **Yogaprogramm**	**Atem- und Entspannungsübung**	**Trainingslauf:** 2 km Dauerlauf, 5 km Tempo, 2 km Dauerlauf	**Trainingslauf:** 25 km Dauerlauf, danach: **Entspannungsübung**
	Entspannungsübung für Freitag und Sonntag: »Phantasiereise – Spaziergang im Wald« (S. 76)		
Trainingslauf: 10 km Fahrtspiel, danach: **Yogaprogramm**	**Trainingslauf:** 8 km Dauerlauf	**Atem- und Entspannungsübung**	**Trainingslauf:** Halbmarathon-Distanz
	Entspannungsübung für Samstag »Phantasiereise – Spaziergang im Wald« (S. 76)		

	Montag	Dienstag	Mittwoch
3. Woche	**Trainingslauf:** 8 km Dauerlauf, danach: **Yogaprogramm**	**Trainingslauf:** 10 km Crescendo	**Trainingslauf:** 10 km Dauerlauf

Yogaprogramm für Montag und Freitag:
1. Erwärmung »Der Mondgruß« (S. 58)
2. Körperübungen »Programm 2.1 oder 3.1« (S. 123/157)
3. Atemübung »Sitali – Der kühlende Atem« (S. 68)
4. Entspannungsübung »Entspannung durch Anspannung« (S. 75)

Atemübung für Donnerstag: »Die Atemverlängerung« (S. 68)

	Montag	Dienstag	Mittwoch
4. Woche	**Trainingslauf:** 8 km Dauerlauf, danach: **Yogaprogramm**	**Trainingslauf:** 3 km Dauerlauf, Intervalltraining (10 mal 400 m Tempo, dazwischen 200 m traben), 3 km Dauerlauf	**Atem- und Entspannungsübung**

Yogaprogramm für Montag und Freitag:
1. Erwärmung »Der Sonnengruß« (S. 62)
2. Körperübungen »Programm 2.2 oder 3.2« (S. 135/181)
3. Atemübung »Sitali – Der kühlende Atem« (S. 68)
4. Entspannungsübung »Entspannung durch Anspannung« (S. 75)

Atemübung für Mittwoch und Samstag: »Die Atemverlängerung« (S. 68)

	Montag	Dienstag	Mittwoch
5. Woche	**Trainingslauf:** 8 km Dauerlauf, danach: **Yogaprogramm**	**Trainingslauf:** 2 km Dauerlauf, Intervalltraining (3 mal 2000 m Tempo, dazwischen 4 min traben), 2 km Dauerlauf	**Atem- und Entspannungsübung**

Yogaprogramm für Montag und Freitag:
1. Erwärmung »Der Sonnengruß« (S. 62)
2. Körperübungen »Programm 2.2 oder 3.2« (S. 135/168)
3. Atemübung »Die Atmung zur Lungenreinigung« (S. 67)
4. Entspannungsübung »Entspannung durch Anspannung« (S. 75)

Atemübung für Mittwoch und Samstag: »Bhastrika – Die Blasebalgatmung« (S. 71)

	Montag	Dienstag	Mittwoch
6. Woche	**Trainingslauf:** 8 km Dauerlauf, danach: **Yogaprogramm**	**Trainingslauf:** 8 km Crescendo	**Trainingslauf:** 2 km Dauerlauf, Intervalltraining (4 mal 1000 m Tempo, dazwischen 3 min traben), 2 km Dauerlauf

Yogaprogramm für Montag und Samstag:
1. Erwärmung »Der Sonnengruß« (S. 62)
2. Körperübungen »Programm 2.2 oder 3.2« (S. 135/168)
3. Atemübung »Die Atmung zur Lungenreinigung« (S. 67)
4. Entspannungsübung »Körperwahrnehmung« (S. 75)

Atemübung für Freitag: »Bhastrika – Die Blasebalgatmung« (S. 71)

Donnerstag	Freitag	Samstag	Sonntag
Atem- und Entspannungsübung	Trainingslauf: 12 km Fahrtspiel, danach: **Yogaprogramm**	Trainingslauf: 8 km Dauerlauf	Trainingslauf: 30 km Dauerlauf, danach: **Entspannungsübung**
	Entspannungsübung für Donnerstag und Sonntag: »Selbstmassage mit Bällen« (S. 78)		
Trainingslauf: 10 km Dauerlauf	Trainingslauf: 2 km Dauerlauf, 8 km Tempo, 2 km Dauerlauf, danach: **Yogaprogramm**	Atem- und Entspannungsübung	Trainingslauf: 30 km Dauerlauf
	Entspannungsübung für Mittwoch und Samstag: »Selbstmassage mit Bällen« (S. 78)		
Trainingslauf: 10 km Dauerlauf	Trainingslauf: 2 km Dauerlauf, 10 km Tempo, 2 km Dauerlauf, danach: **Yogaprogramm**	Atem- und Entspannungsübung	Trainingslauf: 30 km Dauerlauf
	Entspannungsübung für Mittwoch und Samstag: »Phantasiereise – Spaziergang im Wald« (S. 76)		
Trainingslauf: 8 km Dauerlauf	Atem- und Entspannungsübung	Trainingslauf: 4 km Dauerlauf, 5 km Crescendo, danach: **Yogaprogramm**	Trainingslauf: Halbmarathon-Distanz, danach: **Entspannungsübung**
	Entspannungsübung Freitag und Sonntag: »Selbstmassage mit Bällen« (S. 78)		

	Montag	**Dienstag**	**Mittwoch**
7. Woche	Atem- und Entspannungsübung	**Trainingslauf:** 8 km Dauerlauf, danach: **Yogaprogramm**	**Trainingslauf:** 10 km Crescendo

Yogaprogramm für Dienstag und Freitag:
1. Erwärmung »Der Sonnengruß« (S. 62)
2. Körperübungen »Programm 2.2 oder 3.2« (S. 135/168)
3. Atemübung »Nadi Shodhana – Die Wechselatmung« (S. 73)
4. Entspannungsübung »Körperwahrnehmung« (S. 75)

Atemübung für Montag und Donnerstag:
»Die Atemverlängerung« (S. 68)

	Montag	**Dienstag**	**Mittwoch**
8. Woche	**Trainingslauf:** 8 km Dauerlauf, danach: **Yogaprogramm**	**Trainingslauf:** 3 km Dauerlauf, Intervalltraining (10 mal 1000 m Tempo, dazwischen 3 min traben), 3 km Dauerlauf	Atem- und Entspannungsübung

Yogaprogramm für Montag und Freitag:
1. Erwärmung »Der Sonnengruß« (S. 62)
2. Körperübungen »Programm 2.2 oder 3.2« (S. 135)
3. Atemübung »Die Atmung zur Lungenreinigung« (S. 168)
4. Entspannungsübung »Entspannung durch Anspannung« (S. 75)

Atemübung für Montag und Donnerstag:
»Die Atemverlängerung« (S. 68)

	Montag	**Dienstag**	**Mittwoch**
9. Woche	Atem- und Entspannungsübung	**Trainingslauf:** 8 km Dauerlauf, danach: **Yogaprogramm**	**Trainingslauf:** 3 km Dauerlauf, Intervalltraining (5 mal 2000 m Tempo, dazwischen 4 min traben), 3 km Dauerlauf

Yogaprogramm für Dienstag und Samstag:
1. Erwärmung »Der Sonnengruß« (S. 62)
2. Körperübungen »Programm 2.3 oder 3.3« (S. 145/181)
3. Atemübung »Nadi Shodhana – Die Wechselatmung« (S. 73)
4. Entspannungsübung »Entspannung durch Anspannung« (S. 75)

Atemübung für Montag und Freitag:
»Bhastrika – Die Blasebalgatmung« (S. 71)

	Montag	**Dienstag**	**Mittwoch**
10. Woche	**Trainingslauf:** 10 km Dauerlauf, danach: **Yogaprogramm**	**Trainingslauf:** 3 km Dauerlauf, Intervalltraining (10 mal 400 m Tempo, dazwischen 200 m traben), 3 km Dauerlauf	**Trainingslauf:** 10 km Dauerlauf

Yogaprogramm für Montag und Donnerstag:
1. Erwärmung »Der Sonnengruß« (S. 62)
2. Körperübungen »Programm 2.3 oder 3.3« (S. 145/181)
3. Atemübung »Nadi Shodhana – Die Wechselatmung« (S. 73)
4. Entspannungsübung »Entspannung durch Anspannung« (S. 75)

Atemübung für Freitag:
»Bhastrika – Die Blasebalgatmung« (S. 71)

Donnerstag	Freitag	Samstag	Sonntag
Atem- und Entspannungsübung	Trainingslauf: 12 km Fahrtspiel, danach: **Yogaprogramm**	Trainingslauf: 8 km Dauerlauf	Trainingslauf: 32 km Dauerlauf, danach: **Entspannungsübung**
	Entspannungsübung für Montag, Donnerstag und Sonntag: »Selbstmassage mit Bällen« (S. 78)		
Trainingslauf: 8 km Crescendo	Trainingslauf: 2 km Dauerlauf, 10 km Tempo, 2 km Dauerlauf, danach: **Yogaprogramm**	Atem- und Entspannungsübung	Trainingslauf: 35 km Dauerlauf, danach: **Entspannungsübung**
	Entspannungsübung für Mittwoch und Samstag: »Phantasiereise – Spaziergang im Wald« (S. 76) **Entspannungsübung für Sonntag:** »Selbstmassage mit Bällen« (S. 78)		
Trainingslauf: 10 km Dauerlauf	Atem- und Entspannungsübung	Trainingslauf: 35–40 km Dauerlauf, danach: **Yogaprogramm**	Trainingslauf: 8 km Dauerlauf
	Entspannungsübung für Montag und Freitag: »Körperwahrnehmung« (S. 75)		
Trainingslauf: 25 km Dauerlauf, danach: **Yogaprogramm**	Atem- und Entspannungsübung	Trainingslauf: 5 km Dauerlauf, 5 km Crescendo	Trainingslauf: 10 km Lauf, danach: **Entspannungsübung**
	Entspannungsübung für Freitag und Sonntag: »Phantasiereise – Spaziergang im Wald« (S. 76)		

	Montag	Dienstag	Mittwoch
11. Woche	**Trainingslauf:** 8 km Dauerlauf, danach: **Yogaprogramm**	**Atem- und Entspannungsübung**	**Trainingslauf:** 2 km Dauerlauf, Intervalltraining (3 mal 3 km Tempo, dazwischen 3 min traben), 2 km Dauerlauf

Yogaprogramm für Montag und Freitag:
1. Erwärmung »Der Sonnengruß« (S. 62)
2. Körperübungen »Programm 2.3 oder 3.3« (S. 145/181)
3. Atemübung »Candra Bhedana – Die Mondatmung« (S. 58)
4. Entspannungsübung »Körperwahrnehmung« (S. 75)

Atemübung für Dienstag, Donnerstag und Sonntag: »Kapalabhati – Das Schädelleuchten« (S. 70)

12. Woche	**Trainingslauf:** 6 km Dauerlauf, danach: **Yogaprogramm**	**Trainingslauf:** 2 km Dauerlauf, 5 km Tempo, 2 km Dauerlauf	**Atem- und Entspannungsübung**

Yogaprogramm für Montag und Donnerstag:
1. Erwärmung »Der Sonnengruß« (S. 62)
2. Körperübungen »Programm 2.3 oder 3.3« (S. 145/181)
3. Atemübung »Candra Bhedana – Die Mondatmung« (S. 74)
4. Entspannungsübung »Körperwahrnehmung« (S. 75)

Atemübung für Mittwoch, Freitag, Samstag und Sonntag: »Ujjjahyi – Die beruhigende Atmung« (S. 69)

Donnerstag	Freitag	Samstag	Sonntag
Atem- und Entspannungsübung	**Trainingslauf:** 25 km langsamer Dauerlauf, danach: **Yogaprogramm**	**Trainingslauf:** 8 km Dauerlauf	Atem- und Entspannungsübung
	Entspannungsübung für Dienstag, Donnerstag und Sonntag: »Selbstmassage mit Bällen« (S. 78)		
Trainingslauf: 6 km Dauerlauf, danach: **Yogaprogramm**	**Atem- und Entspannungsübung**	**Trainingslauf:** 10 km langsamer Dauerlauf, danach: **Atemübung**	**Wettkampf:** Marathon, davor: **Atemübung**
	Entspannungsübung für Mittwoch und Freitag: »Selbstmassage mit Bällen« (S. 78)		

Anhang

Register

Bewegungsreihen in alphabetischer Reihenfolge

Atemübungen in alphabetischer Reihenfolge

Entspannungsübungen in alphabetischer Reihenfolge

Literaturhinweise

Beck, Hubert. Das große Buch vom Marathon. Lauftraining mit System – Marathon-, Halbmarathon, Ultralauf- und 10-km-Training. Für Einsteiger, Fortgeschrittene und Leistungssportler. Trainingspläne, Jahrestraining, Krafttraining, Ernährung. 2010. Copress. München

Grunert, Ulrike. Grunert, Detlev. Yoga für Läufer. 2007. Knaur. München

Hüster, Kirsten. Yoga. Body Plan. 34 Komplettprogramme mit den besten 400 Übungen. 2011. Copress. München

Hüster, Kirsten. Aquayoga. 2009. Copress. München

Petersen, Erling. Yoga. Das große Übungsbuch für Anfänger und Fortgeschrittene. 5. Auflage 2001. Heyne. München

Schirner, Markus. Atemtechniken. 2006. Schirner. Darmstadt

Steffens, Thomas. Grüning, Martin. Das Laufbuch. Training, Technik, Ausrüstung. 1999. Rowohlt Taschenbuch. Reinbek bei Hamburg

Steffny, Herbert. Pramann, Ulrich. Perfektes Lauftraining. 13. Auflage 2000. Südwest. München

Trökes, Anna. Das große Yogabuch. Das moderne Standardwerk zum Hatha-Yoga. 2000. Gräfe und Unzer. München

Bezugsquelle für Yoga-Hilfsgeräte

Bausinger GmbH
Gottlieb-Daimler-Str. 2
72479 Straßberg
www.bausinger.de